医学
人文导论

汤其群 孙向晨 主编

复旦大學出版社

编　委　会

序 一 foreword

　　医院、医疗机构以及救护车上,大家经常看到一条蛇缠绕着一根手杖的图形,被称为"蛇杖"。"蛇杖"已经成为医学的标志,国内外多家医学院、医学机构的徽标上都含有"蛇杖"的元素,例如复旦大学上海医学院、北京大学医学部、北京协和医学院、卡罗林斯卡医学院、耶鲁大学医学院等,世界卫生组织(World Health Organization, WHO)、中华人民共和国原卫生部、中华医学会等的徽标上也都有"蛇杖"的图形。

　　"蛇杖"相关的传说有多种,其中一个来源于古希腊神话中的医神阿斯克勒庇俄斯(Asclēpios)。传说有一次,阿斯克勒庇俄斯在给患者治病的时候,一条蛇悄悄地爬到他经常使用的手杖上面,他发觉后,便杀死了这条蛇。不一会儿,他发现又有一条蛇口里衔着一株草,爬到刚刚被他杀死的蛇旁边,用草敷在死蛇身上,那死蛇竟从蛇皮里爬出来复活了。他意识到蛇可能具有一种神秘的疗伤能力,熟知一些草木的药性。于是他捡起这条蛇,一直把他缠在自己的手杖上,形影不离。渐渐的这根盘绕着一条蛇的手杖变成了医神的标志,也慢慢成了医学的标志。蛇杖上刻着:"生也有涯,艺术无涯,历练难哉。"这提醒着我们:从医之难,不仅难在科学技术的学习,更难在人文素质的培养。

　　无独有偶,我国明代名医裴一中在《言医·序》中也对医者提出这样的要求:"学不贯今古,识不通天人,才不近仙,心不近佛者,宁耕田织布取衣食耳,断不可作医以误世!"这段话的意思是说:如果一个人的学问不贯通古今,见识不通达贯穿天地人间的大道,才华不脱俗出众,心灵不亲近于佛,即不具有慈悲之心。这样的人,宁可种田织布维持生计,也断不可将医师作为职业去贻误生命。

　　同时,《言医·序》的下文是这样写的:"医,故神圣之业,非后世读书未成，生计未就，择术而居之具也。是必慧有夙因，念有专习，穷致天人之理，精思竭虑于古今之书，而后可言医。"说的是，医师是一份神圣的事业，并非读书未成、生活未有着落而解决就业问题的一种渠道。它需要天资聪颖，并刻苦学习，通达大道之理，钻研古今之书，而后才可行医。

从古至今、无论中外，都将医学立于非常重要的地位。同时，对于医师的执业素养和道德修养都提出了很高的要求。

我国医神孙思邈在《备急千金要方·候诊》中说："古之善为医者，上医医国，中医医人，下医医病。"医者的最高境界应是不仅仅治疗疾病本身（"下医"），或是治疗患者本身（"中医"），而更应该具有家国情怀，有济世救人的担当。

如何成为一名出色的医者，不仅需要有"上知天文，下知地理，中知人事"的广博知识，更要"先知儒理，后知医理"，强调伦理道德、人文素养的重要性。

西方古代也是将医学作为"至圣的健康之术"。医学之父希波克拉底曾表示：哲学应该深入到医学中，医师应该深入到哲学中，因为哲学所有的特性在医学中都保持自己的意义。医学没有哲学的普遍真理不行，哲学没有提供给它的医学事实也不行。他的医学思想反映了一个理性的、内化了自然哲学的医学理念。古罗马时代的医学家盖仑被认为是仅次于希波克拉底的第二个医学权威，他认为：医学既是一门博深的科学，也是一门伟大的艺术。最好的医师也应该是一个哲学家。

医学人文是医学与人文的交叉学科，从医学的诞生之日起，医学就与人文密切联系。无论是2000多年前，统治中西文化轴心时代的"自然哲学的医学模式"，还是1000多年前以博物学、草药学为核心的医学模式，以及500多年前欧洲文艺复兴运动开启的由人体解剖、生理学为主导的"实验医学模式"，包括后来由达尔文进化论所引发的"进化论医学模式"，医学的发展都受到人文学科发展的深刻影响。医学发展至现代，经历了宏观到微观的历程，由于微观领域的DNA的发现、分子生物学的进步、人类基因组学的发展等，使得"生物医学模式"逐渐成为医学的主流模式。这一模式过分强调医学的科学层面，而忽视了医学关注人类价值的人文传统。同时，医学科学技术发展引发的问题，不再仅限于医学领域，如安乐死、生殖干预、医患关系等许多问题，逐步拓展到整个社会之中，对于此类问题的解读，需要对医学进行人文方面的反思和批判，"生物医学模式"又逐步向"生物-社会-心理医学模式"转变。美国医学人文之父佩里格里诺对医学中的科学与人文有过深刻的解释：医学是最人文的科学，最经验的艺术，最科学的人文。

医学人文学科涉及医学史学、医学伦理学、医学法学、医学心理学、医学社会学等。本书从医学生人文素养的培养、实践从医的指导角度出发，邀请了复旦大学历史学系、社政学院、法学院的知名专家从医学史、医学社会学、医学生命伦理学、医事法学4个领域重点阐释目前医学人文学科被普遍关注并具有重要实践指导价值的主题。

医学史以医学发展历史为主线，按医学发展的时间轴论述了希腊、罗马等古典医学的发展史、医学体系的产生;近代医学科学与医学革命的发生,并从疾病的历史提出公共卫生与国家健康政策的建立;现代医学专业分科的发展,跨学科交叉的发展,医学模式的转型等。使读者更深入地了解医学的起源,医学发展的来龙去脉,医学各个学科形成和发展的内在逻辑,有助于学习医学的过程中不简单局限于书本知识的摄入,更能理解背后的内涵意义,从而融会贯通。

医学、社会与文化版块秉承公共性、前瞻性和植根性原则,以医疗、疾病的社会性和文化性为逻辑起点,以医师人文素质的提升为中间路径,以全球健康的达成作为逻辑终点,呈现社会医学化情境下生老病死的文化建构、医患关系、照护实践、性别与身体等议题的跨学科研究洞见和知识成果。其中,医患关系在不同社会环境、不同历史时期的变迁,影响医患关系的诸多因素,以及我国医患关系的紧张的多层次原因,从理论层面分析了医患关系的内涵,并从实践层面提出了如何提升医患沟通水平和技巧,具有理论和指导意义。本书最后介绍的全球健康的"哈佛模式"则为全球化时代有志于发展行动医学人类学的中国学者提供了极具想象力和感召力的学科发展范例,将医学人类学的观念应用于全球健康实践,为许多发达国家和发展中国家卫生政策的制定提供了坚实的学理基础和实证依据。

医学与生命伦理学从医学生命伦理学的溯源、兴起,医学生命伦理学的基本原则,以及研究方法与路径等方面进行深入阐述,并采用医学生命伦理学的理论对热点问题予以分析讨论。医学与生命伦理学的产生有其历史意义和社会意义,从纽伦堡审判开始,越来越多的医学伦理问题被关注、被讨论、被研究,医学伦理学成为一门重要的学科分支,有其特有的基本原则和研究方法,这些基本原则和研究方法背后的道理值得细心领会。同时,现代医学伦理早已超越单纯医病关系的探讨,而针对新课题提出讨论,诸如基因工程、移植技术、生殖技术、安乐死、停止治疗、资源分配、人体试验等,这些都是目前医学伦理的热门议题。这个伦理的决定不限于医病关系上,而也必须落实于医学研究与新兴医学技术的研发当中。因而医学伦理有临床的伦理思考,也有理论层面的哲学之伦理思考。

医事法学提出了医事法的概念、特点、原则等,并具体介绍医政法律的准入制度、执业制度、医疗品质控制制度、医疗事故责任认定和查究制度等,并从民法的角度阐释了医事责任承担制度,具有重要的实践指导价值。医学生了解医事法学的内涵,一方面,有助于在早期即对于临床医学教育制度、规培制度、资格考试、执业制度的认知与理解,对即将从事的临床工作的具体制度,如门急诊、病房管理、会诊制度、处方制度等有初步接触与了解;另一方面,也对于医患双方的权利义务、相关行政部门的职能以及医患矛盾的处理有更全面的理解与掌握。

医学学科发展的历史长河中,一些人名如同浩瀚宇宙中的一颗颗星球闪耀,值得牢记。例如,16 世纪,比利时医学家安德烈·维萨里(Andreas Vesalius, 1514—1564)根据解剖尸体的实践经验出版《人体之构造》(De Humani Corporis Fabrica)一书,颠覆了之前古罗马医学家盖仑根据解剖动物所获得的解剖学知识,奠定了人类解剖学的基石;17 世纪,英国著名的生理学家和医师威廉·哈维（William Harvey，1578—1657），发现了人体血液循环的规律，证明心脏是血液循环的原动力，奠定了近代生理科学发展的基础；18世纪，意大利解剖学家莫干尼（G. B. Morgagni，1682—1771）结合死者尸检，把"病灶"与临床症状联系起来，提出了疾病的器官定位学说，建立了器官病理学；19世纪，随着能量守恒和转化定律、生物进化论、显微镜技术等新仪器、新方法的发展，使医学从依赖经验推理和形而上学的思辨转变为凭借物理、化学实验研究和对疾病实体的客观、细致的观察。德国科学家施莱登（M. J. Schleiden，1804—1881）和施旺（T. Schwann，1810—1882）共同发展了现代生物学最重要的概念之一"细胞学理论"，该学说被恩格斯誉为19世纪最重大的发现之一。输血技术的突破、麻醉技术的发明、消毒防腐方法的发现又使得外科学技术取得重要突破。听诊器、X线技术等一系列的发明为近代医学发展奠定了重要基础。法国的微生物学家和化学家巴斯德（L. Pasteur，1822—1895）为微生物学做出了奠基性贡献，随之发展起来的免疫学又取得重要进展。从医学的发展史可以看出，医学遵循其学科体系和发展规律，解剖学的发展、病理解剖学的出现、外科学的发展沿革一脉相承。生理学、病理生理学的发展为内科学的出现奠定基础。正因为细菌学、病毒学的发展，人们才在免疫学领域有了更进一步的突破。

纵观中国在医学发展中的角色作用，我们应对传统医学感到自豪，在世界医药发展史上，唯有中国医药文化是从上古延续至今，历经几千年的变迁与重构。中国传统的医学理论、医疗方法和医学伦理价值观在当今社会，依然保持着强大生命力，继续维护着中国和世界人民的健康。在中国近现代医学发展史中，一些重要的名字也应被医学生镌刻在心中：颜福庆、伍连德、汤飞凡、张昌绍、谷镜汧、林兆耆、杨国亮、钱悳、苏德隆、黄家驷、林巧稚、吴英恺、吴阶平、张孝骞……

随着医学科学的迅猛发展，医学人文学科近年来也取得了长足发展，但在全球范围内来说，医学人文学科的发展相对于医学科学虽相对滞后，但有着很广阔的发展前景。在医学生中加强医学人文教育是医学人文学科发展的重要环节，进一步推进医学人文教育不仅是医学学科加强医学人文学科建设、提高医学生人文素养和职业精神的重要举措。本书即是在此背景下依托复旦大学在医科、文科领域的优势开展的一次尝试，在医学生学习医学伊始便帮助其建立起医学史、医学法学、医学伦理学等学科框架，将医学的使命感深植于心，帮助医学生在成长过程中有更多思考、更多启发、更多成长。

复旦大学基础医学院教授　汤其群

序 二 foreword

医学人文,正从某种边缘性的词汇成为一个在医学界越来越有力的概念。

医学是一门非常专业化的工作,"救死扶伤"的精神,使其有着崇高的地位。千百年来的职业训练,尤其是近代临床医学的诞生也使得医学越来越独立,越来越职业,越来越技术,但是医学世界所蕴含的丰富人文内涵也越来越被遮蔽了。有鉴于此,从20世纪60年代起,医学人文教育在西方国家不断被强调,至80年代,在医学人才培养中更是不断强化了人文教育的内容,在国际医学教育专门委员会(Institute for International Medical Education, IIME)制定的全球医学教育的最低要求中就涉及许多人文学科,包括了社会、伦理、沟通、批判性思维等方面的内容。总之,医学人文宗旨就是要把医学重新放回人文世界的广阔天地中,以期能够更整全地理解医学,培养出更深谙人性、更理解社会的医师,从而带来更好的医学治疗的效果。

医学与人文世界有着广泛的联系,深入社会的方方面面。这本教材也从医学史学、医学社会学、医学伦理学与医事法学等领域深入探讨医学人文学的重要内容。事实上,要彻底理解医学与人文世界的关系,我们不妨从哲学角度来探究一下,为什么医学与人文有如此紧密的联系。在现代的学科体制下,医科的学生与人文学科的学生,在校园里完全是两重世界中的人,很少看到其中的交集,两个学科的师生走在一起的机会也是少之又少。但细究起来,两者之间似乎还是可以有一个高度共享的词,那就是"人"这个概念。如果说,人文学科研究人,哲学研究人,人们一点都不会感到奇怪;说医学研究人,也不会有丝毫的奇怪;但把这两件事放在一起,大家就会觉得有点不太对劲,都是研究"人",但相隔很远。医学上与哲学上研究的"人"似乎完全不是一回事,有人说哲学研究的是人的精神,医学研究的是人的身体。那么究竟从什么时候开始,人的精神与人的身体在现实世界中分得如此遥远呢?就我们自身而言,身心却是时时刻刻结合得非常紧密。这一悖论性的现象很值得从哲学上来加以细究,以此完全可以作为我们"医学人文"的一篇序言。就医学与哲学都研究"人"而言,大抵已经指出了"医学人文"这个概念的内在依据,我们只是需要进一步去了解,为何"医学"是内在于"人文"世界的,为何"医学"又从"人文"世界中独立了出去,为何"医学"终究还是要拥抱"人文"世界。

这里单单就西方文化传统来看一看医学与哲学之间的密切联系,这个线索可以先从古希腊作为医学之神的阿斯克勒庇俄斯说起。我们知道在古希腊的神话谱系中,阿斯克勒庇俄斯是阿波罗(Apollon)的儿子。作为太阳神的阿波罗,象征着理性、秩序与原则,将世间的万事万物由此联系起来,这就是哲学所追求的。阿波罗代表的是世间的秩序与原则,而疾病正是对人体秩序的偏离与破坏,也许正因为此,就需要阿波罗之子阿斯克勒庇俄斯作为医神来庇护人类。今天医学的标志就是阿斯克勒庇俄斯手中缠绕着蛇的手杖,手杖上蛇的起死回生,代表了对于人类疾患的治疗。看来在古人悠远的意识中,医学与哲学在冥冥之中就已经建立起了牢固的关系。

不独神话如此,翻开希腊哲学史,赫然发现许多哲学家都与医学密切相关。毕达哥拉斯(Pythagoras,约公元前 580—前 500),大名鼎鼎的数学家、哲学家;以毕达哥拉斯命名的学派不仅是一个哲学流派,同时也是一个重要的宗教团体。毕达哥拉斯学派追求灵魂的不朽,在这个过程中,他们特别重视医学的活动,希望凭借医学实现肉体的净化,凭借音乐实现灵魂的净化,而音乐正是和谐数字的体现。在毕达哥拉斯之后,恩培多克勒(Empedoclēs,公元前500—约前 435)又是一位医术高超的哲学家,他曾是毕达哥拉斯的学生,同样追求灵魂的净化与不朽。他的哲学强调水、火、气、土四大元素,认为它们是万物的本源。同时世上有爱与恨两种力量,恩培多克勒以此原理来解释身体的状况,"当精力旺盛的时候,身体的一切部分由爱团聚成一个整体。"恩培多克勒的理论颇类似于中医阴阳五行的原理。我们看到,在整个古代世界中,医学并不是完全独立的学科,数学、哲学、音乐、医学都联合在一起,共同服务于一种整全的世界观,共同服务于整全的天人关系。

最为有趣的是,作为西方医学之父的希波克拉底(Hippocratēs,约公元前 460—前 377)经常出现在哲学史的著作中。他的医学思想与当时的自然哲学密切相关,他本人就是智者学派高尔吉亚的学生,也是原子主义论者德谟克利特的好朋友。《希波克拉底文集》可以说是希腊哲学中的一个重要组成部分,而希波克拉底也被亚里士多德(Aristotle,公元前 384—前 322)称为"伟大的人"。一方面,希波克拉底汲取希腊自然哲学的养料,他坚持认为:"每个医生,如果是称职的,就应当具备关于整个自然的知识,懂得人同食物和饮料的关系,懂得人同生活习俗的一般关系,每样事物对人所能产生的结果……他应当在这方面竭尽全力。"另一方面,作为西方医学思想的代表,他更重视运用解剖、实验等方法,更强调注重事实的科学精神，要求对各种疾病做出具体而细致的解释而不是大而化之的原则性解释。希波克拉底继承了阿斯克勒庇俄斯的遗产，把临床医学作为自己的发展方向，从而把医学与对人类作整体论研究的哲学范式区分开来，医学坚持从自然本身来研究人的生理与病理，这与哲学从精神上来关照人就此拉开了距离，也使西方医学摆脱了哲学，从此走上了独立科学之路。

但是，在历史上很长一段时间内，医学的训练与人文学的关系还是非常密切的。中世纪的大学一般分为艺学院、神学院、法学院与医学院 4 个学院。在这些学院中，艺学院是基础性的，直接从西方的古典教育体制而来，是所有学生都必须通过的本科，也就是我们现在文学士 BA 的来源。只有在修读完了艺学院的本科学位之后，学生才有资格去修读神学、法学与医学的学位。所以沿袭到现在，在国外很多大学中，神学、法学与医学都是没有本科学位的，他们都是典型的专业学院（professional faculty）。而艺学院学习的主要内容是罗马的"自由七艺"：辩证法、语法、修辞、数学、几何、天文、音乐。也就是说，在中世纪大学医学院的学生，对于古典的人文学科是有系统的训练的。这一古典体制在近代开始分化，我们现代大学体制的各种学科陆续从传统的"七艺"中孵化出来，而医学也越来越离开人文学科的底蕴，与分化出来的各种自然科学结合得越来越紧密。

现代世界，在学科体制上医学与人文学科离得越来越远；在世界观上，哲学也再次确认虽然哲学与医学都研究"人"，但在研究对象上却有着根本的分野。在传统的基督教世界观中，人类处于宇宙的中心地位，上帝按自己的形象造人，而人则看护着上帝创造的世间万物。这一神学图景直接表现为托勒密（Ptolematios，？—约 180）的"地心说"宇宙体系，而"神学目的论"在宇宙论中占据支配地位。但是，通过近代科学家们的不懈努力，现代世界形成了一种与人的价值无涉、封闭自足的、可以用数学刻画的自然观。通过哥白尼（N. Copernicus，1473—1543），我们知道这个宇宙不是以"人"为中心，不是以地球为中心的，他确立了"日心说"的地位；根据开普勒（J. Kepler, 1571—1630），我们知道理解世界必须抛弃审美的定见，行星的轨道不是完美的圆，而是椭圆的，他们的运行都遵循着同一规律，其运动规律可以用数学来表达。近代科学告诉我们，无视现象是危险的，但盲目记录现象同样不能达到真理。最终依据伽利略（G. Galilei, 1564—1642），运用新的科学方法来观察世界，就是要用预先假设的理论，然后通过试验来检验世界。通过"思想试验"，经验与数学相结合，这就形成了一种新的思维模式与理论模式。人们开始摆脱古典理解世界的模式，自然世界与价值世界相脱离，理解自然更多的是通过试验、观察与数学。也就是说，近代以来的自然完全可以脱离人类来加以理解。哥白尼-开普勒-伽利略的世界观形成了一种封闭自足的自然观。在这个封闭的自然世界中也包括了"人"本身，包括了人的自然身体。今天，我们确实用着与勘探自然世界一样的方式来理解"人"，来救治"人"。

在哲学理论上，将人的精神与身体彻底分离开来的是近代哲学家笛卡儿（R. Descartes，1596—1650），大家都知道笛卡儿提出的著名命题"我思故我在"。笛卡儿以普遍怀疑的态度面对整个世界，最后他所能确立的起点就是那个正在怀疑着一切的"我思"。哲学以此为起点再来确证整个世界的真实性。按照这种逻辑,心,也就是说精神,是可以仅仅通过自我反思来确证自己的独立性,同时还可以通过精神性的"我思"来克服了对于世界的普遍怀疑,"精神"由此成了哲学研究的专属领地,黑格尔称颂笛卡儿是近代哲学的真正创始人:因为从他开始,哲学一下子转入了一个完全不同的范围,转入了人的主观性领域,转入了人的精神性领域。因此,近代哲学就将人的精神意识作为自己的研究范围,人作为"主体"被确立了起来。但是,在这样一幅图景中,人的"身体"到哪里去了呢?"身体"在笛卡儿那里属于需要"精神"来确证的自然世界。这就形成了笛卡儿哲学中著名的"身心二元论"思想,"精神"与"身体"在哲学上是通过不同的路径来确认的,他们有着完全不同的属性。那么在同一个人身上,"身体"与"心灵"究竟是一种什么样的关系呢?

这在哲学上就是著名的"身心"问题,分开的"身心"毕竟是在同一个人的身上,事实上是联系在一起的。笛卡儿在《第一哲学沉思录》中,基于他自身的哲学立场,深深地陷入了一种"身心二元"的困扰。他在第六沉思中,还专门讨论了一种水肿病的病例,来说明身心完全可以不一致,分属两个领地。水肿病会让患者非常渴望喝水,这是心灵层面的意识;但从身体本身的运作来看,这种病是不能喝水的,喝水对身体极其不利。笛卡儿就此提出了"身心不一致"的问题。也就是说,心灵并不是身体的直接反映,心灵有某种反应,而"身体"更有自身的要求。在笛卡儿之后,在 18 世纪有位著名的哲学家拉美特利(J. O. de La Mettrie, 1709—1751),他本人就是一位著名的医师,他曾写过 2 本很有影响的书分别叫《人是植物》《人是机器》,完全把人作为自然的客体与对象来进行研究。由此,在现代世界中,针对人就确立了 2 种完全不同的研究范式。其理论基础就在于笛卡儿那里的"心灵"与"身体"分裂的模式,身心分成了 2 个完全不同的实体,心灵的属性在于可以思想,而身体的属性在于有广延,可运动。心灵与身体的彻底分离,不仅分属哲学与医学,关于身与心的理论研究也都分裂了。在现实中,这 2 个领域分得越来越开,以致我们今天走在校园里的医学生与文科生从没有想到他们在研究对象上可能还有什么联系。

既然"身体"在现代世界观中变得越来越独立;在近现代,尤其是 18 世纪末以来,临床医学或者说医院医学在社会上得到了巨大的发展,医学人员也越来越成为社会上的高度专业化的人士,医学作为一项事业的发展与现代社会的科学、社会、政治、经济等领域的变化联系在一起,成为一个非常令人瞩目的社会现象,它聚集了众多的社会资源,加快了科技的转化,甚至其本身成了一个巨大的经济产业链。现代医学在形成的背后,有一系列深刻的社会条件的变化,现代医学的机制、标准、系统都是在这个现代化的过程中被逐渐建构起来的。在现代医学社会化的过程本身也开始规范起我们的生活,规训起我们的身体。所以,我们迫切需要以社会人文的视野,重新来审视这一切。

医学在现代社会迅猛发展的同时,也越来越成为一门纯粹意义上的科学。医学并不是孤立发展的,它是在近现代科学范式的转化中来推进自己的工作,它不断地深入"人"的身体,在医疗的视野中,目光在不断地深入,专注到细部,从人体组织到细胞结构,从基因片段到分子图像,同时深度干预人的身体运作,这使得现代医学的科学检查与实验检验变得越来越重要,致使现在的医师更习惯于观察数据与图像,助长了医师对数据和图标的依赖。在不断的细化深入的过程中,"人"开始隐没,面对面的"人"找不到了。这显然是一个悖论,于是,在现代,在医学面前,"人"不再是一个完整的人,而是转化为一系列的实验数据、图片与报告;"人"在某种意义上真的变成了拉美特利笔下的"机器"与"植物",是作为"机器"与"植物"被研究,被关注,被治疗。由此,当医师们面对活生生的人时,作为"主体"的人却被消解了,由此在现代社会衍生了一系列的社会、人文与伦理的问题。现代医学在满足了人们日益增长的医学需求的同时,却使得医学的主体——医师与患者消失在科学知识和医疗机构的壁垒之中,双方都失去了某种自主性。

因此,在 20 世纪 60 年代以后,人们逐渐从纯粹治疗"身体"的"医学神话"中清醒过来,开始真正面对现代医学的种种不足,甚至是医学中出现的新伤害。这种对现代医学的质疑,正显示了医学回归人文世界的强大势头。医学人文的兴起,再次显现了"整全人"的力量,它要求我们重新理解被现代世界肢解的"人",要求从更整全的视角来理解人的生命与疾病;从而在面对现代医学出现的种种问题时,可以在技术治疗之外给出某种整全性的纠正方案。面对现代医学的不足,我们需要从回溯到"人"的整体性来面对现代医学的某种缺失,甚至是回溯到更根本的人与自然的关系来理解我们的生命。

复旦大学基础医学院汤其群教授努力推动、开设了"医学人文导论"的课程,组织了历史学系的高晞教授、社会发展与公共政策学院的潘天舒教授、哲学学院的王国豫教授以及法学院的姚军教授共同上课。这些老师都是复旦大学研究医学人文的一时之选,有着深厚的学术积累,他们视野开阔、思想深刻,教学内容前沿、生动。课程的开设真正地使"医学"能够面向人文世界。这样的课程正逢其时,《医学人文导论》也由此呱呱坠地,应运而生。

是为序。

复旦大学哲学学院院长　孙向晨

目 录 contents

第一篇 医学史

第三篇　医学生命伦理学

第四篇　医事法学

第一篇 | 医学史

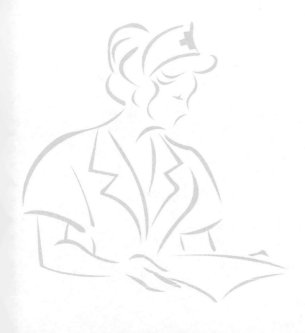

第一章　古典医学时期

古典医学(classical medicine)包含了 2 层意思,一是指古代世界各文明国家或民族所进行的医疗活动和积累的医学知识;二是与西方古典学研究(classic study)的范式相关,以古代经典医学文献为参考研究对象的医学。

古典医学是人类宝贵的文化遗产。一是人类关于生命起源、身体知识、人与自然关系的思考与探究,这是一部生命和身体的认识史,一部关于生命哲学的思想文化史;二是为维护健康、对付疾病而逐渐形成并完善的医学思想和医疗体系。不同的文明圈和民族有着各自不同的医学原则和医疗体系、复杂多元的身体观和生命哲学观。各种医学思想相互交流、渗透、借鉴,重新组合生产出新的知识体系和医学原则,这些医学文化活动构成古典文明的重要组成部分,推进人类文明的健康发展。

▌第一节　古代东方医学

"文明"精准的含义是什么? 人类学家归结出一些文明社会的特征:城市成为社会的中心,由制度确立国家政治权力,纳贡或交税,使用文字,产生社会以及阶级或等级,有巨大的建筑,有专门的艺术与科学技术。

一、两河流域医学

古代文明的先驱是两河流域的美索不达米亚文明,其文明中心是公元前 3000 年前后,苏美尔人占据的巴比伦以及闪族人控制的亚述地区。苏美尔人创造的楔形文字,记录了世界上古老的医学法律、疾病观和对生命的认知。擅长天象观察的苏美尔人特别重视星相和占星术,通过观测天体星辰变化并与人体疾病相联系,形成天人一致的疾病观,相信一切自然现象都会影响人体的健康与疾病,认为天、地、水三者对人的生命健康至关重要。在身体的认知方面,苏美尔人认为"肝"是人体最重要的器官,是"灵魂"的居处,并按身体部位分析疾病。公元前 1795(1792)—前 1750 年颁布的《汉谟拉比法典》记载了32 条医学条文,呈现苏美尔人赏罚分明的公平原则,法律明确规定一旦发生医疗事故,就要根据受害者的身份——统治者或奴隶——进行量刑。《汉谟拉比法典》也制定了医疗事故处理与惩罚的原则,其中有"若医生用手术刀施行手术,导致患者死亡,或做脓肿切除术时损伤眼睛,罚以断手之罪"之类的相关法规。

二、古埃及医学

记录埃及医学的纸草文是以尼罗河岸一种植物茎片为载体而缮写的文字。目前,已发现并被翻译出来的有:《史密斯纸草文》(*E. Smith Surgical Papyrus*)——一部以病案形式,又以人体顺序描述的医学文献,撰写方式有特色,"标题""检查""诊断""治疗"和"备注"都有详细记载,类似今日的临床诊疗手册;《埃伯斯纸草文》(*G. Ebers Medical Papyrus*)——一部最古老的医学著作之一,文中记录了约 250 种疾病、700 余种药物和877 个方剂;《康氏纸草文》(*Kahun Medical Papyrus*)——关于妇科、儿科与兽医的医学著作。此外,还有《赫尔斯特医学纸草文》(*Hearst Medical Papyrus*)、《伦敦医学纸草文》(*London Medical Papyrus*)以及《柏林医学纸草文》(*Berlin Medical Papyrus*)。这些纸草文为我们展示了古代埃及人的卫生状况和医学技术。

生活在尼罗河边的埃及人,将气象、河水的变化与人体现象联系起来观察,形成了灵气与血液主导的原始体液病理观念。认为人体由固体的土和液体的水组成,体温是火,呼吸是气。古埃及人相信呼吸决定人的生死,来自空气中的灵气赋予人以活力,红色的血液是生命的象征与希望,古埃及人认为当灵气与血液失去平衡时人体就会生病。古埃及人敬重死亡,为每个人(尤其是国王)的来世做好物质准备,由专门的祭司设计宗教仪式和技术来保管尸体,经特殊处理的尸体被称为木乃伊。目前,这些木乃伊大多收藏在英、美等国的国家博物馆内。病理学家可以从这些木乃伊身体上了解古埃及人的体质及疾病,目前已从中发现了天花、冠心病、血吸虫病、风湿性关节炎、脊椎结核、软骨病、胸膜炎、膀胱结石等疾病,也从中见识到了古代医师外科切割和缝合术。

古埃及的教育与文化对地中海地区的文化发生发展影响很大,希腊人、犹太人、波斯人都曾来埃及学习受业,希腊名医希波克拉底也曾到埃及游学。

三、古印度医学

印度传统医学体系又称阿输吠陀(Āyurveda)。在梵文中,"阿输吠陀"源于"āyus"(生命)与"veda"(知识)的组合,其基本含义是"生命之学"——有关生命的知识,或是基于这种知识而形成的生活指导法则。生命吠陀是印度古典医学的主流体系。印度古代医学的 2 部经典著作——《阇罗迦集》(*Caraka Saṃhitā*,公元前 2 世纪)和《妙闻集》(*Suśruta-saṃhitā*)就是阐释"阿输吠陀"所蕴含的知识和思想。这 2 部著作成型于印度思想的摇篮期,由不同时代的医师思想汇集而成,并在实践中不断修订改编完成。《阇罗迦集》产生于西北印度,而《妙闻集》形成于中东部。两者的根本区别在于,《妙闻集》是一部以外科学治疗为主的著作,而《阇罗迦集》除外科学相关的知识,还涉及医学的其他知识。2 部著作依据不同的地区对土地、水有不同的论述,药物亦有所不同,但在基本医学理论方面没有特别的差异。阿输吠陀医学有三大医圣:阇罗迦、妙闻和波拜他(Vāgbhaṭa),波拜他著有《八支心要方本集》(*Aṣṭāṅga-Hṛdaya-Saṃhitā*),该著作的特征在于将《阇罗迦集》和《妙闻集》两者的医学思想折中归一,因此在内容上与 2 部书多有相通。

阿输吠陀分为"八术",既是生命吠陀医术的分类,也是其医术的代表符号。"八术"的梵文复数形式为"aṣṭāṅgāni"(直译为"八支")。《妙闻集》开篇对此有详细说明:依次为论诸疮(śalya-tantra)、论针刺首疾(śālākya-tantra)、论身患(kāya-cikitsitā)、论鬼瘴(bhūta-vidyā)、童子方(kaumāra-bhṛtya)、论恶揭陀药(agada-tantra)、长年方(rasāyana-tantra)、论足身力方(vājikaraṇa-tantra)。其他几部所论"八术"与《妙闻集》只在次序上略有差异。印度的"八术"早在东晋时期就已通过佛经翻译传入中国,唐代高僧义净在《南海寄归内法传》中称之为"八医"。

《妙闻集》全书 6 卷,总计 186 章,是阿输吠陀的基础文献之一,为印度阿输吠陀教育的正统教科书。《妙闻集》中记载了阿输吠陀起源、行医资格、外科手术法等多种内容。《妙闻集》是印度外科学的代表,记录印度外科学八法(切除、切开、乱刺、穿刺、拔除、刺络、缝合、包扎),介绍了鼻成形术、白内障摘除术、疝气手术等多种外科手术,以及"疾病的说明"。

根据《妙闻集》记录,印度医学由"人、病、药、医与时"4 个部分组成。"人,成于五元素之结合,是由肢体(头、胴、四肢)及体部(额、鼻、颐、指、耳等)、皮、肉、脉、腱、韧带、神经等的集合而构成之物。其次病,是指因体风素、胆汁素、黏液素、血液之某一,或二三,或全部之不调而引起的所有病性现象。其次药,论药物性质、味、效能及消化。医疗,论截除、切开等外科性手术及油脂药涂擦法;又时,论所有治疗的时季也。"疾病之根源归终还是回归到"风""胆汁"和"痰"的不平衡与变化。这 3 种体液又被称为"三毒"(three poisons)或者"三病",造成 7 种疾病,即风性、胆汁性、痰性、风与胆汁和合性、风与痰和合性、痰与胆汁和合性、三液聚合性。

印度对医师施行外科手术也有明确规定,分为术前准备、疗法选择与术后护理。有 8 种外科手术法:切除、切开、乱刺、穿刺、拔除、刺络、缝合、包扎。印度最常采用的外科治疗方法是烧灼法和"水蛭吸法"。印度外科医师在穿耳、接鼻、补唇、眼科手术治疗等方面手法精湛。

由印度内科医学奠基人阇罗迦所著的《阇罗迦集》是阿输吠陀经典内科学的代表作,记载了 1 000 余种药物,并提出营养、睡眠和节食是保健的三大要素。强调医师治病不能为己、不能利欲,应为人谋福利的医学伦理精神。

诞生于恒河流域的印度文明所创造的传统医药文化,对东方国家尤其是南亚各国的医学,包括中国医学的发展产生了巨大影响。目前,中国学者对印度的医学与历史了解得并不多,仍然缺乏专门的研究。

四、中国古代医学

中国最早有文字记载的医学信息是刻在甲骨文上的疾病认识和人体结构资料,就目前阅读出的甲骨文上所载疾病名称就有 20 余种,如疾首、疾目。与东方其他文明国家相同,中国上古时期医学中也有神话、志怪,比如神农尝百草,《山海经》中也记载了各种医药和巫医疗法。中国医学的基本框架在春秋战国时期(公元前 2 世纪)已见雏形,至公元

2 世纪前后成型。

《周易》中的阴阳、八卦理论对中医学理论形成影响深远，《周易》中还涉及疾病治疗、整体观念和医药卫生保健知识。春秋名医医和提出"阴、阳、风、雨、晦、明"的"六气"病因论。周代宫廷医师已有专业区分，分别是食医、疾医、疡医和兽医，还建立了一整套医政组织和医疗考核制度。

诞生于战国和秦汉时期的《黄帝内经》奠定了中医学的理论基础，以对话形式阐述了战国前中国医学家和哲学家关于生命、身体构造和疾病的认识，以及治疗的原则与方法。全书由《灵枢》与《素问》两部分组成，涉及阴阳五行的整体观、经络学、藏象学、病因病机学、养生和预防等。相传秦越人撰写的《难经》包括脉诊、脏腑、阴阳、五行、病证、营卫、证候、诊断、针灸和治疗。其诊断方法和针灸技术一直为后世医家所遵循。

公元 1 世纪前后面世的《神农本草经》，收录了植物、动物和矿物药共计 365 种，确立了中国药物学分类法，分为上品、中品和下品，提出"君臣佐使、七情合和"的原则，明确了性味产地、真伪鉴别、各种剂型、服用宜忌、服用剂量和服用时辰。《神农本草经》集东汉前药物学术经验之大成，被后世誉为"本草经典"，对后世历代本草学和方剂学的发展有着深远影响。

辨证论治的医疗思想出现在先秦，历经无数医家实践与努力，至汉代，张仲景在其《伤寒杂病论》中提出了以六经论伤寒、以脏腑辨杂病，形成理法方药齐备、理论与临床相结合的体系，建立辨证论治的基本规范，确立四诊、八纲、脏腑、经络、三因、八法等辨证理论。

在世界医药发展史上，唯有中国医药文化历经千余年的变迁与重构，从上古延续至今。中国传统的医学理论、医疗方法和医学伦理价值观在当今社会，依然保持着强大的生命力，继续维护着中国和世界人民的健康。中国医学文化史应当是一部大写特写的史书，不是本篇可能论述完成的。

第二节　希腊的自然哲学观与希波克拉底体液学说

公元前 5—前 4 世纪，被认为是古典希腊时期，也是古典医学的成型时期。相传在希腊阿波罗神庙上有 3 句箴言，其中最著名的一句是"认识你自己"（γνῶθι σεαυτόν）。公元前 5 世纪的希腊哲学家将他们的关注点从物质世界转移到人和有关人的各种问题上，由哲学层面转向探究生命的构成，分析人与自然的关系。

一、古希腊医神

古希腊的文明和历史始于神话，古希腊医学亦是如此。神话中的诸多神具有致病或医病能力，最早的医神是阿波罗，之后被他儿子阿斯克勒庇俄斯所取代，阿斯克勒庇俄斯家族掌管着希腊众神的健康卫生，"现代卫生"一词便是来自他女儿海吉雅（Hygieia）之名，在希腊神话中她就是健康女神。他的另一个女儿帕那刻亚（Panacea）则是治愈女神。

阿斯克勒庇俄斯神庙遍布古代各地,包括希腊、小亚细亚、罗马及罗马的所属地,成为公元前 5 世纪前希腊主要的医疗场所。医神庙多会选在风景怡人的地方,其治疗方式有斋戒、太平泉浴、按摩、涂膏、放血、使用泻药和吐剂等。古希腊世界中许多医疗都与宗教密切相关。庙宇中还有梦疗(incubation),患者在神庙中睡一晚,医神会在患者的睡梦中出现并且开出疗方。希腊神话经典著作《荷马史诗》(《伊利亚特》与《奥德赛》)中记述了古代的瘟疫、战伤、眼伤、妊娠病以及精神催眠法、止血与止痛等各种医事内容,还记载了140 种创伤和魔术疗法。

二、"医学之父":希波克拉底

希波克拉底,希腊医师,信奉医神,自中世纪起他被西方医学界奉为"医学之父"。

公元前 4 世纪,希波克拉底生活在远离希腊本土的科斯岛。他青年时游走四方,曾来到埃及见识东方医学。希波克拉底及其追随者,在吸取东方医学和民间医学经验的基础上共同创建了希波克拉底医学学派。该学派对古希腊医学的发展产生重大影响,其最大的贡献在于:①医师职业化。通过确立共同信奉的职业道德,建立医师同业行会,从而提升医师地位。希波克拉底对每个病例的诊断都以客观观察为依据,以免将疾病同诊断或治疗与巫术混为一谈。使希腊医师与原始的巫师和僧侣医师分离。②创建理解自然并利用自然力的疗法对付疾病的医学体系。希波克拉底生活在希腊自然哲学高度发达的时期,他一方面接受自然哲学家推崇的四元素,并将其应用到医学理论;另一方面强调医学的独特性和临床观察,反对唯"元素"论,从而在学术上使医学理论从自然哲学领域脱离,发展成为专业学科。

此外,希波克拉底教导希腊医师要想成为一名高明的医师,"预测"是非常重要的,认为疾病预测技艺比疾病诊断还要重要,因为此能力需要靠观察与经验才能习得。最能显示希波克拉底学派医师直接观察力的是希波克拉底脸(Hippocratic facies,即死亡的脸),即"尖鼻,空洞的眼神,塌陷的太阳穴,冷缩且耳垂外翻的耳朵,变粗、肿胀、干枯的额头皮肤,变绿、变黑、变铁青或变铅色的整张脸"。值得注意的是,希腊医学没有解剖学,尽管当时的医师掌握了一定的人体知识,比如对血管走向的认识,但针对一张病重或濒临死亡的脸的描述,仍然是十分重要的。

公元前 3 世纪,古希腊亚历山大里亚的学者将希波克拉底及其学派的医学论述,汇编成《希波克拉底文集》。这部由不同时代的医学著作汇集而成、形式多样、内容复杂的医学专著,有一条贯穿始终的主线,即以自然哲学方式理性地解释人体健康、分析疾病原因以及采取的治疗手段。《希波克拉底文集》完整地反映了古希腊时期的身体知识、医疗技术和医学思想,医师职业规范和道德操守,以及古希腊医师对古代东方医学的认知。原文由古希腊爱奥尼亚(Ionia)的文字撰写,此后 2 000 多年间被译成拉丁文、法文、意大利文、英文和中文等多种语言,在世界各地流传,希波克拉底学派的理论和治疗方法影响西方医学的发展近千年,《希波克拉底文集》亦被奉为医学界的《圣经》。在中世纪,希波克拉底被欧洲知识界奉为"医学之父"。

三、四体液学说:希腊医学的生命观与病理学思想

希腊哲学家恩培多克勒著有《论自然》(*On Nature*)和《论净化》(*Purifications*),提出万物由"水、土、火、气"4元素构成,并通过"爱"或"恨"影响这4种元素的结合或分离。宇宙的"四元论"影响古希腊医学发展,希波克拉底学派将此衍生发展形成"四体液学病理学说",并在体液生理病理学的基础上提出气质与体质的理论。

所谓四体液学说(基本结构见图1-1)就是,人体有4种基本体液:血液、黏液、黄胆汁和黑胆汁,分别贮藏人体的心、肝、脾和脑,与自然界的空气、火、土和水相应,表现出易怒、温润、冷静和忧郁的气质。希波克拉底告诫学生这4种体液或要素决定了人体的性质。人或由此感到痛苦,或赢得健康。"当这些要素的量和能互相适当结合,并且充分混合时,人体便处于完全健康状态。当这些要素之一太少或过多,或分离出来不与其他要素化合时,人体便感到痛苦。"疾病就是人体内体液失衡的结果,通过治疗,调整体液比例,达到新的平衡点,使人体重新恢复健康。四体液病理学说建立在希腊医师对流行病的观察和临床实践的基础上,并受到古希腊哲学中关注人与自然统一的思想的影响,因而希波克拉底学派的特点注重考察气候、空气、土壤、水质、居住环境和条件对健康的影响,强调预防,提倡卫生。"医生必须熟悉水质……到一个陌生城市时,医生应该考察其方位,由于风向和太阳升落的影响,不同方位的城市都有各自的特性。医生必须以极大的耐心研究上述特性和当地居民的用水情况。"体现出希波克拉底学派的大整体观念。

在体液学说的框架下形成的医学方法是自然治愈法,古希腊医师将疾病看作全身性的反应,认为疾病是有过程的,可分为3个阶段:未成熟期、消化期和转变期。而这3个阶段都由身体内部的体液自然调节发生的,可能好转,也可能恶化。因此,希波克拉底学派医师的治疗方法是由内而外调动自然疗能,采用强壮、饮食、体育、精神、空气、淋浴和按摩等疗法,借助药物通过泻、催、吐、利下和放血的手段平衡体内体液,去除病态物质。

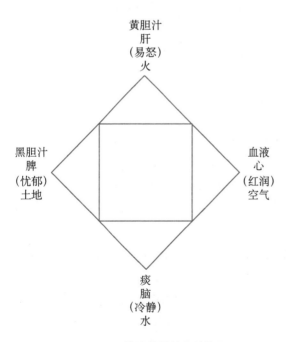

黄胆汁
肝
(易怒)
火

黑胆汁
脾
(忧郁)
土地

血液
心
(红润)
空气

痰
脑
(冷静)
水

图1-1 四体液学说基本结构图

注:此图根据 Poter R., *The Greatest Benefit to Mankind:A Medical History of Humanity*, New York, W. W. Norton & Company,1997:58. 翻译并改编

四、医学规范与医学伦理

从荷马时代起,希腊医师就是受人尊重的,被认为是技艺高超的人。《希波克拉底文集》有专门的篇章阐述医师的职业规范和医学伦理,如《箴言论》《法则论》《礼仪论》《医师论》和《格言医论》,其中最具代表并影响至今的是《希波克拉底誓言》。

【知识链接】　　　　　　　　希波克拉底誓言

敬禀医神阿波罗、阿斯克勒庇俄斯、海吉雅、帕那刻亚,及天地诸神圣鉴之,鄙人敬谨宣誓:

余愿尽己之能力与判断力之所及,矢守此约。凡授余艺者:余敬如父母,为终身同甘共苦之侣;倘有急需余必接济。视彼儿女,犹余手足,如欲受业,余无偿、无条件传授之。凡余之所知,无论口授、书传具传之吾子、吾师之子、及立誓守此约之生徒,此外不传他人。

余愿尽己之能力与判断力之所及,恪守为病家谋福之信条,并避免一切堕落害人之败行,余必不以毒物药品与他人,并不作此项之指导,虽人请求亦必不与之,尤不为妇人施堕胎之术。余愿以此纯洁神圣之心,终身执行余之职务。至于外科手术,另待高明,余不施之,遇结石患者亦然,惟使专匠为之。

无论何适何遇,逢男或女,民人奴隶,余之唯一目的,为病家谋福,并检点吾身,不为种种堕落害人之败行,尤不为诱奸之事。凡余所见所闻,不论有无业务之牵连,余以为不应泄漏者,愿守口如瓶。

倘余严守上述之誓词,愿神仅仅使余之生命及医术,得无上光荣;苟违此誓,天地鬼神共殛之!

1948年,世界医学会在《希波克拉底誓言》的基础上,制定了《日内瓦宣言》,作为医师的道德规范,该宣言为全世界医师所共同遵守。此外,《希波克拉底文集》对医师的道德规范和行为准则制定详细的原则,医师要喜爱沉思、有内省精神;医师应严肃、大方、谦虚、含蓄、深思熟虑、判断准确、举止安详、积极进取、廉洁忠贞、语方庄重、摒除迷信、善于谋生和业务兴隆;反对放纵、粗俗、贪婪、色情、劫掠和无耻。《日内瓦宣言》规定医师的衣着要简洁,服饰不能华丽,避免引起患者的厌恶。

第三节　古罗马医学与盖仑医学体系的影响

相传公元前753年罗马建城,公元前27—公元476年史称西罗马帝国时代。在此期间古代罗马经济、文化、军事和城市建设达到空前繁荣,形成独特的罗马文化。罗马帝国时期的医学特点是其名医都来自希腊,因此古罗马最为辉煌的医学其实是古希腊医学的余辉。

一、古罗马的医学

古罗马医师在学习、借鉴、利用和继承希腊医学体系的基础上,发展自己的医学体系和医学文化。罗马的城市公共卫生建设与卫生管理策略在世界古典医学史上独树一帜。

(一) 古罗马的医师

古罗马早期的医师地位低下,与奴隶相差无几,医师医术乏善可陈,甚至有人认为,早期罗马的是没有医师的社会,"白菜"是罗马人最重要的药物。只有靠近希腊的罗马南部城市才受到希腊医学影响。

公元前 46 年,恺撒(G. J. Caesar,公元前 100—前 44)大帝授予希腊医师公民权,逐渐有希腊医师来罗马行医,医术高明的希腊医师赢得罗马人的尊重,从此改变了医师的地位。奥古斯都(G. O. Augustus,公元前 63—公元 14)皇帝甚至将其私人医师封为贵族。确切地说,古代罗马的名医都是希腊医师。

罗马城内第一个有声望的希腊医师是阿斯克莱庇亚德(Asclepiades,公元前 128—前 56),他不赞同希波克拉底的"自然治愈力"的疗法,主张医师采取安全、迅速和愉快的方式治疗患者;他建议医师以温和的态度对待精神病患者,并建议采用音乐治疗的方式。鲁费斯(Rufus,约公元 1 世纪),在希腊学习解剖学和医学,后来在罗马行医,他是希波克拉底学派的追随者,相信四体液说,但在对希波克拉底的教学与治疗方法以提出批评。他著有《论身体各部位名称》(*On the Names of the Parts of the Human Body*)、《论肾与膀胱疾病》(*On Diseases of the Bladder and Kidneys*)和《病史》(*Case Histories*)。

古罗马的医师可分为不同类型,有专科、外科医师、眼科医师、军医、药剂师、按摩医师和护理医师。此外,医师还分城市医师和在乡村间行走问诊的流动医师。当然,在那个时代,还存在着大量的江湖医师和医师骗子。

古罗马时期的医学家以学术方法和主张的不同,分成多个学派,有百科全书派、方法派、灵气学派和折衷派等,这些学派共存使罗马医学呈现多元发展的图景,造成罗马医学的繁荣兴盛。罗马百科全书学家塞尔萨斯(A. Celsus,约公元 1 世纪)所著的《论医学》(*De Medicina*),涉及饮食、药物、外科等与医学相关内容,是了解古代罗马时代的医学知识水准的最佳原始资料。全书共计 8 卷,分别为医学史、普通病理学、特殊疾病、身体部分、药物学(2 卷)、外科学和矫形术等。塞尔萨斯的《论医学》是用拉丁文撰写的,一改之前用希腊文撰写医书的传统,自此拉丁文成为医学的专业用语。

(二) 诊所、医院与城市卫生

古罗马人可以在家里接受治疗,医师也会在自己的家里开设诊所和医护所,名医家的诊所有时还会收留患者住在家里治疗。医师经常去患者家出诊,随身携带匣子、药箱和记事簿。建在医师家里的诊疗所,配备了医师所需的一切用品与设备,还设有候诊室、诊断室和药房。公元 350 年,基督教领袖在罗马帝国境内创办专为平民治疗的医院。

军队医院是罗马时期最具特色的一种医疗服务。罗马帝国是一个军事强国,连年对外征战,扩大领地,扩张时期的许多要塞都设有军队医院,又称要塞医院。医院往往安置在要塞最安静且阳光充足的地方,被设计成一排排的方形房间与走廊连通,现代医院的布局便与之相同。院内有良好的排水设施,庭院里种植着药用植物供医院使用。公元220年前后,军事政策由要塞向野战部队转向,要塞医院的使命随之结束。

古罗马人注重城市公共卫生设施,他们规划城市的上下水管,城内的饮水由9条输水管从郊外输入,城内建有古代世界最大的下水道,排污水至小丘沼泽,以保持城市清洁。古罗马每所住宅都有输水和排水系统,屋内还有盥洗室,宫廷设有浴室,城里也有公共浴场。古罗马的《十二铜表法》制定法律规定禁止在城里埋藏尸体,以保护水源,防止传染病流行。这一系列卫生措施和卫生设施使古罗马城保持清洁。古罗马城市的卫生建设亦成为医学史上城市公共卫生的开端。

(三) 古代药物学

古代希腊医学注重饮食疗法,遵循自然力治病原则,对自然界植物的药用价值很早便有认识,《希波克拉底文集》中收集了数百种药物,包括藻粟、天仙子、曼陀罗花、鼠李皮等。亚历山大里亚时期(公元前3世纪)的亚历山大城内就有原始的药房,希腊文"rantopoli"一词就指专门加制备药物的地方,"rhizotomoi"一词是指"切根人","pharmakotribae"一词意为研磨草药的人,现代药剂师"pharmacist"一词便由此衍生出来。古代希腊与罗马对毒药和解毒药的研究风行一时。罗马时代老普林尼(G. Plinius,23—79)是著名的博物学家,著有《自然史》(*Natural History*,77—79)一书,该书汇集了古代希腊与罗马的博物学知识,为后人研究西方古典医学和药物学的历史提供了丰富的史料。迪奥斯科里德斯(P. Dioskorides,40—90)是当时著名的药物学家,他是一位希腊医师、博物学家,著有5卷本的《药物学》(*De Materia Medica*),正确描述了600余种药物,有醋酸铅、氢氧化钙和氧化铜等矿物药,还载有乌头、姜、藜芦的治疗作用;他推荐用鸦片治疗慢性咳嗽,用曼陀罗药酒治疗失眠和剧痛,亦可用于手术麻醉。他被认为是古代药物学的先驱,中世纪阿拉伯深受其影响。

二、盖仑的医学体系及其影响

在西方医学史上,罗马医师盖仑(C. Galenus,约129—200)是希波克拉底之后最伟大的医师,也是古典医学最高成就的代表,他建立的医学体系影响西方医学发展近1 500年。

盖仑出生于希腊,17岁开始学医,追随罗马各学派医师,学习解剖术、外科学、放血疗法、临床医学和药理学。在理论方面盖仑曾学习罗马当时流行的一种学派——灵气学。盖仑是罗马名医,他有自己的诊疗的和药房,采用植物炼制药丸,史称"盖仑制剂"。他曾担任过皇帝御医,做解剖实验、公开演讲、辩论、讲课、写作。他自称有125部著作,计250万字。

盖仑的学术思想体现在下列几个方面。

(一) 真正的医师必须是哲学家

盖仑早年写过《最好的医生同时也是一位哲学家》,他认为医师必须了解哲学的所有分支:逻辑学、物理学和伦理学。他相信要成为一名好医师,必须学习哲学、修辞学和数学,其中哲学最重要。盖仑认为医学与哲学关系密切,不仅使用相同的方法,还有相似的追求。哲学家和医师之间从来不是彼此孤立的,两者可以相互融汇,共同服务于对世界的认识和伦理政治生活。

(二) 重视解剖学的医学思想

古希腊医学对盖仑影响最大的自然是希波克拉底学和解剖学。157 年,28 岁的盖仑结束学业后,回到家乡成为一名角斗士医师,在治疗受伤的角斗士过程中,盖仑有机会观察到人体与动物暴露在外的骨头和肌腱,这增长了他对人体的认识。当时希腊与罗马社会不允许进行人体解剖,但可以做动物的活体解剖。盖仑常常通过公共解剖动物开展大众教育,通过观察动物的身体了解身体知识,同时解剖实验也满足了论证的需求。盖仑认为解剖实验对于认识事物本质有很大帮助,他曾公开演示过身体中哪一部分是控制发声的实验。盖仑一生解剖过各种各样的动物,并在此基础上编著了一部人体解剖学著作《论解剖规程》。

(三) 身体知识与"灵气说"

医师研究人的身体,哲学家关注人的灵魂,盖仑对身体和灵魂都非常重视。在《论身体各部分的功能》一书中,盖仑对手、足、脑等各位的功能的考察,都是在将其视作为灵魂的器官或工具的框架下展开的。无论是在他的生理学或病理学著作中,盖仑所进行的讨论都涉及身体和灵魂 2 个方面,但强调解剖学的盖仑医师,对灵魂的阐释与分析,除了哲学的思辨,还采用解剖学的方法。比如,他通过解剖论证灵魂是在"脑"还是在"心脏"这一问题时,他的观点是所有神经起源于脑与骨髓,骨髓的起源也在脑,所有动脉的起源在心,静脉的起源在肝。因而神经有灵魂力、动脉有脉动力、静脉有生长力,这便是盖仑关于灵魂 3 种能力的"灵气观"。

盖仑信奉并继承了希波克拉底的四体液学术思想,并将之发扬光大。希波克拉底之所以伟大,在于他将医学从哲学中分离出来,使医学成为一门独立的学科,但盖仑却回归到医学与哲学相结合的希腊传统,并将柏拉图(Platon,公元前 427—前 347)和亚里士多德的"灵魂"观点注入其医学思想。

盖仑的医学思想和医学著作经阿拉伯和叙利亚学者们的翻译与阐释而被保留并传承下来,构成阿拉伯传统医学的基础之一,这一特征被穆斯林传统医学保留至今。他的医学作品也被译成拉丁文,进入中世纪意大利和西班牙的医学院,成为学生学习的教科书,他的学术体系奠定了中世纪医学理论的基础。同时,掺杂了强烈的宗教思想的盖仑学术体系与刚刚兴起的基督教理念相符合,因此为基督教经院哲学(scholasticism)所采纳。自公元初年—公元 15 世纪,无论是在伊斯兰统治的阿拉伯语世界,还是在基督教教会统辖的拉丁语学术圈内,盖仑的医学体系和哲学思想都是医学界的最高权威。

第二章　中世纪医学

欧洲历史主要分 3 个时期——古典时代(classical civilization,公元前 5 世纪—公元 5 世纪)或古代(antiquity);中世纪(medieval)和近代(modern)。"中世纪"一词是从 15 世纪后期人文主义者开始使用的,时间为 5—15 世纪。

从世界文明发展史角度考察,7 世纪,阿拉伯人入侵南亚的印度社会,并在 11 世纪征服印度,自 8 世纪起,阿拉伯人向北向东突进到欧洲,南下意大利和罗马。至 8 世纪中叶,以伊斯兰教为核心的阿拉伯人建成横跨亚欧非的大帝国,其版图西临大西洋,东至印度河,同时与中国接壤。

因此,在空间上,中世纪的医学史可分为 2 个各自独立发展,又有交互影响的医学区域:一是以基督教思想为主的西欧医学发展史,二是由伊斯兰教主宰的阿拉伯文化对世界的医学贡献。

中世纪是一个固守继承古典医学的时代,也是一个多民族交流创建多元文化的时代。

▌第一节　中世纪的医学新时代——阿拉伯医学的黄金时期

当古典医学在中世纪的欧洲走向衰落时,阿拉伯医学随着阿拉伯帝国的强盛而异军突起。阿拉伯医药学以伊斯兰民族为主体,波及古代两河流域、波斯、埃及、中亚及中国新疆等部分地区,医学知识由古希腊、古罗马、波斯、叙利亚、中国和印度等多民族的医学文化体系融合而成。

一、翻译运动

阿拉伯人继承并保存古希腊的医药和科学,是由翻译做起的。这份工作最初由一批从东罗马帝国逃往到非洲沙漠地带的景教徒们开始的。景教创始人奈斯托列乌斯(Nestorius)主教在当地医院设立希腊医学讲座,以叙利亚翻译希腊医学,使该地区迅速地成为伊斯兰著名医药学府。至 7 世纪,叙利亚文的希腊医学知识又被译成阿拉伯文。当时巴格达有集图书馆、科学院和翻译局为一体的学术机构——智慧馆,馆中最出色的翻译家为侯奈因·伊本·伊斯哈格(Hunayn ibn Ishaq, 欧洲人称之为 Joannitius, 809—873),他是阿拉伯人,又是景教徒,曾师从著名医师伊本·马萨沃(Ibn Masawaih),担任过哈里发的宫廷医师。他精通希腊文,翻译了大量的医学著作,尤其是希波克拉底和盖仑的著作。他共翻译了 15 部希波克拉底的著作,将约 90 部盖仑著作从希腊文译为古叙利亚文,40 部译为阿拉伯文;此外,还翻译了包括《蒂迈欧篇》在内的 3 部柏拉图的著作,亚里士多德的《形而上学》《论灵魂》和《论生与朽》,此外还有《物理学》的一部分。

到公元 1000 年,几乎全部的希腊医学、自然哲学及数学科学著作都被译成阿拉伯文。这样,一些原本已在希腊本土消失的医学著作,最终被阿拉伯人保存了下来。阿拉伯人对世界医学的一大贡献就是他们在一个混乱时代保存了传统,继承发展了希波克拉底和盖仑的思想,将西方世界取回的珍贵遗产保留并传承下来。

在翻译整理古希腊、古罗马著作的过程中,阿拉伯人掌握了西方自然科学的传统,兼收并蓄希腊的科学思想和方法论,并对西方科学的传统框架进行修正、拓展、阐释和应用。一方面,阿拉伯的学者遵循古希腊思想家关于医学需要哲学指导的教诲,重视对亚里士多德、希波克拉底和盖仑的思想和著作的重新修订和编撰;另一方面,阿拉伯文化中的实用性趋向,使他们在选择吸取西方文化时,偏重实用科学。

二、阿拉伯的医家和医学思想

黄金时代的特征是科学文化繁荣昌盛,当时阿拉伯文化中心有巴格达、开罗和科尔多瓦等。在这些阿拉伯城市,大型医院、医学院纷纷成立。这更是个名医辈出的时代。

(一) 拉齐及其医学著作

拉齐(A. B. M. I. Z. al-Razi, 865—925),波斯著名医师、自然科学家、哲学家及炼金术士,出生于拉伊(今伊朗德黑兰南部)。他在修完哲学后,30 岁时开始学习医学,结业后,他先后担任过拉伊医院和巴格达医院的院长。拉齐在医学和化学领域都非常有名,能够结合医学和化学知识对各种疾病进行诊断和治疗。在专科领域,他是第一位使用手术缝线的医师。他也是儿科学和眼科学的开创者,最早指出灯光对学生视力的影响。他又是最早关注精神病学的医师,指出精神性疾病的病因是魔鬼进入人体。拉齐一共撰写了 200 部著作和评论,内容涉及各个知识领域。拉齐是第一位根据个人经验和临床观察,指出"天花"与"麻疹"是 2 种不同疾病的医师。他撰写的《论天花与麻疹》(On the Small-pox and Measles),被译成拉丁文等多种语言在欧洲发行。

他最有影响的 2 部著作是《曼苏尔医书》(Kitāb al-Mansouri)和《医学集成》(Kitāb al-Hāwī fī al-Tibb)。《曼苏尔医书》是一本简短的综合性医学手册,全书共 10 章,内容涉及医学理论和治疗 2 个方面,分别介绍了饮食、卫生、解剖学、生理学、病理学和外科学等理论,疾病和诊断病理学知识以及治疗的实用外科学。该书在 12 世纪被译成拉丁文,成为中世纪欧洲流传最广的医学著作。

《医学集成》(The Comprehensive Book of Rhaze)包含 23 卷,由拉齐的医学笔记与医学随想集结而成,内容包括病理和疗法、药物学与本草,但没有解剖学。在医学技术上,拉齐强调在治疗上以医师的主观意见为主,他告诫道:"尽管医生内心有所怀疑,但他必须让患者相信他的疾病是可治愈的,因为身体反应是与大脑的反应联结在一起的。"

《医学集成》代表阿拉伯医学时代的医学最高成就,在中世纪大学经常被引用和评论。这是一部关于希腊、波斯和印度医学知识的百科全书,同时拉齐记录了他在疾病观察与治疗中形成的新见解,并对盖仑的学术提出质疑。1279 年,西西里岛的犹太教医师法赖吉·本·萨林把这部著作译成了拉丁文,并多次再版。拉齐被西方学者誉为中世纪最伟大的医师。

在化学方面,拉齐发现乙醇,提出元素嬗变为金银是可能的。他创立了完善的蒸馏和提取方法,并通过蒸馏绿矾(油)和石油,分别发现硫酸和煤油。拉齐曾先后担任拉伊(位于伊朗德黑兰附近)和巴格达医院院长,他被后世学者誉为"阿拉伯的盖仑""穆斯林医学之父"。

(二)伊本·西拿(阿维森纳)和《医典》

伊本·西拿[Abu Ali al-Husain ben Abdalah ibn Sīnā,欧洲人称之为阿维森纳(Avicenna),980—1037]对伊斯兰教与基督教国家医学的影响与希波克拉底和盖仑并驾齐驱,是阿拉伯帝国医学最高境界的里程碑式人物。

传说伊本·西拿是天才儿童,10岁能背《古兰经》,在文法、诗歌、几何学、天文学、解剖学、生理学、药物学及外科等领域卓有建树。21岁时他便已出版科学著作。之后他成为巴格达最大医院的主治医师和御医。他一生大约写了450部著作,涉及医学、哲学、心理学、地质学、数学、天文学、逻辑学与音乐等学科,其中传世的有240部左右。在东方,伊本·西拿在医学、哲学和神学方面的主导性影响持续了很长的时期,至今在伊斯兰思想界圈内依然活跃。他有2部医学代表作:《论治疗艺术》(*The Book of Healing*)和《医典》(*Canon of Medicine*)。《论治疗艺术》是关于哲学与科学的百科全书,12世纪,伊本·西拿的《论治疗艺术》部分被译成拉丁文。《医典》是伊本·西拿医药学成就的集中体现,他在《医典》的开篇中说:"医学是这样一门科学,它告诉人们关于机体的健康状况,从而使人们在拥有健康的时候珍惜健康,并且帮助人们在失去健康的时候恢复健康。"伊本·西拿集毕生的经验和知识,希望自己能编著一部医学史上最著名的一本独一无二的、系统的医药学百科全书,因此命名为《医典》。

《医典》的基本思想建立在希波克拉底和盖仑的体液学说上,属于古希腊-伊斯兰医学体系(Graeco-Islamic medicine)。伊本·西拿尝试着将希波克拉底和盖仑的医学论著以及亚里士多德的生理学著作进行综合整理,同时吸收了中国、印度、波斯等国的医药学成就,这部汇集欧亚两洲多民族的医学成果的著作,体现了当时世界医学和药物学的先进水平。《医典》问世后即被世界医学界奉为"医学经典"。12世纪,《医典》全书的拉丁文版面世,之后又有多种拉丁文译本出版,12—18世纪的600年间,欧洲很多大学都采用《医典》作为医学教科书,在当时成为阿拉伯医学和欧洲拉丁语世界的医学标准。著名医学教育家奥斯勒[(Sir) W. Osler,1849—1919]博士对《医典》的评价是"被当作医学《圣经》的时间比其他任何著作都要长"。《医典》也是现代医学产生的重要基础之一。

《医典》以希腊"四体液"学说为理论基础,伊本·西拿结合临床经验与思想创造一种新"体液学说"理论,对疾病作出新的解释。全书分为5卷,生理、病理、卫生(一、二卷)、诊断方法(三、四卷)、药物学(五卷)。该书详尽论述了疾病的起因、症状、诊断及环境对于疾病的影响等问题。记述了外伤的治疗、气管切开术、膀胱截石术;提出了用酒精处理伤口;说明了结核病的传染性;对鼠疫、麻疹、天花、血吸虫、肋膜炎等病也有不同程度的认识;叙述了排泄物检查的意义和实验过程。《医典》中还涉及营养学的观点。比如,疾病预防就应锻炼身体,要有足够的睡眠和合理的营养。治疗学方面,该书重视药物的作用,阐述了760种不同的药物,增添了许多动物、植物、矿物性药物,并采用金属化合物用为外用和内服。伊本·西拿是提出用汞蒸气治疗患者的医师,提倡各种物理疗法,如水疗、日光浴和吸气。此外,该书还记载了炼丹家使用的蒸馏法、酒精制造法,这些方法推进了药物化学的进步。

《医典》是当时东西方权威的医学经典,同时成为中世纪阿拉伯世界和欧洲拉丁语世界的医学标准和各大学的医学教科书。它不仅促进了阿拉伯医学的发展,对于欧洲医学也有显著的影响。

中世纪,伊本·西拿与希波克拉底和盖仑被并尊为"医者至尊"(Doctor of Doctors)。

三、阿拉伯医学特长:外科学、眼科、炼金术

10世纪,阿拉伯临床医疗技术已经相当成熟。诊断分为问、验、切。"问"是问病史、病状、病因等,然后记录在病历上;"验"主要是验尿,观察其颜色、浓淡、污浊以及是否有异味;"切"是切脉,医师根据情况,对患者做全身或局部的检查。

(一)外科学

阿拉伯医师首创消毒技术。古希腊医师认为伤口化脓是正常现象,伊本·西拿反对此说,他采用酒精消毒伤口,使以往经久不愈的伤口,能在几天内愈合。阿拉伯医师首先使用手术麻醉,他们将海绵放入鸦片、颠茄液中浸泡,然后放在阳光下晒干,用时再浸湿,让患者去闻,待患者沉睡后再动手术。此法传到欧洲后,一直使用到18世纪。

外科治疗上的烧灼法是阿拉伯人的一大贡献,其发明者是艾布·卡西姆·宰赫拉维(Abul Qasim al-Zahrawi,欧洲人称之为 Albucasis,936—1013),他著有《医学宝鉴》,该书总结了当时的外科知识,配有200多种外科器械的插图,用以阐明手术之技术。《医学宝鉴》对欧洲外科学发展影响很大,它是构成欧洲外科学的基础之一。宰赫拉维教学生50余种治疗疾病的烧灼法,用烙铁灼烧伤口,去除癌细胞,打开脓肿,并发明了多种外科器械。《医学宝鉴》第一册介绍烧灼和腐蚀作法,描述过50种以上的外科状态及其手术处置,特别是烧灼的治疗,即吸血和止血方面的作业部分。他归类讨论了325种疾病的症状与治疗,并首次描述了一种由"健康"母亲传递给儿子的出血性疾病。第二册涉及切断手术所需器械,以及讨论截石术、碎石术、坏疽切除术、暨创伤之处理。第三册则是指示了关于骨折、扭挫、脱臼、与包括脊椎骨折所导致的麻痹等。

书中附有历史上最早的外科器械插图与文字说明,而且数量(200幅左右)相当丰富,这些精致的插图与文字说明使其极具学术价值。这部是集其数十年医学知识与经验的著作,直到宰赫拉维死后1个世纪才被译为拉丁文。1497—1544年,至少再版10次之多。至16世纪,欧洲所有的医学家编撰的外科教科书几乎无不参考或引用宰赫拉维的译本,为意大利和法国奠定了外科学发展的基础。

10世纪的阿拉伯外科医师能够施行开刀、剖痔、拔牙、切开气管,用猫肠线缝合伤口等技术。比如,医师会用一种隐藏式的刀子划开扁桃体排脓,用套管针施行穿刺放液。这一时期的人们还发明了精密的剪刀,并使用动物的肠子作缝合材料。他们还特别制造

一种骨板拉长四肢使脱臼和骨折者复位，采用石膏纱布绷带的处方。还有医师描述动脉创伤和动脉瘤的动脉结扎法、颈淋巴腺肿瘤的切除法、气管切开术、肋间蓄脓之穿刺等。阿拉伯医师做大手术时，由几位医师合作，一人负责麻醉，一人观察脉搏，一人消毒并用器械夹住伤口，一人主刀。

出生在西班牙的医学家伊本·拉希德（Ibn Rushd 或 Averroes，1126—1198）是研究组织学的先驱，他发现患过天花的人以后不会沾染天花，他对血管与运动保健也颇有研究，西班牙与北非的摩洛哥都曾留下他工作的足迹。他的《医学原理》是当时的医学入门书。

（二）眼科

阿拉伯帝国领土多为沙漠，长年风沙易伤眼睛，阿拉伯医师非常注重眼科疾病，掌握高超的诊断与治疗眼科疾病的技艺。几乎所有的医学著作都有专门的篇章论述眼科疾病，甚至有眼科专著。

侯奈因·伊本·伊斯哈格写了多部眼科学专著，诸如《眼科问题》《眼睛的结构》《五彩斑斓》《眼科疾病》《眼病治疗》《眼科疾病的手术疗法》等。《眼科十论》则被认为是医学史上第一部眼科专著，该书在解剖学基础上全面系统阐述了眼科疾病及治疗方法，也是18世纪以前欧洲眼科医师的必读书。

卡哈尔（Kahhal，940—1010）的眼科学专著《眼科医师手册》里介绍了多达130种眼科疾病。哈森（Alhazen，965—1040）是一位物理学家、天文学家与数学家，他研究的光学原理，丰富了人们对于眼球的生理解剖和视觉原理的认识，今天眼科医师使用的"视网膜""角膜""玻璃体"及"前房液"等专业术语据说大多是哈森发明的。他对人类眼科学或眼科生理学的发展做出了杰出的贡献。

此外，还有《眼科指南》与《眼科疾病治疗的思考》等，后者分17章讲述了眼的解剖、生理，以及124种眼科疾病的病因、症状和治疗。该著作一直是医者学习眼科疾病的权威著作，延续时间长达数百年。

阿拉伯医师在眼科疾病治疗中最为擅长的是白内障和沙眼。

（三）炼金术

炼金术是阿拉伯医学中的重大成就之一。西方学者认为，炼金术的源头可能来自2个地方，埃及与中国。炼金术的主要目的是：一是将贱金属炼成贵金属，二是炼制长生不老之药。炼金术的关键在寻找"炼金万能丹"或"哲人石"（点石成金）的配方。在实践过程中，炼金术士们发现并认识了诸种化学过程，溶解、煅烧、熔化、蒸馏、腐化、发酵和升华，他们还制作所需的仪器，包括用于加热的和熔化的各式坩埚，用于蒸馏的净化瓶，各式长颈瓶以及用于溶化、融合、研磨和收集炼金物料的容器。

高度发达的阿拉伯炼金术为近代化学的起源积累了丰富的实践经验，并创制了宝贵的试验仪器。出生于8世纪的阿拉伯医师盖伯（Geber）是阿拉伯时期的炼金术权威，被誉为化学的始祖，他将升汞、硝酸和硝酸银用于医疗。而诸如碳酸钠、二氧化汞、硝酸银、硝酸、硫酸、酒精以及其他药物的蒸馏、升华、萃取等化学元素的发现和方法的发明，都是在炼丹术中无意中发现的。

四、阿拉伯的医院与药房

(一) 医院

阿拔斯王朝在各地广建医院。据史书记载,至 10 世纪中叶阿拔斯帝国境内建有 34 所医院。医院分科很细,除外科、内科、骨伤科、眼科外,还有专门的神经科和妇科,有些大医院还设有急救中心,各医院均附设药房。707 年,大马士革设立了一所医院,1283 年,在开罗创办的 al-Mansur 医院,建于一座宏伟的建筑物,各部门独立,治疗不同的患者。医院包括一间烹饪食物的厨房、一间门诊部、一间托儿所、一间礼拜堂、一间存书浩瀚的图书馆和一间开展过很多讲座的大厅堂。康复部门与医院分开,雇有男性和女性的护士。出院患者每个人会收到 5 个金币,以助于他们回去工作。

中世纪阿拉伯医院重视饮食营养、综合保健和心理治疗。医院一般建在环境优美、空气新鲜的地方,院内整齐清洁。医院附设有娱乐室、浴室、图书室、讲演厅等。临床医学和医学教育相结合,学生们一边在课堂学习医学理论,一边在病房里进行临床实习。医院院长每天领着学生巡视病房,一边治病,一边讲解。

阿拉伯帝国的医院体系较同时期的欧洲医院更为高级。

(二) 药房

阿拉伯在药学方面成就突出。如果说阿拉伯医学成果是建立在西方和东方文明国家的基础上,是继承和交融的产物的话,那么药房却是地地道道的阿拉伯产品。阿拉伯人是最早开设药厂、创办药剂学校的人,至今欧美留存的经营苏打水、饮料的小药店就源自于阿拉伯,阿拉伯人创办了世界上最早的药房。在阿拉伯药房内的各种奇妙的药提供给患者,如酒精、桂皮、砷、龙涎香脂,香膏与硼砂等。因为拉齐和伊本·西拿都坚信,地球上的各种植物是可以治疗各种疾病的。随着医药学的发展,对医师和药剂师的要求提高。阿拔斯王朝自第七位哈里发麦蒙开始,便实行医师、药剂师考核,考试不合格者一律不许营业。

阿拉伯药物学代表人物是伊本·贝塔尔(Ibn al-Baitar,？—1248),波斯药学家、医师和博物学家。他留下的《药物谱》和《药草大全》(*Compendium on Simple Medicaments and Foods*)2 部巨著,《药草大全》总共收录 1 400 条植物、食物、药物及其使用指南,其中 400 种药物是他新添加的,引用文献 150 篇之多。

地跨欧亚非三大洲的阿拉伯大帝国首都建有藏书丰富的图书馆和规模宏伟的大学,不但保存了希腊-罗马的西方文明,也观摩吸收了印度、中国、大夏等东方学术思想,并且接纳三教九流及各国留学人士,而创造出一种具有世界性的"回教文明",成为矗立于东西方文明间的第三个文明的灯塔。尤其是巴格达其时更是阿拉伯的内科和外科医学的最高中心。

阿拉伯在医学文化方面是否有原创性,一直是学术界颇有争议的论题,但阿拉伯-伊斯兰文化在传承希腊文化方面的贡献却是有一致而公正的评价。因此,在讨论和讲述阿伯拉医学文化时,重点不是其在自然哲学领域是否有原创性,而是希腊的文化遗产是如何保存和向亚洲的东渐,又如何被吸收进阿拉伯文化的,15 世纪后半期许多阿拉伯的医学和科学著作都译成拉丁文,希腊医学知识回归到欧洲医学界,奠定了欧洲近代医学复兴的基础。阿拉伯-伊斯兰学者的创造性成果对欧洲文化产生过深远的影响,阿拉伯-伊斯兰文化在世界思想史、文化史和科学史上占有极为重要的地位。

第二节 欧洲古典医学的衰落和医学的建制化开端

在古典文明向中世纪过渡的进程中,有一种力量的变化是不容忽视的,这就是基督教在欧洲的兴起、传播和普及,它影响到欧洲多个民族的信仰和文化。罗马帝国对基督教由最初的迫害,到最后接受,并立其为国教,欧洲多民族原先的多元化信仰逐步被基督上帝所取代。罗马帝国灭亡后,教会成为希腊罗马文明的继承人,掌控欧洲的信仰、文化和社会。

一、欧洲古典医学的衰落

在医学领域,随着罗马帝国的崩溃,掌握古代医学学术传统的行医者人数下降,医学的发展受到影响。另一方面,持续不断的战争、疾病、饥饿、灾荒对社会和生命所造成的灾难势必会导致人们心理上的恐慌,于是纵容了迷信风气的滋长。此时,信心和信仰疗法对于无助的人和无能为力的人而言是最后一帖良方。

(一) 信仰疗法

中世纪在欧洲医学中信奉信仰疗法,当他们在接受严格考验时必须承受最凶恶与残暴的苦痛,为了担当信徒,有的人受截断肢体的折磨,有的人刺伤眼睛。当他们成为圣徒担当信仰法的医师时,他们曾经受过苦难的部分就成为他们最擅长治疗的部分。当时普遍使用的方法有祈祷、行按手礼、涂圣油等,还有就是朝圣。

(二) 经院哲学

中世纪是经院哲学蓬勃发展的时代。经院哲学和经院医学涉及的是学术研究和学术继承问题。经院哲学,又称士林哲学或繁琐哲学,产生于11—14世纪,是欧洲基督教教会学院的一种哲学思想。它运用理性形式,通过抽象、烦琐的辩证方法论证基督教信仰,为宗教神学服务。

信仰疗法风行时,人们拒绝医学治疗,拒绝希波克拉底和盖仑的思想。随着经院哲学成为欧洲哲学和思想文化的主导,以研究注释希腊罗马医学为主体的经院医学也在欧洲形成。医学学者大量评论或注释古典作品,他们以抽象、烦琐的辩证方法去解释医学经典,试图在医学和宗教经典中间寻求契合点。盖仑的"目的论"在10世纪以后与亚里士多德的"目的论"以及教会的观点不谋而合,而被奉为医学经典,不容任何批评,只能是从中寻求启示。这样环境不利于繁荣科学和医学。

(三) 拜占庭医学

中世纪欧洲没有完全与希腊罗马的文化隔断,东罗马帝国(以后称为拜占庭帝国)保留了古代的文化。

朱理安(Julian)皇帝的御医奥利巴锡阿斯(Oribasius)是这个时期重要医学家之一。他编撰了《教堂医学》(*Synagoga Medicae*),试图将古代著作编缀在一本书内,保留了古典的医学和科学思想。此外,他还编写过类似医学实用手册的小书。

出生于 6 世纪的艾修斯(Aetius)也是此时期一位很有影响的医学家,他编撰了《四卷集》(*Tetrabiblos*),正如其名,书稿分为 4 个部分,每个部分又分为 4 集,详细地描述了甲状腺肿、狂犬病、白喉的流行和一些外科手术,对眼、耳、鼻、喉和牙齿的疾病也有细致的记载。

中世纪最出色的外科医师是爱琴海的保罗(Paul),《论医学》是他众多著作中唯一保留下来的一部,其中最有价值的是外科学内容。尽管当时解剖知识不足,但外科学技术还是有相当成就的。保罗做过的外科手术包括癌、截石术、骨折、睾丸摘除术、静脉曲张等。这对后人研究早期外科的发展无疑是有益的。

拜占庭医学的另一贡献是药物学和药房,拜占庭帝国在药物学和药房方面的成就主要得益于阿拉伯医学的影响。这是中世纪医学文化的另一场图景:在保存和继承希腊罗马的医学的同时,开始了东西方医学文化的传播与交融。

二、中世纪近代医学建制的开端

当然,古典文化并没有因为战争和野蛮民族的入侵而完全丧失,教会修道院和阿拉伯学者以各自的形式保存了一部分古代文化,这些都构成了中世纪欧洲文化和科学文明迈向启蒙时代的基础。实际上,医学知识的积累和医学世俗化就是在修道院内,由修道士逐步形成的,最终表现为医院的出现和大学医学教育的兴起,开启了欧洲医学的建制化进程。

(一) 从修道院医院到世俗医院

拉丁文"*hosptialia*"一词原意是指旅馆、客栈,最初收留老人、孤儿、残疾人以及被社会和家庭抛弃的患者,后来演化为专供患者居住的地方,即为英文中"hospital"一词的由来。中世纪欧洲社会奉行的"信仰疗法"和宗教慈善理念,因而社会的医疗服务责任主要由修道院和修士承担,收容贫、病、穷和孤寡老人。在传染病暴发时,修道院就成为临时的医疗场所,对于被社会抛弃的传染病患者,如麻风和鼠疫患者,教会也会主动热诚相助。修道院和大教堂的医师向患者免费提供食品、庇护、祈祷的同时,也用草药为人治病。当时社会唯有宗教团体会伸出援助之手接待和救助患者,这也使修道院修士获得社会和世俗的尊重,修道院成为避难所。

基督教医院最早能确证的是 6 世纪早期位于君士坦丁堡的桑普松医院(Sampson Hospital)。桑普松是君士坦丁堡医师,他将自己的住所建成向社会免费开放的诊所,给患者提供食物与医药。君士坦丁堡君主查士丁尼一世(Justinian I)请他治病,他是城中唯一一位治愈君王疾病的医师,于是他要求君主帮助他建一所专为穷人治病的新场所,桑普松医院便成为君士坦丁堡最大的免费医院,延续长达 600 年。580 年,西班牙马德里建一所天主教医院,主要接受旅行者、市民和当地农民,医院配有医师和护士。650 年,在巴黎开张的主宫医院(The Hôtel-Dieu de Paris)是法国最古老的医院,亦是至今还在使用的医院。

到 12—13 世纪,医院作为一种医疗机构在欧洲迅速扩展开来。在欧洲的许多小镇上都能发现医院,这些医院或大或小,有的有几百张床位,有的只能收容几个患者,有教会办的,也有普通人办的。13 世纪罗马教皇伊诺森特三世(Innocent Ⅲ)特意召集了众多的建筑设计师在罗马建造大型的圣多斯比利多(Santo Spirrito)医院。以此为例,各地的主教都在自己管辖区内建造医院,11 世纪的罗马有 4 所医院,12 世纪增加到 6 所,到 13 世纪已达到 13 所。

(二)萨勒诺医学中心与医学教育

13 世纪以前,医师大多是在修道院和寺院中培养的,由修道院图书馆收藏的医学著作判断,医学知识的传授均采用问答方式。在理论上,医学教育完全遵循经院哲学,受训者必须死记希波克拉底、盖仑和伊本·西拿的教条。

那个时代最引人注意的进步是位于意大利西海岸那不勒斯南部的萨勒诺(Salerno)医学校。萨勒诺医学校是 9 世纪从一个僧侣设立的诊所发展而来的,这所学校虽然靠近修道院,但没有受到教会任何的恩惠和影响,完全是一个世俗机构。经过百年发展,萨勒诺逐渐成长为一个由医学校、医院和医学学者构成的医学中心,人们将萨勒诺称为"希波克拉底之国"(Civitas Hippocratica),该中心向所有学生和教师开放,没有宗教限制。学校的学术体系是在继承古希腊医学的基础,结合阿拉伯和犹太教的医学文化,医学主张是实践和以预防文化为主,而不提倡治疗。世界各地的学者在此聚集一堂,教师和学生由多民族和多层次的人群组成,萨勒诺是由 4 位医师创办,一位希腊人、一位拉丁人、一位犹太人和一位萨拉逊人,这正是该学校多元文化的表征。12 世纪的萨勒诺俨然成为一个在地中海传播医学思想和医学产品的中心,萨勒诺医学院的发展也进入黄金期。

医学院学制 9 年,外科 10 年,包括 3 年预科学习逻辑学,5 年医学包括解剖学与外科学,1 年实习,每 5 年有 1 例尸体解剖。学校的多元性首先表现在接受与传播阿拉伯医学文化,其代表人物为康斯坦丁纳斯·阿弗里卡纳斯[Constantinus Africanus,？—1098 (1099)],他曾远行于印度、叙利亚、埃塞俄比亚和埃及。他热爱学术,精通东方语言,他从阿拉伯文翻译希波克拉底《格言》和盖仑的《小技》。

萨勒诺医学校接纳女性学生,甚至聘请女性担当教职。学校设产科学,最有名的女医师、女教授是出生于医学世家的特罗特拉(Trotula),1050 年,她撰写了产科学著作。以她名字命名的《特罗特拉》,被视为中世纪晚期女性生理学和病理学观念的基础教材。

中世纪欧洲的医学院是不允许进行人体解剖的,教授解剖学完全是纸上谈兵。萨勒诺医学校开创利用动物做解剖学研究,主要是在猪身上进行系统的研究,科弗里(Kopho)撰写了第一部解剖学教科书。外科学教科书也最早见于萨勒诺,外科学家罗格尔(Roger)编写了外科学讲义。这本外科学教材出版多次,在 300 年里一直被奉为外科学经典教材。

该校最出名的著作是《萨勒诺摄生法》(Regimen Sanitatis Salernitanum),该诗歌写于 12—13 世纪,约出了 300 版,融合一代又一代的萨勒诺医学思想,建议通过食物、休息、睡觉和锻炼维护身体健康。此外，《萨勒诺摄生法》还介绍了草药疗法的应用，规劝人们要适度行事，它读起来就像《家庭医生手册》。萨勒诺医学院的医学思想成果就是这样以诗歌的形成在欧洲各地传颂。

1221 年，腓特烈二世专门将颁发医师行医执照的特权授予萨勒诺医学院，强调任何人不得从事医学治疗，除非他获得了萨勒诺的学位。良好的学习和研究环境，使学者能在萨勒诺以冷静的批判精神和热情的态度中发现古代成就，因此，萨勒诺便成了文艺复兴的摇篮之一。

（三）大学的兴起

"大学"一词的原意，是为了互助和自我保护的目的仿照手艺人行会的方式组成的教师或学生的团体（协会）。确定大学起源的确切日期是不可能的，理由很简单，因为最初大学的形成经历了一个相当长的时期。最早建立的大学是教会教育延伸的产物，而它的壮大与城市的发展密切相关。11 世纪前，典型的城市学校规模还很小，仅有一位学者或老师带 10 个或 20 个学生。12 世纪初，大量的学生们从各地成群地涌进有好学校的城市，这些城市往往在医学、法学或神学等特别的科目上享有盛誉。城市的建立为医学学科的建立提供了经济基础。欧洲第一批出现的大学有：巴黎大学（1150）、博洛尼亚大学（1158）、牛津大学（1167）、剑桥大学（1209）、帕多瓦大学（1222）、蒙彼利埃大学（1289）等。大学一般可分为 3 类：第一类是由社会支持的，如博洛尼亚大学，由自治和民主的组织管理，校长由学生选任；第二类由国王建立，是国立大学；第三类是教会大学，其中以巴黎和伦敦为代表，由教会直接控制，早期的教师由牧师担当。

10—12 世纪，一批伟大的授课老师出现了，他们吸引了欧洲各地的学生，并培养了其他授课老师。至 13 世纪，大学的产生是与新知识在 12 世纪被译成拉丁文密不可分的。大学是西欧对大量新知识进行组织、吸收和扩张的体制手段，正是通过这种工具，西欧为一代代人确立和传播了共同的思想遗产。亚里士多德的自然哲学被引入神学，也渗透到医学中，伊本·西拿的医学著作已经打上了亚里士多德思想的清晰烙印，后来又被非常熟悉亚里士多德自然哲学的医学评注家进一步加工。亚里士多德的著作构成了中世纪大学课程的基础，亚里士多德主义也因此成为西欧无法撼动的最重要的思想体系。

医学总是与自然哲学有着密切的关系，但它又是一门独立的学科，中世纪大学有自己的医学院，便体现了对它某种独立性的认可。13 世纪以后，萨勒诺医学校逐渐黯然失色，取而代之的是法国的蒙彼利埃大学，其医学教育独放异彩。蒙彼利埃大学在欧洲医学占有重要的地位，它的医学教育是独立进行的。世界各地的许多有名望的医师或是访问该校，或到那里做学生。中世纪另一个有代表意义的医学校是南意大利的博洛尼亚大学。

早期，中世纪大学只设神学系、法律系和医学系，这样的建制延续了许多世纪。大学由七艺构成，包括 3 学科（文法、修辞和逻辑）和 4 学科（算术、几何、天文学和音乐），哲学和法律单独教授。中世纪的教师讲解大多是对名著作的诵读和注释，在讲解之外是与学生的讨论，后来发展了一种对话式的教学方法。考试大多要经过几个阶段。在学完艺科的基础上参加考试再获得医学的硕士（licentiate）和博士（doctor）学位。毕业的学生大多是内科医师,是为皇族服务的医师,此外还有很多毕业生成为著书的医学家。

当时的医学教育形式与现在不同。通常,学校是以一种纯理论的方式教授医学,医学是作为哲学的一部分来讲解。大学的教学方法,除要求学生死记硬背之外,教师和学生间也可进行讨论。最初解剖课程,就是阅读与阐述盖仑的《论解剖学》,教师不敢违背盖仑的观点。至中世纪后期,当时人体解剖已逐步被允许,但真正的人体解剖学研究是在博洛尼亚大学开始的。该校的蒙迪诺(Mondino,约 1275—1326)是欧洲的解剖学权威,1315 年,他公开解剖过一具女尸;1316 年,出版了教科书《解剖学》(Anatomia),其中许多内容基于人体解剖。该书流行甚广,发行 23 版。蒙迪诺成为文艺复兴前最早公开解剖的学者。但此时,教会大学中的解剖学依然遵循盖仑的学说,即使发现身体上部位与器官知识与盖仑解释不同,也不敢贸然提出质疑。

医学必修课程之一是占星术。在希腊文化中,占星术观念得到各种哲学体系的支持。14 世纪,博洛尼亚大学专门设有讲述占星学的教授。当时的观点认为,瘟疫和疾病是由于天象和行星的变化所导致的。巴黎大学的教授甚至就彗星是否是流行病的前兆、月亮是否对人体有影响等问题做过探讨。作为自然哲学的一部分,占星术一直繁荣到 17 世纪。

中世纪的大学毕业生,可授予学士(barchelor)、硕士和博士 3 种称号,博洛尼亚大学和巴黎大学人数最多时达 5 000 人,牛津大学和剑桥大学总数达 3 000 人左右。就是这一群受过教育的人为中世纪向文艺复兴过渡做好了知识的准备,欧洲进入启蒙时代。

或许只能通过将西欧的发展与当时的两大文明——伊斯兰文明和拜占庭帝国文明相比较,我们才有可能理解,为什么近代科学会产生于 17 世纪的西欧这个世界性命题。在 1500 年前后,伊斯兰世界的数学、天文学、几何光学和医学都比西方发达,西方学者是从阿拉伯著作的拉丁文译本学习这些科目的。中国古代医学也比中世纪欧洲先进。中国学者在 20 世纪 40 年代曾提出一个问题,为什么今天我们所说的科学只有在西方社会才会实现?英国学者李约瑟(J. Needham,1900—1995)问了同样的问题,是什么使得科学在 17 世纪的西欧获得了威望和影响,并且变成了一股强大的力量?想要回答这些问题需要从大约 12—16 世纪的西欧社会产生的科学原则和建立机构中去寻找,即从欧洲医学的建制化的进程中寻求答案。因为科学既没有在伊斯兰社会中制度化,也没有在古代和中世纪的中国制度化,科学没有在那些文明中永久扎根和制度化。中世纪建立的科学原则、教育和医疗机构是有学术指导的,就是自然哲学,其发展为 17 世纪卓有成效的科学探索奠定了基础。科学与自然哲学结合成了一种也许可以被恰当称为"近代科学之基础"的东西。它们对欧洲来说是全新的,对世界来说是独特的。

第三章　医学科学与医学革命

▎第一节　身体认识的革命与创新：解剖学与生理学的发展

解剖学在西方医学界一直作为医学的基础而存在，但是人体解剖学的发展却经历一番曲折的过程。从古代希腊至中世纪欧洲，盖仑的解剖学思想对欧洲医学教育有着深刻的影响，他的著作就是经典教科书。但 14 世纪左右，这种建筑在动物解剖学基础上的知识，已不能满足医学生和知识界对了解人类身体知识的渴望。与此同时，尸体解剖在意大利逐渐被接受，因当时教会认为人生病的原因是神惩罚人的罪，医师的目的是找出人生病的真正原因。随着人文主义的影响，医学院解剖学家开始质疑这种信仰及思想，也对统治欧洲千年的盖仑动物解剖学的知识体系提出质疑，1235 年，意大利萨勒诺医学校首次公开人体解剖。1316 年，博洛尼亚大学医学院意大利外科医师蒙迪诺公开表演尸体解剖。他撰写的《解剖学》也于同年出版，这是医学史上第一部近代解剖指导手册和解剖学教科书。文艺复兴时期的人文主义医师创建了以人体解剖为基质的新解剖学体系，带领欧洲医学走进了一个新时代，近代医学的帷幕拉开了。

一、达·芬奇的人体解剖和素描图

达·芬奇(L. da Vinci, 1452—1519)，意大利文艺复兴时期的博学家，他在绘画、音乐、建筑、数学、几何学、解剖学、生理学、动物学、植物学、天文学、气象学、地质学、地理学、物理学、光学、力学、发明和土木工程等领域都有显著的成就。

达·芬奇最初研究人体是为了让绘画作品中的人物尽可能贴近真实。他曾获得佛罗伦萨与米兰医院人体解剖的许可。1510—1511 年，他与托尔(M. D. Torre, 1481—1511)医师共同工作。30 年内，达·芬奇共解剖了 30 具不同性别年龄的人体，他还解剖了牛、禽鸟、猴、熊、蛙等动物以作为解剖结构比较。达·芬奇写了数百页研究笔记，并创作了 200 余幅人体解剖素描。达·芬奇的《人体素描图》于 1680 年出版。他绘制的人体素描画有各种各样的人体骨骼图谱，还有肺脏、肠系膜、泌尿道、性器官等。他也是第一个具体描绘脊骨双 S 形态和画出子宫中胎儿和阑尾的人。他绘制的神经系统图至今依然被保存着。达·芬奇曾将蜡注入心脏观察心房和心室的形状，以此研究心脏与血管的结构。

二、维萨里与《人体之构造》

虽然艺术家可以绘出逼真的人体肖像,但对身体知识的探索还需要医学家来实现与完成。西方医学的革命和科学进步首先是从解剖学和生理学开始。

维萨里,比利时人,被誉为近代人体解剖学创始人。维萨里最初是学美术的,他于1533年去巴黎大学修读医学,遂对解剖学充满兴趣。他时常至巴黎的圣婴公墓研究骨骼,之后转到意大利帕多瓦大学,并获得医学博士学位,留校任教解剖学与外科学。维萨里发现盖仑的所有知识都是基于动物解剖而非人体解剖存在的,这样的解剖知识无法正确解释人体的构造,他对此发起批评,但却遭到同时代医师和解剖学家的抨击。1543年,维萨里在帕多瓦大学主持了一场公开的解剖,对象是一名罪犯。在其他外科医师的协助下,维萨里收集了所有的骨骼,并组成了一架骨骼系统,他将此捐献给巴塞尔大学(University of Basel)。这是维萨里唯一留存至今的标本,也是世界上最古老的解剖学标本,目前还保存在巴塞尔大学的解剖学博物馆。

1543年,7卷本的《人体之构造》出版。该书确立了人体解剖的原则,将人体的内部功能看作一个充满了各种器官的三维物质结构。维萨里正确地描述了蝶骨,指出胸骨由3个部分组成,骶骨由5块或6块组成;他描述了前庭位于颞骨的内部;他发现了胎儿在脐静脉和腔静脉之间的管道,并命名为静脉导管;他观察了男性阑尾的大小;正确记述了胸膜;对大脑作了解剖描述;他第一次描述人工呼吸……维萨里指出盖仑的多个错误,比如心脏有4个腔,肝脏有2叶,血管是起源于心脏而不是肝脏等。

维萨里并不是第一个进行人体解剖的欧洲人,他的作品的价值在于通过逼真、详细和精细的版画,生动地描绘了人体的内部结构,充分展示了人体的美,即使是现在仍然被认为是经典的。

1543年,在世界科学史上还发生了一件大事,哥白尼发表了他的《天体运行论》。《人体之构造》和《天体运行论》被认为科学史上具有划时代意义的作品。哥白尼提出"日心学",推翻了"地心说",开启了"哥白尼革命",对欧洲科学革命起了推动了作用。维萨里创新的《人体之构造》出版,意味欧洲医学走出中世纪,迈进科学的近代医学时代。而那一年维萨里只有30岁。

三、威廉·哈维发现"血液循环"

如果说维萨里的人体解剖表述的人体的静态结构,那么,英国医师威廉·哈维就是一位探险家,他试图通过科学实验解开血液在生命中运行的秘密。

哈维一开始就读于剑桥大学医学院,后转至意大利帕多瓦大学追随著名解剖学和外科学教授法布里修斯(H. Fabricius, 1537—1619)。法布里修斯发现了静脉瓣的结构,被认为是近代解剖学的开拓者之一。

1628年,哈维出版专著《心血运行论》(*An Anatomical Exercise on the Motion of the Heart and Blood in Living Beings*),提出"血液循环论",从根本上推翻了当时统治医学界的"心脏与血液"的经典观点。传统的观点以盖仑解释为主,认为"心搏和呼吸的目的一样,只有一个地方不同,即心搏取决于动物体,而呼吸取决于生命力,两者在目和运动方式等方面表现一致",都是保证血液的通风和散热。之前已有不少解剖学家和艺术家对心脏与血液的关系进行过探讨,指出盖仑或传统观点的错误,比如维萨里、法布里修斯,后者在其《呼吸》一书已证实"心脏和动脉的搏动不足以满足血液的通风和散热"。但是哈维通过各种活体动物,如鱼、蛙、蛇、绵羊、牛、禽等的解剖实验观察心脏、心房的结构与功能、血液在心脏、动脉与静脉流动的路径,全面否定盖仑的学说。

哈维通过实验,同时引证亚士斯多德"呼吸论"和伊本·西拿的观点批驳了盖仑的观点,提出动脉中所含的是血液,不是元气,详细阐述 9 年来自己所进行各种实验方式和过程,并通过血液流量计算,论证人体心脏一天射出的血量要远远大于体内所储存的血液,还得到了每天从食物中摄取的汁液量的结论,推翻了血液仅仅来源于食物汁液的观点。哈维阐述了心房和心室的结构和功能、指出右心室到左心室不存在中间孔。他描绘了血液在人体中流动的轨迹,血液通过动脉流到肢体,通过静脉从肢体回流到心脏,血液由右心室通过肺进入肺静脉和左心室,又通过动脉流向全身肢体。他通过动物活体解剖和人体结扎实验,并借助患者的临床特征佐证自己的发现。

但是,哈维的发现遭到当时医学界的反对,直到 17 世纪末期才为医学界认可。西方医学界认为,哈维提出的"心血运动论",对医学发展的意义就如"指南针对航海"那样重要。

哈维的实验中曾假设人的肢体中还存在着毛细血管,最终完成动脉到静脉的血液输送,但他并没有发现毛细血管,因而他的"环"始终圆不起来。40 年后,他的"崇拜者"意大利医师马尔比基(M. Malpighi,1628—1694)利用新发明的高倍显微镜,观察了狗肺、青蛙和蝙蝠,证明了血液在肺里的流动经过了复杂的网络。1666 年,他获得重大发现,在用显微镜研究蝙蝠的翅膀时,发现了微型血管(后来被称作毛细血管),正是这些细得用肉眼看不见的毛细血管,可将最细的动脉和最细的静脉连接起来,终使哈维的"血液循环"理论得以成立。之后,马尔比基利用显微镜转向研究植物解剖学和动植物发育解剖学。

四、17—19 世纪欧洲解剖学与生理学的发展

(一) 解剖学

维萨里之后,人体解剖学在欧洲逐渐兴盛起来,尸体解剖逐渐运用于教学与对人体的研究中。欧洲最先进入近代化的城市如阿姆斯特丹、伦敦、哥本哈根、帕多瓦和巴黎,都有属于本城的皇家解剖师。17 世纪,尸体解剖课程是一项公开的社会活动,1 年 1 次,解剖课程在解剖剧院举行,参与者有学生、同事以及买票进来观赏的市民。法国规定学校可使用被处于绞刑的罪犯尸体用于教学,随着教学需求的增多,可用于解剖的尸体匮乏,甚至出现谋杀以获取尸体的城市犯罪活动。1752 年,英国通过了《谋杀法》,允许学校将被谋杀的街头流浪汉尸体用于教学与人体研究,以降低城市犯罪率。至 18 世纪末期,欧洲许多国家通过类似英国的犯罪法支持尸体解剖,允许利用无名尸体、罪犯、慈善机构和医院的尸体用于解剖教学与研究。

17 世纪末至 18 世纪，解剖的目的倾向于为外科学和病理学服务，更偏向于实用。意大利帕多瓦大学解剖学家莫干尼将他的解剖研究与患者联系起来，一改之前为获取正常人体知识的而做解剖的目的。他一生解剖了 646 例尸体，是第一个认清对疾病的诊断、预后和治疗必须建立在准确的和比较的解剖学知识基础上的学者。他在 1761 年发表 5 卷本的《论疾病的位置与病因》(*On the Seats and Causes of Disease Investigated through Anatomy*)，该书确立了疾病诊断的基本原则，提出"病灶"(symptoms)的概念。莫干尼也因此被誉为"近代病理解剖学之父"。

19 世纪，病理解剖学家利用解剖更详尽探究器官可能导致疾病的原因，并将此与医学理论和医学实践相结合，理解与解释健康与疾病。

（二）生理学

生理学(physiology)一词由法国医师费内尔(J. Fernel，1497—1558)从古希腊文引入，原意是"本质或起源研究"，费内尔也是第一个描述椎管的医师。1610 年，瑞士生理学家医师桑托瑞勒(S. Sanctorias，1561—1636)发明脉搏测量器——脉动机和身体净重测量椅，以计算人体在食物前后体重的变化，他自己坐在椅子上实验，坚持 30 余年。从今天看来，这是早期医师对新陈代谢的研究。1791 年，意大利医师物理学家伽伐尼(L. A. Galvani，1737—1798)发现死青蛙的脚部肌肉接触电火花时会颤动，从而发现神经元和肌肉会产生电力，他对"医用电学"产生兴趣。18 世纪中叶，科学家在研究电学时，发现电力对人体的影响，也因此产生了"医用电学"这一学科。意大利物理学家和化学家伏达(A. Volta，1745—1827)重复实验并检验伽伐尼的实验，从最初的相信至最后的质疑，2 位科学家在分歧中始终保持着对彼此的尊重。

在近代生理学的发展历程中，生理学家和博物学家哈勒尔(A. V. Haller，1708—1777)有着开拓性的贡献。1752 年，他在博士论文中讨论"明智"与"易怒"——不同器官及其差别，他认为神经是"明智"的。1757 年，他做了一系列著名的实验来甄别神经冲动与肌肉收缩的联系。1757—1766 年，他陆续出版 8 卷本拉丁文的《人体生理学纲要》(*Elementa Physiologiae Corporis Humani*)，记录了他 10 年来的生理学实验，涉及呼吸运动、骨骼运动和胎儿的生长发育等方方面面。尽管哈勒的研究并没有直接涉及神经，但他的研究为后来的神经病研究奠定了基础。他也被誉为"近代生理学之父"。19 世纪，生理学研究走向专业化与学术化；1876 年，英国皇家生理学会在伦敦成立；1887 年，美国生理学会成立。

在生理学发展史上，值得一提的是俄罗斯生理学家巴甫洛夫(I. P. Pavlov，1849—1936)著名的"条件反射"实验。19 世纪末，巴甫洛夫开始用狗做动物实验，来了解狗的胃对食物的条件反射。他通过唾腺来研究不同条件下狗的唾液分泌情况，并由此建立了著名的"条件反射"实验。这些实验在 20 世纪初被介绍到西方科学界。20 世纪初，他的研究重点转到高级神经活动方面上，他用生理学中的"反射"概念来理解"心理性分泌"，建立了条件反射学说，代表作是《大脑两半球活动讲义》(1927)和《动物高级神经活动(行为)客观性研究实验 20 年，条件反射》(1923)。20 世纪 40 年代，巴甫洛夫的学说被介绍到中国；20 世纪 50 年代，中国一度兴起"学习巴甫洛夫"的热潮，他的思想对中国生理学界和医学界影响巨大。

第二节　临床医学的诞生：医院的兴起和医师专业化

近代医学发展的重要特征是医学专业化和医师职业化。医学专业化表现在：①传统学科的进步与发展，比如内科学。②某些学科从传统学科中独立发展，比如产科与儿科。③新科学的出现，比如精神病科。医师职业化的特点在于，随着医院的世俗化、诊断技术发展和设备发明、医疗技术的新发现和新发明、医师团体的建立，导致外科医师的角色转型和医师地位的提升、医师职业化与专业化能力的强化。

一、临床医学的诞生：医院医学与医学分科出现

18 世纪，在启蒙思潮的影响下，现代意义的医院首先在法国诞生。那时的医院只提供医疗服务，员工仅限于受过专业教育的医师和外科医师。后来，医院逐渐成为医学教育和研究的中心，以科学的方法治疗患者变成了医院的目标。

（一）医院医学

17 世纪开始，医院机构的职能逐渐由患者护理场所向医疗创新和疾病发现的机构开始转变。同时，医院也渐渐成为医师职业教育与培训的中心，医师在医院向学生传授医学知识，通过直接观察患者的症状指导学生了解教科书上描述的疾病特征。

英国医师西德纳姆（T. Sydenham，1624—1689）是当时内科医学的代表，他编写的医学教科书《医学观察》是英国医学的标准教材，影响英国医学教育将近 2 个世纪。他被誉为英国的"希波克拉底"。在临床教学上，西德纳姆坚持认为医师应当以治疗患者的疾病为主。他说："与医生最有直接关系的既非解剖学之实习，也非生理学之实验，乃是被疾病困扰的患者，故医生的任务首先是正确阐明病痛的本质，也就是应多观察患者的情况，然后再研究解剖学、生理学等知识，寻找疾病的解释和疗法。"

荷兰著名人文主义学者、博物学家和医师赫尔曼·布尔哈夫（Hermann Boerhaave，1668—1738）是临床教学以及现代医院医学的奠基人。他在莱顿建立了第一所教学医院，教授就在医院的床边给学生讲学，1714 年，他被任命为莱顿大学（Leiden University）校长。他充分利用床旁教学的机会，向学生传授临床症候与病理变化的关系。他是临床病理讨论会（clinical pathological conference，CPC）的先驱，创建了临床教学的现代体系。

（二）临床专科的建立

1. 产科学　公元前 2000 年，印度医学中已有关于妇科疾病、生育、怀孕和避孕的有关知识。古希腊《希波克拉底文集》中就有 16 例妇产科疾病的记录。我国早在公元 5 世纪就有妇科专书问世，唐代时已有妇科专著《妇人方》；孙思邈的《备急千金要方》专设"妇人方"3 卷，对妇女月经生理与疾病、妊娠病、临产征象、孕产期保健及接生都有深入的阐述。《经效产宝》是中国现存最早的产科专著，记载了妊娠杂病、难产诸病及多种产后证

的具体治疗方法和治疗原则。10 世纪,阿拉伯外科医师宰赫拉维的《医学宝鉴》已有妇产科培训内容,指导训练助产士如何处理异常分娩,取出死胎与去除胎盘,以及剖宫产的实施方法等。

16 世纪,欧洲外科医师帕雷(A. Paré, 1510—1590)曾改进接生技术。18 世纪前,欧洲的产科医师都是接生婆,很少有男性。17 世纪,法国外科医师钱伯伦(P. Chamberlen)家族发明了接生利器——产钳。产钳是一种用作协助分娩的器具,主要是协助难产的孕妇将胎儿娩出。钱伯伦家族恪守此技术秘密长达 150 年,产钳逐渐成为钱伯伦家族秘密武器。18 世纪,钱伯伦家族在阿姆斯特丹将产钳技术出售给荷兰妇产科医师。1723 年,已有妇产科医师在法国科学院演示产钳接生,1735 年后,产钳在英国逐渐公开出现。

莫里肖(F. Mauriceau, 1637—1709)是法国著名的产科医师,他是 17—18 世纪欧洲妇产科学界的领军人物。他曾在巴黎主宫医院学习产科。1688 年,他出版了《论肥胖与分娩疗法》(Traité des Maladies des Femmes Grosses et Accouchées)一书。他发展了传统的臀位分娩、描述了输卵管妊娠等疾病,使妇产科学成为一门科学。1773 年,德国的医学院开始讲授产科学;18 世纪 50 年代第一所附属大学的助产士学校成立;1760 年,意大利佛罗伦萨开办了第一所产科学讲座。19 世纪,产科学在美国发展起来,美国医师马里昂·西姆斯(J. Marion Sims, 1813—1883)被认为是"美国妇科学之父"。

2. 精神病学科建立　上古时期,人们并不能辨别精神病患者,而是将这类与正常人相异的患者视作具有超自然能力的人,这种认识一直延续到古希腊和罗马时代。希波克拉底认为精神疾患如同其他身体疾患一样,是由自然因素所致,需要使用医学方法进行科学治疗。中世纪时期受基督教影响,人们认为精神错乱乃是魔鬼附身的现象,教会以驱魔术对待患者。他们会用尽各种残忍又野蛮的方法来为患者"治病",用火烧、用棍子打、用烤红的铁棒烧患者前额,试图使患者恢复理智,甚至在患者头部开个小洞,想放出污气治愈患者。在无计可施后,也只好将患者长期关在疗养院中,以铁链拴住。

伊斯兰的医师并没有把精神病视为邪灵附体。705 年,他们在巴格达建造了世界上第一座精神病院。阿拉伯医师在治疗中亦运用了浸浴、药物、音乐及职业治疗,他们首先开发出心理治疗及道德治疗等方法。

在中国的医学史上对精神病很早就有记载,如癫狂、癫痫、奔豚病、花疯,或怒郁、思郁、忧郁、诈病及烦躁、虚烦、怒、悲、惊、悸、恐、健忘等疾病或症状描述。相较于西方,这部分的医疗较少受到宗教的影响,患者也未遭到黑暗时期的悲惨医疗待遇。不过也曾在晋、唐五代时期,引入了邪气、鬼气说,让其一度偏离传统医学的脉络。

欧洲医学界直到 16 世纪才告别中古以来的巫魔想法,对精神病的诸种特征形成认知。欧洲现存最古老的医院是 1247 年成立的伦敦贝斯林皇家医院(Bethlem Royal Hospital),1377 年起,收容精神病患者,"bedlam"就是精神病(madness)的代名词。在精神患者这个概念出现前,收容或隔离疯癫患者的医院称作"疯人院"(asylum)。欧洲疯人院设计成监狱形状,给疯癫患者带上镣铐防止他们发疯与逃跑,再用冷水冲洗或浸泡患者予以治疗。

法国巴塞特医院原是一所军事医院,后来收容精神病患者。该院精神病医师菲利普·皮内尔(Philippe Pinel,1745—1826)是欧洲近代史第一个提出以人道主义的理念看待精神病患者的医师,他主张将精神疾病视为一种需要同情治疗的疾病,这样才能有助于受害者的康复。1796 年,他得到国会的批准,在法国妇女救济院内解除了 49 位精神病患者的镣铐。他反对以宗教仪式治疗患者,主张让每位精神病患者都有工作,即现代所谓职业治疗或工作疗法(occupation therapy)的雏形。菲利普·皮内尔以使用道德疗法(moral therapy)治疗精神病患者而著称,他被称作为"现代精神病学之父"。

克雷珀林(E. K. Kraepelin,1856—1926)是第一个将精神病分类概念化的人,也被称为"现代精神医学之父"。1883 年,他对精神病学进行了系统的分类,建立了叙述性精神医学的基础。在这之后,弗洛伊德(S. Freud)在动力精神医学上,对人格构造、潜意识及心性发展上做出了突出的贡献。1872 年,哈佛大学(Harvard University)开始设立神经病学和精神病学教习。

3. *梅毒与皮肤科学* 16 世纪,意大利医师梅尔库里亚勒(G. Mercuriale,1530—1606)编写了第一本皮肤病学著作,他被认为是第一位以科学的方式治疗皮肤病的人。1700 年,意大利医师拉马西尼(B. Ramazzini,1633—1714)最早用奎宁治疗疟疾,他编著了第一本职业皮肤病学《论工人疾病》(*De Morbis Artificium Diatriba*,1700)。18 世纪,英国医师特纳(D. Turner,1667—1740)重新整理了梅尔库里亚勒的著作,于 1714 年出版《论皮肤病》(*De Morbis Cutaneis*)。1801 年 11 月 27 日,法国圣路易医院宣称治疗 1 例皮肤病例,此被认为是科学皮肤病学的开始,该医院后来发展为世界第一个皮肤病研究中心,建立了临床讲学制,也成为专科教学的基地。该学科创始人阿利贝尔(J. L. Alibert,1769—1837)领导的学派被称为法国派。

1497 年,欧洲大陆暴发的大规模梅毒(syhilis),似瘟疫般传遍欧洲各国。1530 年,该"瘟疫"被称为梅毒。16—17 世纪,欧洲医师对梅毒的症状逐渐有清晰的认识。1838 年,法国医师里科尔(P. Ricord,1799—1889)精确地区分了淋病与梅毒,使梅毒成为皮肤病学的一个重要分支。1905 年,德国微生物学家绍丁(F. R. Schaudinn,1871—1906)和梅毒学家霍夫曼(E. Hoffmann,1868—1959)发现梅毒是由苍白螺旋体引起的。1909 年,德国细菌学家埃尔利希(P. Ehrlich,1854—1915)将他发明的砷凡纳明(606)应用于梅毒治疗,取得疗效。1929 年,弗莱明(A. Fleming,1881—1955)发现了青霉素,1939 年,弗洛里(H. W. Florey,1898—1968)等人重新开发弗莱明发现的青霉素,并用于梅毒的治疗,为人类带来了福音。

4. *护理学科的建立* "护士"这个词最初来自拉丁文"*nutrire*",意为抚养。至 16 世纪后期,该词才表达出关心体弱者的现代寓意。古代宗教社会都有侍奉宗教的修士,基督教世界和伊斯兰世界一开始便有专职护士。天主教修女和军队中的护士经常提供类似护理的服务。早期教会开设的养病院和济贫院内担任护理工作的主要是修女,她们以良好的道德品质为患者提供一些生活照顾和精神安慰,但护理工作仅限于简单的生活照顾,没有正规的护理训练、护理教育和专业护理设备。16 世纪,护理工作不再由具有仁慈博爱的宗教人员担任,而由新招聘的护理人员担任。19 世纪,德国开设了医学培训班,训练女性成为专职护士。

英国人南丁格尔(F. Nightingale,1820—1910)在德国学习护理后回国,1853 年,曾担任伦敦慈善医院的护士长。1856 年,欧洲爆发克里米亚战争时,她在战地开设医院,自愿率领 38 名训练不足的"护士"到战地医院护理伤病员,为士兵提供医疗护理服务。在战场上,南丁格尔用统计学的方法,分析出英军死亡的原因是在战场外感染疾病。士兵在战场上受伤后缺乏适当护理而伤重致死,真正死在战场上的人反而不多。她积极倡导改善军队卫生,整治卫生环境,加强士兵营养,健全医院管理制度。南丁格尔经常在黑夜中提灯巡视病房,因此她被誉为"提灯女士"(The Lady with the Lamp)。1860 年 6月,她将英国各界人士为表彰她的功勋而捐赠的 22 万英镑作为"南丁格尔基金",在英国伦敦的圣多马斯医院创办了世界上第一所护士学校——南丁格尔护士训练学校,为护理教育奠定了基础。

南丁格尔一生写了大量的笔记、书信、报告和论著。她在 1856 年编写的《健康和工作效率对英国军队医院管理的影响》一文,对英国陆军医院的建设起了很大作用。她撰写的《医院札记》(*Notes on Hospital*)和《护理札记》(*Notes on Nursing*)2 本书,以及多篇论文都是护理教育和医院管理的重要文献,对今天的护理工作仍有指导价值。其中,《护理札记》被称为护理工作的经典之作,作为当时护士学校广泛应用的教科书。1912年,南丁格尔逝世后第二年,在华盛顿举行的第九届红十字国际大会上,正式确定建立国际护理界最高荣誉奖——南丁格尔奖。

1874 年,加拿大在安大略省的医院开设第一个护士培训课程;1901 年,新西兰颁布《护士注册法》,标志着现代护理学科的建立。

5. 其他临床的分科逐渐确立　18—19 世纪,随着科学技术和医学知识的进步和各类医疗机械的发明,临床分科逐渐细化与专门化。在欧洲的大城市,专科医院开始出现。

1816 年,英国医师柯蒂斯(J. H. Curtis,1778—1860)在伦敦开设了第一家治疗耳病的诊所,并于 1845 年更名为皇家耳科医院(Royal Ear Hospital)。1803 年,德国哥廷根医学院开设了眼科课程;1812 年,维也纳建立了第一个眼科诊所;1850 年,黑尔姆霍尔茨(H. Helmholtz,1821—1894)发明了检眼镜,开创眼科学史的新纪元;1854 年,西班牙人加西亚(M. Garcia,1805—1906)在巴黎发明喉镜,为喉科学奠定了基础;1863 年,英国医师麦肯齐(M. Mackenzie)设喉科学,编撰教科书,并将耳鼻咽喉科合在一起,形成了五官科,这种学科分类法沿用至今。

19 世纪下半叶,儿科学成为医学院的一门独立课程;泌尿学和矫形学成为外科学下独立的分支;随着麻醉术的发明,口腔学和牙科学也开始建立起来。

二、外科专业化和医师职业化

(一) 从理发匠-外科医师到外科医师

《希波克拉底誓言》要求医师发誓坚决不做结石手术,而将此手术留给专业人士。从古代至中世纪,从事手术的专业人士被称为理发匠-外科医师(barber-surgeon)。平时他们是行走江湖持剃刀的理发匠,或是在欧洲小镇巡回拔牙的江湖医师,在战争期间他们则是照顾受伤士兵的医师。外科医师不需要上学,没有学位,没有资格考试,没有医师证书。他们只能当学徒,凭实践经验赢得信任,更无资格加入医师学会。

被誉为"外科学之父"的帕雷出生于理发匠-外科医师的家庭,1530—1590年,任法军军医,随军征战意大利,他在战场上改进了创伤处理的传统方法。当时的医师认为火器是有毒的,他们用赤热的铁器烧灼伤口,再用沸油和糖蜜冲洗以达到"除毒"目的。一次偶然的机会,帕雷发现以蛋黄、蔷薇油、松节油配制的清冷药糊替代沸油,敷在伤口,然后用干净的布包扎,经此应急处理后,患者的伤口竟比沸油冲洗的伤口恢复得快,疼痛也有所缓解。这是战伤外科学的划时代创举。帕雷还将解剖学知识运用到外科手术中,他提出人造假肢和关节的设想,发明了多种外科机械。1545年,帕雷出版了《火绳枪及其他火器伤口的治疗方法》(*The Method of Curing Wounds Caused by Arquebus and Firearms*),他对外科学的贡献和成就提升了外科医师的地位。

为了赢得江湖名声和吸引患者,外科医师会改进手术时间和技巧。比如,有的医师改变膀胱切除的位置、缩短开刀的时间。技术创新首先是由江湖医师发明的,这些人无所畏惧、无所放弃、勇于尝试,因而能找到适合于日常治疗必需的方法,再经过一段时间的实践与市场检验,待技术成熟、积累了一定声誉时,也就逐渐为正规医师所接受。17世纪起外科医师在技术上逐渐突破,法国皇家外科学会创始人之一,理发匠-外科医师佩罗尼(F. Peyronie, 1678—1747)擅长肠疝修补术和肠外伤修复术。德国外科之父法布里(W. Fabry, 1540—1634)是德国第一位受教育的外科医师,他出版了20余部著作,讲述了各种外科手术的方法与理论。他的妻子也是一位优秀的外科医师,她改进了剖宫产技术。

(二)解剖博物馆与外科教室

英国的亨特兄弟是外科学的重要人物。1748年,威廉·亨特(William Hunter, 1718—1783)在伦敦开设解剖学教室,讲授解剖学、外科学、生理学和助产学;1762年,他首次描述了动静脉瘤。弟弟约翰·亨特(John Hunter, 1728—1793)一开始在哥哥的学校学习解剖。1764年,他自己开设解剖学院,同时创建了一个动物博物馆,收集了近14 000份人体器官、骨骼以及其各种脊椎动物标本。他还发明了结扎血管治疗动脉瘤的技术,并将实验方法引入外科学,被学生称为"会思考的外科医生"。他被认为是近代科学外科学之父,为外科学提供了实证和实验方法,通过外科实验来确定事实的真相。他的实验与研究以高质量闻名于欧洲。

(三)外科医师协会

外科技术的进步和外科手术的改进,提升了外科医师的职业地位。1745年,英国的外科医师成立了外科医师协会。1731年,法国国立外科医师学会成立。路易十五(Louis XV, 1710—1774)切断外科医师与理发匠之间的关联,于1768年废除了外科医师培养的学徒制。1800年,英国外科医师协会获得皇家特许状。

外科医师专业学会的建立,赋予外科医师与内科医师相当的身份与地位。从此外科医师不再具有理发匠-外科医师这样卑微的地位。

三、外科技术的三大突破

近代外科学真正的发展与进步,是在解决了外科手术中的三大技术难关后开始的。

(一) 麻醉术的发明

麻醉药和麻醉法在古代的许多国家,如中国、印度、巴比伦、希腊等都有过应用的记载,但麻醉效果都不尽如人意。19 世纪,化学的发展促进了麻醉药物的研究和应用。1800 年,英国化学家戴维(H. Davy,1778—1829)首先发现了氧化亚氮即笑气的麻醉作用,推测该物质可用于手术麻醉。1824 年,希克曼(H. Hickman,1800—1830)用二氧化碳、氧化亚氮和氧对实验动物进行麻醉之后行截肢手术,并获得了成功。1842 年,美国医师朗(C. Long,1815—1878)在乡村应用乙醚麻醉成功施行了颈部肿瘤摘除术,此后他继续用乙醚麻醉开展了其他小手术。1846 年 9 月 30 日,美国医师莫顿(W. Morton,1819—1868)在英国化学家杰克逊(C. Jackson,1805—1880)的协助下,应用乙醚麻醉开展拔牙术获得成功。同年 10 月 16 日,莫顿在波士顿的麻省总医院进行的颈部肿瘤切除术中,进行了乙醚麻醉表演,这次公开表演的成功轰动了世界,揭开了现代麻醉史的序幕。1868 年,安德鲁斯(E. Andrews,1824—1904)改进了氧化亚氮的麻醉方法,即在吸入氧化亚氮的同时吸入 20% 的氧气,此举提高了麻醉的安全性和有效性,从而使麻醉法被人们广泛接受。1847 年,英国爱丁堡的妇科医师辛普森(J. Y. Simpson,1811—1870)首次应用氯仿作为麻醉剂获得成功。1872 年,欧莱(P. Ore,1828—1869)应用静脉注射水合氯醛进行麻醉,虽效果不佳,但开创了静脉全身麻醉的先例。1905 年,布劳恩(Braun,1862—1934)将肾上腺素和可卡因合成普鲁卡因之后,实施局部浸润麻醉法。1898 年,德国外科学家比尔(A. Bier,1861—1949)试验用可卡因进行蛛网膜下腔阻滞性麻醉获得成功,并将此法推广应用于临床。各种麻醉剂和麻醉方法的应用,消除了手术中的疼痛,提高了手术安全系数,扩大了手术范围,促进了外科学的发展。

(二) 消毒防腐方法的发现

19 世纪初,病原微生物学尚未建立,奥地利医师塞麦尔维斯(I. Semmelweis,1818—1865)对感染途径和感染的原因开始有所关注。1846 年,他的一位学生在解剖一具因产褥热死亡的尸体时,不慎割破手指,继而出现类似产褥热的症状,最后死亡。他从这一事例中得到启发,确信产褥热是通过接产医师的手传染给产妇的。因此,他提出了预防措施:接生前医师必须先用肥皂刷手,然后用含氯石灰(漂白粉)液体洗手。所有接生使用的一切器材,以及可能与患者接触的一切用品均用此法进行消毒。1861 年,他出版的《产褥热的原因、概念及其预防》(*The Etiology, Concept and Prophylaxis of Childbed Fever*)一书中详细地记录了他的产科改革,产妇病死率由 18% 降到 1%。他被世人誉为"母亲的救星"。

英国外科医师利斯特(J. Lister,1827—1912)在细菌理论的启示下,提出创伤感染是微生物侵入所致。1865 年,利斯特施行了第一例抗菌手术:手术前他用苯酚(石炭酸)溶液清洗了所有手术器材和用品,并用苯酚液喷雾消毒手术室。1865 年,他发表了《治疗复杂骨折的新方法》。1867 年,又发表了《论外科临床中的防腐原则》,奠定了外科消毒、防腐的基础。

1877年,德国医师伯格曼(E. Bergmann,1836—1907)创用蒸汽灭菌法,奠定了无菌外科的基础。1883年,法国医师泰利隆(O. Terrillon)倡导用煮沸、干热、火焰等方法消毒外科器械。1885年,德国医师诺伊贝尔(G. Neuber,1850—1932)首创手术时穿手术隔离衣。1888年,菲尔布林格(P. Fürbringer)提倡用升汞溶液和酒精消毒术者的双手。1889年,美国医师霍尔斯特德(W. Halsted,1852—1922)为了保护洗手护士的手特制了橡皮手套,后来为全体手术者采用。1897年,奥地利医师米库利兹-拉德基(J. Mikulicz-Radecki)倡议手术者用口罩将鼻、口遮住,以减少外科手术的感染。

（三）输血技术的突破

17世纪,欧洲医师尝试以动物血输入人体以治疗疾病。人类历史上第一次有记录的异种输血是法国御医德尼(J. B. Denis,？—1704)在1667年6月15日施行的,他将340.92毫升(12盎司)绵羊的血输给一位放血过多的15岁男孩体内,取得成功。但他第三次尝试输血时失败了。1670年,使用动物血液输血在法国被明令禁止。19世纪,有医师再次尝试输血的试验,1881年,英国妇产科医师布伦德尔(J. Blundell,1790—1877)在多次狗与狗之间输血成功的实验之后,施行人与人之间的输血,有成功,亦有失败。

1901年,美籍奥地利细菌学家卡尔·兰德施泰纳(Karl Landsteiner,1868—1943)发现了血型的存在。1909年,他分辨出A、B、AB和O型4种主要的血型。他认识到同样血型的人之间输血不会导致血细胞被摧毁,不同血型之间输血会发生凝集反应。1937年,他又与亚历山大·所罗门·维纳(Alexander Solomon Wiener)共同发现了Rh血型系统。

第三节　实验医学：新仪器、新手段与新方法

17世纪初,英语中出现"laboratory"一词,出自中世纪拉丁语系中的"labotatorium",指人们工作的地方,它与"elaboratory"(精制室)为同源词,后者指的是人们精心制作东西的房间。启蒙运动时期,"laboratory"已成为专指进行化学和其他自然科学研究场所的词汇。19世纪中叶,实验室真正成为进行医学知识创造的中心。

一、显微镜与细胞学说建立

第一位在科学上使用并改进显微镜的是意大利科学家伽利略。1611年,他通过显微镜观察到一种昆虫,并第一次对它的复眼进行了描述。

（一）单式显微镜的顶峰——列文虎克的显微镜

列文虎克(A. van Leeuwenhoek,1632—1723),荷兰代尔夫特人,他是一位仅仅受过初级教育的天才科学家,也是一位高水平的显微镜制造者。他一生亲自磨制了550个透镜,装配了247架显微镜。列文虎克利用自己发明的显微镜窥探前人无法用肉眼透视

的细微世界。他最先发现了细菌,并正确地描述了微生物的形态有球形,杆状和螺旋样等;他证实了毛细血管的真实存在;首次描述了昆虫、狗和人的精子。1677 年,他用自制的高倍放大镜观察池塘水中的原生动物,蛙肠内的原生动物,人类和哺乳类动物的精子等,他的观察报告得到英国皇家学会的肯定。

如果说望远镜的发明和改进,拓展了人类的视阈,使人类能够越出地球,观察天体与宇宙的宏观景象,那么显微镜的发明则将人类引入一个肉眼无法穿透的微观世界,窥探生命的奥秘。正因如此,列文虎克则成为生物学发展史上的一位重要人物。

(二)胡克的显微镜和细胞学说

胡克(R. Hooke,1635—1703),英国博物学家、发明家。胡克根据英国皇家学会一位院士的资料设计了一台复杂的复合显微镜。1665 年,他应用自己研制的显微镜观察软木塞薄片时,观察到了植物细胞,发现了许多蜂窝状小室,形状类似教士们所住的单人房间,于是他用单人房间的"cell"一词命名植物细胞为"cellua",这是人类第一次观察到细胞。同年胡克出版《显微术》(*Micrographia*)一书,描述了在显微镜下看到的细胞形态。

细胞学说的建立经历了从结构到功能,从简单到复杂的一个漫长的探索过程。19 世纪初,光学显微镜技术得到了稳步发展。1838 年,德国植物学家施莱登在《论植物发生》(*On the Development of the Organization in Phaenogamous Plants*)中提出细胞是组成一切植物的基本单位,"在每个单独的细胞中都存在着生命的本质,建立起这样的概念是必要的,并应以此作为研究生物整体的基本原则。"1839 年,德国动物学家施旺发表《关于动植物结构和生长相似性的显微镜研究》,把施莱登的观点扩大到动物界。施莱登和施旺认为,植物和动物的所有组织、器官都是由细胞组成,细胞是独立的、是可以形成、生长的单位。

细胞学说揭示了动植物之间、高等生物与低等生物之间的联系,指出了生物体的发育过程是通过细胞的形成、生长来实现的,为生物学各学科的进一步发展奠定了基础。

二、诊断学的进步

望诊、触诊、叩诊和听诊是西医的 4 种基本物理诊断方法。在 19 世纪之前,医师运用倾听患者诉说病症、观察舌头和尿样、把脉等方式进行诊断,但医师很少直接进行躯体检查。

(一)叩诊法

18 世纪,奥地利医师奥恩布鲁格(J. L. Avenbrugge,1722—1809)受到父亲用手敲击酒桶判断桶内酒的分量的启发,发明用叩击胸廓的方法探究叩击音的变化与胸部疾病的关系,他指出正常胸部的叩诊音与胸腔疾病如肺气肿、胸腔积液、心包积液等的叩诊音的区别。奥恩布鲁格著有《叩击人体胸廓诊断胸腔内疾患的新方法》一书,为临床诊断提供了依据。1838 年以后,叩诊的原理得到了合理的解释,叩诊的方法也得到进一步的改进。医师用左手作为叩板,用右手中指叩击左手指背,此法一直沿用到今天。

(二)听诊器

听诊器是由法国巴黎医学院医师雷内克(R. Laennec,1781—1826)发明的。在听诊器发明之前,医师是靠用耳朵直接贴着患者胸部听诊来诊断胸腔疾病的。1816 年,雷内克在接诊了一位患心脏病的肥胖年轻妇女,直接听诊甚为不便,且效果不好。一次,雷内克在巴黎的卢浮宫广场看到孩子们在玩一种游戏,他们用一根针轻划木棒一端,用耳朵紧贴另一端可以很清楚也听到声音。受此启发,他将一张厚纸卷成圆筒状,一端贴着耳朵,一端放在患者的胸部,结果,他听到了比直接听诊更清楚的心音。此后,他将纸筒改制成木制空心圆筒,并命名为听诊器(stethoscope)。1819 年,雷内克出版了《间接听诊或论肺部和心脏疾病的诊断》(*De l'auscultation Médiate ou Traité du Diagnostic des Maladies des Poumon et du Coeur*)一书,描述了听诊法的改进及其意义,成为现代听诊法的基础。

(三) X 光技术

1895 年,德国物理学家伦琴(W. C. Röntgen,1845—1923)在研究真空放电时发现在试验真空管里产生了新的光线,这种光线能在黑暗处使照相底片感光。他将这种性质不明的光线称为 X 线。他应用 X 线为瑞士解剖学和生理学家克里克尔(R. A. V. Kölliker,1817—1905)拍下了世界上第一张人体掌骨的 X 线照片,照片清楚地显示出克里克尔的手掌骨和金戒指的轮廓,实验和照片发表后,在科学界引起轰动。1 个月以后,维也纳的医院就开始应用 X 线,准确地显示出人体骨折的位置。1896 年,美国哥伦比亚大学教授从一张 X 线照片中,清楚地看到了肌肉中的弹片。经过不断地研究和改进,X 线在医学界广泛应用,成为不可或缺的诊断手段。

(四) 其他物理与化学诊断技术

听诊器和叩诊法的发明,奠定了现代物理诊断学的基础。此后又有一系列的物理诊断技术问世。如:1868 年,翁德利希(K. Wunderlich,1815—1877)首创了测量体温并绘制体温曲线;1854 年,奥地利医师耶格(E. Jaeger,1818—1884)首先提出视力表;1862 年,荷兰科学家斯内伦(H. Snellen,1834—1908)改进了视力测定法并发明视力表;1865 年,德索梅克斯(A. Desomeaux,? —1894)发明并开始应用膀胱镜;1898—1900 年,基利安(G. Killian,1860—1921)先后发明直达式气管镜和胃镜。这些诊断手段有很多都沿用至今。

▌第四节 医学革命:新方法 新学科与新体系

19 世纪是生物医学体系确立和发展的时期。在这一时期,医学科学的发展主要受到 3 个方面因素的影响。首先是工业化和社会民主运动。17 世纪中叶英国工业革命后,法国、比利时、德国等国也相继开始了工业革命。这场席卷欧洲的工业革命,使各国在经济上空前繁荣,同时也有力地促进了各国科学技术的发展。其次,能量守恒和转化定律、生物进化论和细胞学说的建立,突破了 18 世纪以来机械唯物主义静止、片面地分析和认识事物的局限性,开始探索事物的运动、变化的本质规律。第三,随着物理学、化学、生物学等自然科学的巨大进步,医学从依赖经验的推理和形而上学的思辨转变为凭借物理、化学实验研究和对疾病实体的客观、细致观察的科学。19世纪欧洲医学就是在这样的背景下取得了前所未有的进步，从为生物医学体系奠定了基础。

法国科学家、医学家贝尔纳(C. Bernard，1813—1878)指出："我认为医院只是通往科学医学的入口，它们是医师开始观察的第一场所，但医学科学真正的圣所却在实验室，在这里，医师才能通过实验分析对正常状态和病态下的生命做出解释。"

一、生理学和生物化学研究的进展

19世纪，随着物理学、化学及生物学等基本学科的迅速发展，科学实验和研究的手段日益先进，通过引入新的实验手段，发明新的实验仪器，科学家们对神经、呼吸、消化、内分泌等系统的生理学和生物化学进行了深入研究。

在神经生理学领域，德国学者穆勒(J. Muller，1801—1858)在阐明神经肌肉系统的反射活动做出了重要贡献。他通过实验证明，性质不同的刺激作用于同一器官，可以产生同样的感觉，而同一种刺激作用于不同的感官，则会产生不同的感觉。穆勒的《生理学手册》(Elements of physiology)是19世纪一部最重要的生理学著作。

在神经生理的研究中另一位做出杰出贡献的科学家是英国人贝尔(S. Bell，1744—1842)。贝尔是一位解剖学家、生理学家，也是一位外科医师，1811年，他出版的《脑的解剖新论》(Idea of A New Anatomy of the Brain)，首先提出了脊髓神经根法则，指出第五对脑神经(三叉神经)具有运动与感觉2种功能。贝尔一生提出了许多神经生理学的基本概念，人们尊他为近代神经生理学的先驱。

在穆勒之后，生理学研究侧重于2个方面：一方面是应用物理学的观点研究生理过程；另一方面是用化学方法研究机体的代谢过程。法国生理学家贝尔纳是化学方法的代表者，他提出了"内环境"及"内环境恒定"的概念，对现代生理学的发展具有重要意义。贝尔纳是19世纪实验医学的积极倡导者和推动者，1860年，他完成生理学史上里程碑式的著作——《实验医学研究导论》(Introduction to the Study of Experimental Medicine)。他通过实验阐明了唾液、胃液、肠液、胰液等一系列消化液在食物消化过程中的作用。他研究了神经系统对肝糖原形成的作用、糖原与碳水化合物代谢的关系，完成了著名的"贝尔纳糖刺试验"，证明了延髓存在血糖调节中枢这一事实。

1824年，德国化学家利比希(J. von Liebig，1803—1873)倡导以定量分析的方法研究生命体的化学组成。他通过检测摄入的食物、水、氧气与排出的尿素、水、二氧化碳等物质，推测出动物(或人)体内化学过程的大致情况。在他的鼓励下，研究人员对肌肉、肝脏等器官组织和血液、汗、尿液以及胆汁等体液进行了化学分析，测量有机体内食物、氧气消耗与能量产生之间的关系。利比希的工作奠定了生物化学的基础。

德国化学家维勒(F. Wöhler，1800—1882)打破过去认为有机化合物只能在有生命的动植物体内合成的定论，于1828年人工合成了尿素。1868年，瑞士生化学家米歇尔(F. Miescher，1844—1895)在从脓细胞中分离细胞核时，从细胞核中提取出一种含磷量高，不同于蛋白质的酸性物质，次年米歇尔将它命名为"核素"。1889年，德国学者阿尔特曼(R. Altmann，1852—1900)从核素中将蛋白质部分分离出去，保留了一种不含蛋白质的酸性物质,将其称为"核酸"。1894 年,科塞尔(A. Kossel,1853—1927)证明,核酸普遍存在于细胞中,而且在不同的细胞中含量不同,搞清了核酸的主要成分是 4 种不同的碱基、磷酸和糖。1836 年,瑞典化学家贝采里乌斯(J. J. Berzelius,1779—1848)首次提出"蛋白质"一词。此后,科学家们对蛋白质的组成进行了一系列的研究,到 19 世纪末,组成蛋白质的 20 种氨基酸就发现了 13 种。

二、细胞病理学的建立

随着人们对有机体细胞认识的不断加深,以及光学显微镜技术的发展和完善,特别是细胞学说的建立,使形态学研究进入了一个更加微观的世界。1858 年,德国病理学家魏尔啸(R. Virchow,1821—1902)创立了细胞病理学,在其《细胞病理学》中对细胞病理学的基本观点做了简明的阐述,即所有的细胞均来自细胞;所有的疾病都是由生命细胞发生自动或被动的紊乱引起的;细胞之所以能发挥其功能,是因为其内部发生的物理和化学过程,显微镜能展现其中的某些变化;细胞结构的异常情况包括正常结构的退化、转化和重复。

魏尔啸创造性地将显微技术和细胞学的成果应用于病理形态学研究,使人类对机体结构和疾病形态改变的认识由组织水平深入到细胞层次,确认疾病的微细物质基础,充实和发展了形态病理学,开辟了病理学的新领域。

三、实验仪器和实验方法的更新

18、19 世纪新科学家发明了许多新的实验仪器,并改进实验方法,为生理学、生物化学等学科的发展奠定了坚实的基础。

意大利医学家伽伐尼在实验中观察到动物电现象。1791 年,伽伐尼设计了青蛙的神经肌肉装置,他的实验表明,神经和肌肉以 2 种不同的金属连接起来,当这 2 种金属互相接触时,均可引起肌肉收缩。他认为蛙腿的收缩是由于神经肌肉组织呈现瞬时电流的缘故。当时,人们认为这是一种"动物电",称之为"流电"(galvanism)。1845 年,柏林大学的杜·博伊斯-雷蒙(E. Du Bois-Reymond,1818—1896)设计了一种灵敏的电流计,证明神经在受刺激时,沿着神经冲动的方向,确实发生了电位变化。1879 年,小希斯(Jr. W. His,1863—1934)第一次记录到心脏电脉冲,证明心脏是人体内最强的发电机,伽伐尼的学说才令人信服。

德国韦伯兄弟,E. 韦伯(E. Weber,1795—1878)、W. 韦伯(W. Weber,1804—1891)和 F. 韦伯(F. Weber,1806—1871)则将近代数学和物理学方法引入生理学研究,建立了身体器官功能的新方法。他们首次应用电磁装置刺激迷走神经,使心跳变缓以至停止,刺激交感神经时则促进心脏搏动加速,这个实验对研究血液循环有重要意义,又证明了神经的作用,对中枢神经系统出现的抑制作用进行了创造性研究,开辟了神经生理学的新领域。

德国生理学家路德维希(C. Ludwig,1816—1895)将气象学和物理学中使用的描绘记录法应用于生理学。他设计了用水银检压计在记纹鼓上记录血压变动方法,为血液循环系统的研究创造了有利条件。记纹鼓后来成为生理学研究和教学的最常用仪器，如用烟熏纸记纹描记法描记呼吸曲线、血压、肌肉收缩等。

四、疾病原因：病原生物学的诞生

长期以来，人类对疾病原因的探讨主要依据的是对患者征候的观察及猜测。18 世纪以来，病理解剖学开始将疾病原因与人体器官的病变部位联系在一起。

（一）微生物学的建立

（1）对微生物学做出奠基性贡献的学者之一是法国的微生物学家和化学家巴斯德。他的功绩表现在以下 2 个方面。

1）科学地阐明了发酵和有机物腐败的原理。巴斯德采用化学研究中的实验方法研究微生物在发酵过程中的作用，他认为所有的发酵过程都是由微生物引起的，而腐败则是由有害微生物的侵入所造成的。经过多次试验，巴斯德发明"巴氏消毒法"，广泛应用于医学、酿酒等食品工业中，并沿用至今。1862 年，他巧妙地设计了 S 形曲颈瓶，实验证明有机培养液不能自己产生细菌，在经过消毒并一直屏蔽外界污染时，微生物不可能存在。一切细菌都是由已有细菌产生的，从而彻底打破了当时盛行的"自然发生说"。巴斯德的工作标志着实验微生物学的开始。

2）将细菌与传染病联系起来。从 1877 年起，巴斯德开始研究高等动物和人类的疾病。他研究炭疽病，确认炭疽杆菌是牛羊炭疽病的致病菌，并证明了鸡霍乱和人类的霍乱没有关联。巴斯德关于细菌与传染病之间联系的研究为现代传染病理论的建立做出了巨大贡献。微生物学由观察和描述阶段进入培养和进行生理生化性研究的阶段。

（2）细菌学研究的许多基本原则和技术都是由德国细菌学家科赫（R. Koch，1843—1910）奠定的，他是对微生物学的发展做出奠基性贡献的另一位学者，其主要功绩有以下 3 个方面。

1）在细菌学研究的手段和方法上做出了突破性的贡献。1877 年，科赫拍摄了第一张细菌的显微镜照片。他首创在玻片上制备干细菌膜并用亚甲蓝（美蓝）对其染色，细菌膜在空气中干燥后，用酒精固定，染色后将细菌膜用盖玻片保护，这样制成的标本可永久性保存。科赫的这项技术一直沿用至今。科赫发明固体培养基的"细菌纯培养技术"，固体培养基及其画线接种法，使获得单一纯种细菌变得简单易行，这种技术使细菌的培养发生了革命性变化。科学家们应用这一技术，在 19 世纪末和 20 世纪初短短的几十年时间，几乎已分离出所有的常见致病菌。

2）发现、分离和鉴定了许多细菌。由于科赫掌握了当时细菌学研究的最先进技术，因此他在细菌的分离鉴定方面是当时成就最大的科学家。他先后分离出炭疽杆菌、伤寒沙门菌、结核分枝杆菌、霍乱弧菌、麻风分枝杆菌、白喉和破伤风杆菌、痢疾志贺菌、鼠疫耶尔森菌等许多病原微生物。1879 年，科赫发表里程碑式的文章《外伤感染的病因学》，将不同的细菌区别开来，将不同的疾病与不同的症状联系起来，从而解决了细菌是感染的原因还是结果的问题，为现代传染病学的发展做出了巨大的贡献。

科赫通过对炭疽病的实验研究,首次提出一种特定的微生物可以在动物身上导致某种特定的疾病,用病原学原理阐明了炭疽病的发病机制。通过对炭疽病的细菌分离和鉴定的研究,科赫建立了一套现代微生物学研究的经典模式,极大地推动了刚刚兴起的微生物学领域的发展。

3)发现了结核分枝杆菌。结核病是 19 世纪严重威胁人类生命的疾病之一。1882年,在柏林生理学年会上,科赫宣布分离出了结核分枝杆菌,证明了结核病是由结核分枝杆菌感染所致。科赫在研究结核病的过程中,系统地提出了明确鉴定某种特有微生物是引起某种特定疾病的"科赫法则"。这是非常有价值的判断标准,疾病的细菌理论由此演变成一种学说,即以细菌来解释疾病的成因。

(二)寄生虫病学的建立

人体寄生虫,如蛔虫、绦虫等在中国、希腊和罗马的古代医书中均有记载。古代印度和阿拉伯的医师也对黑热病等寄生虫引起的疾病有过描述。但是,真正对寄生虫进行专门的观察和描述则始于 17 世纪。

由于显微镜的改进和细菌学的发展,传染病的各种病原体相继被发现。1835 年,法国医师欧文(R. Owen,1804—1892)发现人体肌肉中有旋毛虫幼虫寄生。1851 年,德国学者比尔哈茨(T. Bilharz,1825—1862)于埃及进行尸体解剖时发现了埃及血吸虫,澄清了长期以来人体不明血尿的病因。1855 年,德国学者屈兴迈斯特(F. Küchenmeister,1821—1890)在人和猪之间进行了猪带绦虫的实验,并获得成功。这种应用动物模型进行实验的方法极大地推动了寄生虫病的研究。

寄生虫病研究中最值得一提的是对疟疾的研究。该研究历经近 20 年,涉及欧、亚、非三大洲,参与学者来自法国、意大利和英国等多个国家。在全球科学家的合作下,19世纪末人们才完全阐明该病的机制。1880 年,法国军医拉弗昂(C. L. A. Lavéran,1845—1922)从疟疾患者的血液里观察到寄生物,4 年间他积累了 480 例标本,将疟原虫在人体内的各个发育阶段的主要形态都描绘下来。他推测蚊子可能是疟疾的传播媒介。1890 年,意大利组织学兼病理学家高尔基(C. Golgi,1844—1926)拍摄了第一张疟原虫照片。他完成了人类血液系统中疟原虫发育周期各细节的研究工作,并阐明了患者发热高峰期与原虫裂殖生殖的相关性,认识到危害人类健康的至少有 3 种疟原虫,同时证实了奎宁对疟原虫的治疗作用。1891 年,俄国学者罗曼诺夫斯基(D. Romanovsky,1861—1921)找到了一种新的染色法来证实血涂片上的疟原虫,这一技术解决了疟原虫观察困难的问题。

1892 年,英国医师罗斯(R. Ross,1857—1932)在印度开始致力于疟疾研究。1897年,他首先证明了鸟类疟疾是由蚊子传播的,之后他在非洲的按蚊胃肠道找到了人类疟原虫的卵囊,证实人类的疟疾是由按蚊传播的,并在《疟疾研究》中提出灭蚊是预防疟疾的有效措施。

寄生虫学在 19 世纪成为一门独立学科。1894 年,英国利物浦热带医学学校开设寄生虫学课程,创办了《热带医学及寄生虫学》(*The Journal of Tropical Medicine and Parasitology*)年刊。欧洲各国相继创办热带医学与寄生虫病学研究所。

(三) 免疫学的发展

免疫学是伴随病原微生物学发展起来的一门学科。

公元 4 世纪,中国人就用狂犬脑敷治狂犬咬过的伤口。16 世纪,中国人又发明了人痘接种术。1796 年 5 月 14 日,英国医师琴纳(E. Jenner,1749—1823)在一乡村儿童身上施行牛痘接种法,6 个星期后获得成功,他将此法称为"预防接种"(vaccination),"*vacca*"是拉丁文中"牛"的意思。

伴随着微生物学的进步,医学家们才真正开始了免疫学这一全新领域的研究,首先是关于人工减毒疫苗的研究,即巴斯德和科赫的实验。其次是血清学研究和体液免疫理论的建立。1888 年,英国细菌学家纳托尔(G. Nutall,1862—1937)最早进行血清研究,1889 年,法国学者查林(A. Charrin,1856—1907)等提供了特异性免疫血清的第一组试验。1890 年,德国细菌学家贝林(E. Behring,1854—1917)第一次报告获得了特异性免疫抗体,这是用梅氏弧菌豚鼠进行实验性感染研究的结果。此后,他与日本微生物学家北里柴三郎(1852—1931)合作,在豚鼠中诱导出对破伤风和白喉毒素的人工自动免疫力,他们为免疫动物血清中这种能中和毒素的特殊物质创造了"抗毒素"一词。1891 年,柏林的一家医院应用抗白喉血清治疗首例白喉病儿获得成功。此后,血清疗法逐渐流行,除了白喉外,科学家们还研制出了破伤风、肺炎、鼠疫、霍乱的抗毒素。

德国医学家埃尔利希通过血清学研究建立起体液免疫的理论。埃尔利希的主要成就是在 1891—1900 年,从事免疫机制的研究和免疫理论的建立。他在免疫学理论上提出了有机体和周围化学物质(食物、药物等)结合的学说——侧链学说。埃尔利希是最早应用化学反应解释免疫过程的人,从分子视角提出了药理学上"魔弹"存在的可能性。1897 年,他提出"无毒限量"和"致死限量"2 个定量概念。这 2 个概念连同一系列的标定技术使检验方法标准化,今天抗毒素血清的国家标准或国际标准都是从埃尔利希的最初创意发展而来的。

俄国生物学家梅契尼科夫(E. Metchnikoff,1845—1916)对吞噬现象进行深入研究,并建立了细胞免疫理论。以后,免疫学在各国科学家的努力下取得了进一步的发展。

第四章　疾病、公共卫生与国家保健政策

20世纪末，世界卫生组织曾发表报告，指出有六大传染病正威胁全人类。有位病毒学家叹道："病毒比病毒学家聪明！"这类微生物在地球上生存的经验比人类丰富许多。

第一节　历史上的疾病

一、古代的流行病

古代病理学的研究结果告诉我们，疾病与地球上的生命几乎是同时出现的。专家们在古生代的动物身上发现了龋齿和寄生虫病。金字塔内封存了4 000年的木乃伊也透露出古埃及曾有过类似血吸虫的寄生虫病流行的事实。对其中一具女尸进行病理分析，发现其身上留有梅毒的痕迹。至今人们还能见到患有脊髓灰质炎患者的古埃及雕像。可见疾病从古至今都和我们"形影不离"。

对"流行病"的讨论和记录可上溯到公元前400年的《希波克拉底文集》，其中有2个章节是以"流行病学"（Epidemics）为标题的。《希波克拉底文集》分析了公元前4世纪希腊"流行病"的方式，它是与季节、气候、地理环境相关联的。作者考察了历史上和同时代的大量病案，对疾病的症状、治疗方式以及生存率等做了详细的记录。

建立在希波克拉底所创建的四体液知识结构基础上，多数疾病被冠以急性热病或疟性热病的名字。公元前430年伯罗奔尼撒战争时期，一场恶性传染病导致雅典溃败。尽管历史学家做了详细的描述，后人也认为根据描述的症状列出可能有鼠疫、麻疹、斑疹伤寒、天花甚至梅毒等可能，但至今我们依然不能确定真正的病因。

古代中国也同样遭受过无数次"瘟疫"的袭扰。最初中医用"疾疫""瘟疫""疠疫""疠气""时行"等词表示流行病，而非传染。直至明代吴有性在《温疫论》指出："疫者，以其延门合户如徭役之役，众人均等之谓也。""疫"才开始代表具有高传染性的疾病。

医史学家说："疾病的滋生地——城市"。罗马名医盖仑在世纪初提到，希腊文用"loimos"来表示死亡率高、同时会侵染许多人的严重疾病，类似于拉丁文的*pestis*，表示"瘟疫"。据医史学家考证，在罗马时代曾有过多次大规模的瘟疫大流行。公元79年，伴随着维苏威火山爆发而产生的瘟疫，日死万余人；125年的一次蝗灾之后，传染病导致80余万人死亡；发生在164—180年，罗马帝国东部圣安东尼时期的黑死病，被认为是斑疹伤寒，又有认为是腺鼠疫的瘟疫使罗马城每天有千余人死亡。而被医史学家确定为鼠疫的则是6世纪暴发的"贾斯汀瘟疫"，每天有近万人死亡。瘟疫对罗马和罗马人产生的

破坏力之大足以摧毁这个强盛一时的帝国,它也成为罗马帝国瘫痪的因素之一。

二、中世纪的瘟疫

传染病对人类生活和文明进程的影响常被史学家所忽视,但中世纪肆虐欧洲大陆的流行病,规模之大、持续时间之长、涉及面之广、死亡人数之多、出现的疫病种类之繁堪称空前绝后。随之而来的灾难给欧洲带来了许多悲惨后果,成为中世纪黑暗的另一个写照,也由此引发了宗教信仰、政治、经济、社会结构和医药卫生等诸多危机。6—7世纪,流行于西欧诸国的"麻风",随着十字军东征,其势越发凶猛,13世纪时达到了顶峰。麻风患者因其形象丑恶而被社会遗弃,当时人们对付麻风的方法就是建立隔离院,将患者收容起来,禁止随意外出,在法国这样的麻风院就有2 000多所。到1225年,这样的机构在欧洲大约有1.9万所。然而,14世纪麻风突然绝迹,就像随即突然而至的梅毒一样,至今仍令科学家困惑不已。

1493年,梅毒肆虐了欧洲大陆,引起了社会的高度恐慌。鉴于梅毒传播方式的特殊性,各国便以假想名来称呼它,以维护自己国家的名誉。意大利人说这是"法国病",法国人认为是"那不勒斯病",荷兰人说是"西班牙疮"……就这样一国传到一国,逐渐在欧洲蔓延开来。亨利八世和查理五世也都染上了这种可怕的疾病。

据记载,当时在欧洲流行的传染病,有麦角中毒的"圣安托尼之火"、维生素C缺乏病(坏血病)、白喉、腹泻、伤寒、痘症、天花、斑疹伤寒、脊髓灰质炎、"登杜"、疥癣、百日咳、猩红热、流行型感冒……还有萎黄病、黄疸病、肺痨、癫痫、头晕病等疾病在英国流行。

三、黑死病

14世纪初,欧洲大陆并不太平。频繁发生的饥荒使居民疲弱不堪,接连不断的战争也带来了政治混乱,在这样的环境下,人们更易受到流行病的侵袭,传染病的传播速度也更快了。

1361年,意大利圣方济教会的修道士皮阿萨于在《西西里史》中讲到:"因为这是一种借着呼吸传染的疾病,当人们谈话时,即从一人传到另一人,所有患者都感到难忍的疼痛,有的浑身剧烈颤抖;由于疼痛、颤抖和呼吸受感染的结果,臂部和股部都呈现出豆核状的脓疱,它感染并贯穿于体内,因而患者猛烈吐血,此种可怖之症,医治无效,持续3日后,即行死亡。不只是与患者交谈可招致死亡,就是从他们那里买进或接触到拿到任何东西,都能受染致死。"这场鼠疫对11世纪开始繁荣起来的许多欧洲城市来说,是一场毁灭性的灾难。

1346—1347年,中亚、埃及和欧洲南部都笼罩在对黑死病的恐惧之中。西西里和法国南部等地也受到了冲击,后又传播到英国、德国、波兰和俄罗斯,直到1359年,佛罗伦萨再度受损。据统计,1439—1640年,中世纪欧洲贸易的重要集市——法国的贝桑松就曾暴发过鼠疫达40次。一直延续到18世纪,鼠疫才销声匿迹。

"这种病传染性非常大,特别有咯血者,与之接近探视者都无不染上此病,亲如父子亦不能相互探望,此时仁慈已告绝灭,希望也濒于绝境。"据史书记载,佛罗伦萨在1348

年的灾难中死亡人数高达 10 万,1350—1400 年,欧洲人均寿命从 30 岁缩短到 20 岁。据时任牛津大学校长理查费次腊尔弗称,当时学生人数由 3 万人降到不足 6 000 人。当时的情景是令人难以想象的。

被喻为"死神"的鼠疫,不仅使当时社会经济生活动荡不安,而且给人们的生理和心理上留下严重的创伤,精神性流行病随之出现。1486—1551 年,在英格兰出现"出汗病"流行,患者浑身发抖、大汗淋漓,同时伴有心脏病、肺病和风湿病的症状,往往在几个小时内死去,死亡者不计其数。14 世纪,在比利时、荷兰等地流行一种"舞蹈病",大家集体围在一起不间断地跳舞,跳到浑身出血而死。舞蹈病与人们对宗教的狂热和身体的缺陷有一定的关联。"黑死病"让欧洲人坚信,《旧约》中所预言的末日审判即将到来。赎罪情结推动了"鞭刑运动"的发展,成千上万的欧洲人卷入自我鞭挞和自我戕害的浩大行列,成群结队的半裸男女互相鞭笞,走来走去。人们坚信女巫勾结魔鬼对牲畜施法,而产生了瘟疫。这种谣言引发了漫长的虐杀"女巫"运动,大批"问题女人"在经历酷刑后被残酷烧死。还有人认为,疾病暴发是由于水源中毒,并认为这是麻风患者和犹太人所为。愤怒的群众常常失去控制,审判烧死犹太人。这种自虐和他虐、被杀和他杀,进一步衬托出欧洲中世纪黑暗的一面。

一个无法回避的问题是,当大规模传染病在世界各地流行时,医师在哪里? 医学上该如何应对? 19 世纪以前,关于传染病传染的概念,实际与疾病毫无直接关系,是指通过接触而传染病的概念。"疫病"被认为是上帝迁怒于人间的罪人。或是从星象学上予以解释,黑死病则是 1345 年 3 月 24 日土星、木星和火星会合的产物。因此,薄伽丘说:"没有医师的忠告,没有药可以克服或减轻疾病。"

的确,以四体液为基础的医学并没有直接有效的措施对付传染病。"博学"的医师为了使弥漫鼠疫的空气清洁,劝民众使用强烈的臭味来"以毒攻毒"。以芦荟丸畅通大便,用放血来减少血液,以焚火来消毒空气,以番泻叶和一些馥香之物舒通心胸,以杏仁丸剂不定期安神和气,以酸物来抵御腐败。对付脓肿用吸血器吸、刺割或烧灼,或者用无花果与洋葱混入酵母,将脓肿破开,以治溃疡的方式治疗。事实证明,这一切都是无济于事的。

1546 年,一位内科医师在观察了 16 世纪侵袭意大利的梅毒、鼠疫和斑疹伤寒后为"传染病"下了一个科学的定义:"由感觉不到的颗粒感染所引起的某种极其精确的相似的腐坏。"尽管在 17 世纪显微镜已经观察到了肉眼看不见的物质,但用微生物理论解释传染病传染和流行是通过微小疾病"种子"进行的思想,到了 19 世纪仍不为医学界重视。

▌第二节　预防医学的发展

1570 年左右,鼠疫在欧洲大陆灭绝,其真正的原因有二,一是褐鼠的大量出现,将导致并传播黑死病的黑线硕鼠赶出了城市;二是卫生检疫制度的建立和公共卫生体系的出现。1377 年,位于亚得里亚海东岸的拉古萨共和国首先规定,所有被疑为鼠疫传染者,必须在距离城市和海港相当距离的指定场所,同时是在空气新鲜阳光充足的环境里停留至 30 天才准入境,后延长至 40 天,称为四旬斋(quarantenaria),即今天的海港检疫。1383 年,法国马赛正式设立海港检疫站。"预防医学"开始在欧洲诞生。

一、寻找对付传染病的"魔弹"

自希波克拉底时代以来,医师们就将传染病的出现归咎于大气因素。16 世纪中期,帕多瓦大学教授伏拉卡斯特罗(H. Fracastorius, 1476—1553)曾提出传染病的流行是由于某种"微粒子"(seminaria)自感染者移行到被感染者所致,但是他的观点并未被多数人接受。17—18 世纪,医学界盛行的观点认为,瘴气(miasmata)是导致疾病流行的根本原因。于是,传染论者与瘴气论者经历了长期的论争。19 世纪 40 年代,包括德国化学家利比希在内的一些科学家提出,传染粒子和瘴气其实都是"酵素",由能够自我复制的微粒组成。几乎与此同时,德国医学家亨勒(J. Henle, 1809—1885)发表了《瘴气与传染病》(*Ueber die Ausbreitung des Epithelium im Menschlichen Körper*)一书,把传染病的流行分为 3 类:①瘴气所致的流行病,即疟疾。②大多数常见的传染性疾病:他认为这些病最初是由瘴气所致,而后由活的微粒侵入人体内生长、繁殖,其行为与寄生物相似,还可以通过感染把疾病传至其他人。③梅毒与疥疮:这种病单独流行和传播。他还提出了关于疾病与寄生物之间因果关系的 3 条法则:①寄生物在患者身上持续出现。②可在异质混合物中分离出来。③分离出来的寄生物传染其他动物后,会复现该种疾病。在病原微生物和寄生虫学说形成之前,亨勒提出的这些原则,对于医师诊断和鉴别疾病具有一定的价值。

这一时期,为了控制传染病流行,许多医学家在传染病的病因、病原体、传播途径以及预防治疗措施方面做了大量的调查和研究工作。直至 19 世纪末,对于传染病的病原学和疫苗的研究在法国的巴斯德和德国的科赫实验室内才开始有所突破,医学界开始认同微生物在疾病中所起的作用,并把这一观点应用到治疗中,使人类看到了医学可以对付急性和恶性传染病的发展前景。

1796 年 5 月 4 日,英国乡村医师琴纳在人身上试种牛痘获得成功,证实了牛痘能预防天花,使人类在抵挡传染病的过程中迈出了实质性的第一步。但牛痘接种在英国的推广并不顺利,遭到医学界及社会各界的反对。19 世纪末,巴斯德发明了炭疽杆菌疫苗和狂犬病疫苗;1890 年,莱特和哈夫金制成了预防霍乱和肠伤寒的特种疫苗;1889 年,法国人鲁克斯(É Roux, 1853—1933)在研究白喉杆菌和破伤风杆菌时发现了细菌毒素;1890年,德国医师贝林和日本学者北里柴三郎发明了白喉及破伤风抗毒素,制成预防白喉抗毒血清;1923 年,法国人卡尔梅特(L. Calmette, 1863—1931)和介朗(C. Guérin, 1872—1961)发明了卡介苗(bacillus Calmette-Guéring, BCG),为新生儿结核预防提供了有效的方法。1940 年,青霉素成功地运用于临床治疗球菌感染后,人们找到了应对梅毒、结核病的"魔弹",医学在对付急性传染性疾病方面才真正显得卓有成效。医师真正能够自信地对抗传染病和细菌、病毒类疾病,是在磺胺类药的发明和广泛应用之后。

19 世纪以来,疫苗的诞生、抗生素的发明和应用、计划免疫的实施、环境的改善、健康教育的开展、医疗卫生服务的普及、人们生活水平的提高等多方面因素使许多传染病、寄生虫病和营养缺乏性疾病得到了有效防治,人类的预期寿命和总体健康水平显著提高。这一系列医学成就被称为"预防医学的第一次革命"。

二、卫生调查与研究

预防医学和社会医学的创立与资本主义的发展密切相关。18 世纪下半叶,在工业革命的推动下,欧洲和北美出现了工业化、都市化的热潮。工业化社会的兴起,使大城市和大工业中心迅速形成,农村人口大量涌入城市,城市人口骤增。与资本主义都市化相伴随的是拥挤的居住条件、恶劣的工作环境、肮脏的街道、周期性的饥馑、营养不良和食品污染以及流行病的广泛蔓延等一系列社会问题。

1831 年,英国政府成立了卫生委员会,其他相应的卫生主管机构也陆续建立,这是世界上设立卫生行政机关的开端。1842 年,英国律师查德维克(E. Chadwick,1801—1890)发表了《关于英国劳动人口卫生状况的报告》,分析了疾病产生的社会问题和付出的经济代价,提出改进贫民的卫生状况及限制工厂童工等多方面的建议。1854 年,英国卫生学家人西蒙(C. Simon,1824—1876)公布了《论伦敦市的卫生状况》的报告,建议将防治疾病列为国家的主要任务之一,改善城市下水道、成立卫生检查机构,开业医师应负起责任。

19 世纪 30 年代,霍乱暴发,英国成立了研究霍乱的特别委员会。1847 年,英国利物浦任命了第一个卫生官;1848 年,议会通过了第一部重要的国家卫生法《公共卫生法》;1850 年国家卫生局成立。有关童工、女工、孕妇、职业病和卫生保健的法规也逐渐颁布。之后《工厂法》《清除污害法》《食品掺假法》《1866 年卫生法》在英国生效。1875 年,英国《卫生法》问世。英国建成最先进的国家卫生体系。

1802 年,法国马赛成立了欧洲第一个卫生委员会;1810 年,法国成立疾病自愿保险委员会;1822 年,法国最高卫生委员会成立。1866 年,纽约成立了美国第一个市属卫生委员会;1869 年,马萨诸塞州建立了美国第一个州立卫生委员会。到 19 世纪末,美国大多数城市相继建立了各种形式的卫生机构。政府对公共卫生负有责任这一原则在欧美国家逐渐达成共识。

欧洲国家相继成立了卫生研究机构开展卫生保健和流行病学调查。1885 年,柏林、罗马和巴黎成立了卫生研究所;1891 年,英国成立了利斯特研究所;1899 年,英国建立利物浦和伦敦热带病学校。这些机构注重实验研究方法在预防医学和社会医学领域中的价值,促进了这些学科的形成和独立发展,有力地推动了现代预防医学和公共卫生的建立。

三、公共卫生学的建立

实验卫生学的奠基人,德国学者佩滕科费尔(M. J. von Pettenkofer,1818—1901)用实验方法研究住舍的取暖、通风、防湿、卫生设备、供水排水系统以及水源污染与霍乱、肠伤寒病流行的关系,为现代实验卫生学奠定了基础。1882 年,他与人合作的巨著《卫生学指南》堪称实验卫生学的里程碑。

自然环境与疾病的关系同时受到人们的关注。1830 年,纽约医学会的一个委员会提出了"本洲医学地志学调查"的计划,指出医学地志学的主要对象是"确定气候、土壤、不同职业以及心身原因对疾病发生和发展的影响"。

在劳动卫生学方面,许多卫生专家对不同职业与疾病的关系进行了多方面的研究,如开展了对缝纫、烟草、火柴、炼铅等行业工人的职业病研究,职业中毒和粉尘的研究,肺结核对不同职业人群影响的研究等。劳动卫生学在这一时期发展较快,逐渐从公共卫生学中分化出来成为独立的学科。

19 世纪中叶以后,欧洲的一些国家开始关注学校卫生问题。从 1890 年起,伦敦教育委员会制订规划,委派官员和医师对小学新入学的儿童进行体格检查,并逐渐开展了定期复查。在 20 世纪初,许多学校陆续设立了保健护理站、诊疗所和校医院,对儿童的眼、耳、鼻、喉、齿等器官的病症进行预防和诊治。学校的取暖、照明和通风等条件也逐渐改善。

在这一时期,人们认识到,要调查研究社会生活状况与健康问题的关系,有赖于可靠的统计数据。于是,卫生科学研究工作开始向定量方向发展。数理统计方法随着这一时期人口、疾病、死亡、寿命调查的需要被引入了卫生保健领域。由于缺乏早期的人口普查资料,教区和家谱记录对于估计期望寿命及其他研究就显得特别重要,因为这些记录提供了出生于死亡之间的联系。1662 年,英国医师格兰特(J. Grant,1620—1674)写出了第一部人口统计学著作《对伦敦死亡表的自然与政治考察》,是人口统计学的开创性著作。1798 年,英国社会学和经济学家马尔萨斯(T. Malthus,1766—1834)在他的《人口论》一书中首先提出了资本主义社会的人口问题。比利时的凯特莱(L. Quetelet,1796—1875)把概率论引入人口统计研究,为人口统计的分析方法奠定了科学基础。英国的法尔(W. Farr,1807—1883)鉴于死亡统计中的混乱状况提出拟定国际统一的疾病分类表,他的建议得到欧洲各国的普遍重视。在统计方法上,平均数、正态曲线方程、相关和回归、卡方检验、方差分析等数理方法和实验设计基本原则先后被运用到卫生调查和医学研究中,对预防医学的发展和医学研究的进步起到了极大的推动作用。

第三节　鼠疫斗士：伍连德与中国的公共卫生学建立

在中国近代医学和公共卫生事业发展的历史上,最值得一提的代表人物是中国公共卫生学家、检疫与防疫事业的先驱——伍连德(Wu Lien-teh,1879—1960),20 世纪初,他为中国的现代医学建设与医学教育、公共卫生事业创建和传染病学研究做出了开创性贡献。

1935 年,伍连德因在肺鼠疫方面的工作,尤其是发现了旱獭在其传播中的作用,获得了诺贝尔生理学或医学奖的提名。伍连德是中国第一个诺贝尔奖候选人,也是华人世界第一个诺贝尔奖候选人。

伍连德是马来西亚华侨,1896 年就读英国剑桥大学意曼纽学院,研究传染病及细菌学。1903 年,获剑桥大学医学博士学位后,伍连德回马来西亚在吉隆坡医学研究院研究热带病。1907 年,他应邀到英国伦敦参加神学博士文英兰主持的禁鸦片烟会议。同年,应清政府直隶总督袁世凯聘请,出任天津陆军军医学堂副监督(副校长职)。

1910 年秋天,哈尔滨暴发鼠疫,据《盛京时报》报道:"哈尔滨有似病瘟者十四人,自瘟疫发现之日起至今,满洲站共病一百八十四人。华人死一百六十六名,俄人四名……"东北死亡人数不断攀升,俄日两国以防疫之名觊觎东北主权。1910 年 12 月初,外务部右丞施肇基收到了俄日两国的照会,俄国和日本以清政府无力控制疫情为名,要求独立主持北满防疫事宜。早年曾赴美留学的施肇基深谙国际外交,他知道答应俄日两国独立主持东北防疫的要求,无异于把东三省的主权拱手送出。

他想到从剑桥留学归来的伍连德,1910 年 12 月,清政府任命伍连德为东三省防疫全权总医官,赴哈尔滨调查并开展防治工作。12 月 24 日,伍连德率助手即陆军医学堂高年级学生林家瑞到达疫区中心哈尔滨,在地方政府配合下,与日、俄、英等各国科学家的合作下,伍连德领导防治工作在 4 个月之内控制了疫情。1911 年初,他在哈尔滨建立了中国第一个鼠疫研究所。

在处理这场鼠疫的危情中,伍连德领导的团队采取了下列措施。

1. 隔离患者 首先将傅家店分为 4 个区,每个区派一位医药大员主持,聘请足够的助理员,挨户检查,一旦发现患者,即送往防疫医院,隔离其亲属。当时已经设有"疑似病院"。

2. 控制交通 调集 1 160 名步兵,严格管理交通;征募警察 600 名,协助防疫。傅家店内 4 个区的居民,分别佩戴白、红、黄、蓝的证章,如欲前往他区,必须申请特别通行证。城内外的警察与士兵亦不得随意出入。

3. 清洁消毒 燃烧硫黄、喷洒苯酚溶液,以消毒空气和墙壁地面,全数烧毁死者的衣物。

4. 火葬尸体 当时死者的尸体已经排列了 500 多米,鼠食虫咬仍将成为病原体传播的隐患,必须火葬。然而按照中国人的习俗观念,人们对此又无法接受。伍连德与地方官绅商讨,并上报清。新年正月初一,伍连德雇用 200 余名工人,将死尸与棺木集于一处,浇上煤油,并请文武大员前来观看中国历史上第一次集体火化典礼。

因得到中国政府的全力支持,伍连德的团队能执法如山地控制交通、隔离患者,并破除旧习火葬病死者的尸体,这场死亡人数达 6 万之多、震惊世界的传染病,竟然在不到 4 个月后销声匿迹。

伍连德的大名因此广播海外,他被公认为"鼠疫斗士"。

1911 年,因功勋卓著,伍连德获赏医科进士。1911 年 4 月 3 日至 4 月 28 日,11 个国家的专家参加的"万国鼠疫研究会"在奉天召开,东三省防疫总医官伍连德博士担任会议主席。与会中外专家建议清朝政府在东三省设立永久性防疫机构,以防止瘟疫重来。1912 年,伍连德在哈尔滨筹建北满防疫处及附属医院。1912 年 10 月 1 日,北满防疫处成立,总部(总医院)设在哈尔滨,伍连德任总医官,这是中国近代第一个常设防疫机构。

1918 年,他出任北京政府中央防疫处处长。伍连德先后领导防疫工作,控制了 1917 年绥远鼠疫、1919 年哈尔滨霍乱、1920 年中国东北鼠疫、1932 年上海霍乱。1927 年,获国际联盟卫生处聘为该处中国委员,并授予鼠疫专家称号。

在伍连德的倡导和推动下,1929 年末,中国与国际联盟卫生处达成协议,收回了海港检疫主权,1930 年 7 月,在上海成立全国海港检疫管理处,伍连德任第一任总监兼上海海港检疫所所长,后任全国海港检疫总监。

在伍连德辉煌的人生中,他还主导了一件对中国医学的发展产生重大影响的事件——创建中华医学会。1915 年,伍连德和颜福庆(1882—1970)等人共同发起成立了中华医学会,创刊《中华医学杂志》,伍连德任中华医学会书记并兼《中华医学杂志》总编辑。自此,中国医学家建立于属于中国医师、由中国医师主导的科学家共同体,打破自 19 世纪以来西方医师主导医学科学在中国传播、中国医学界以西方人为核心的局面。伍连德还组织或参与中华麻风救济会、中国微生物学会、中国防痨协会、中国公共卫生学会、中国科学社等组织。伍连德是中国公共卫生与预防医学的开创者,1937 年 4 月,任中华医学会公共卫生学会会长。伍连德著有《中国医史》《霍乱概论》和《鼠疫概论》,以及个人自传《鼠疫斗士》。

1937 年,伍连德来到香港;1946 年,返回马来西亚,此后在吉隆坡创办了吉隆坡医学研究中心。1960 年 1 月 21 日,伍连德在马来西亚逝世。英国《泰晤士报》(The Times)评论道:"他是一位伟大的人道主义斗士。"《英国医学期刊》(British Medical Journal)的悼词称:"伍连德的逝世使医学界失去了一位传奇式的人物,他的毕生为我们所做的一切,我们无以回报,我们永远感激他。"

第五章 现代医学的发展、特征与问题

现代医学(modern medicine),按西方医学史的概念,并不单纯是一个时间观念,而是指医学科学发展范式的转型。自19世纪开始,欧洲经济发展、科技进步、工业革命和城市化进程导致的世界格局变化,资本主义的经济模式、民族国家意识觉醒和全球贸易的蓬勃发展,对医学发展与转型产生的根本影响,包括由国家主导的医学科学技术研究的支持与投入、开展公共卫生建设;现代医学教育的新格局、科技研究的全球合作、医疗技术化、疾病和医学的社会化定义导致的医学模式转型等。19世纪末至20世纪,是医学突飞猛进发展的好时代,科学家在探索生命奥秘、对付疾病和改善人类健康的征途上面临着越来越多的机遇与挑战。

▌第一节 现代医学的发展与成就

一、现代医学教育的奠基

19世纪的法国是世界医学的中心,在医学实验、医院医学和医学教育体系方面都有所创新,来自欧洲和北美的学生大量涌入法国。依照法国的模式,欧洲各国的医学教育都变得更加系统化、科学化。1830年起,伦敦的大学设医学院系,建造各医院,形成一个较大的医学科学中心。19世纪下半叶,爱丁堡大学(University of Edinburgh)已成为当时世界一流的医科大学,北美学生纷纷涌入爱丁堡大学学习医学。

19世纪五六十年代后,日耳曼各国的医学得到迅速发展。德国的医学教育不仅吸收了法国医学的长处,而且将临床教学与实验室的实际操作相结合。德国人认为医学教育不仅是培养医师,而且应当培养既能从事临床工作,又能进行科学研究的医学科学家。这种教育与实验的结合终于发展成为一种临床研究方式。在19世纪下半叶,德国成了世界医学的中心。

美国的正规医学教育兴起相当晚,19世纪80年代,美国实行医师执业执照制度之前,任何人都可以自称为医师,其中也不乏大量的女医师。这些医师一般在师傅手下担任3年学徒,师傅为他们提供书籍、设备,最后颁发证书。在当学徒的前半段时间,学徒阅读基本的医学教科书,后半段陪着师傅一起出诊。19世纪末,哈佛大学、宾夕法尼亚大学(University of Pennsylvania)等开始开办医预科,为后来医学教育的蓬勃发展提供了条件。1893年,约翰斯·霍普金斯大学(Johns Hopkins University)医学院成立,并引入德国的教学-临床-科研模式,开创了美国医学教育的新局面。

　　1910 年,卡内基基金会发表著名的 Flexner 报告,这是美国医学教育第一次真正意义的改革。弗莱克斯纳(A. Flexner,1866—1959)是美国著名的教育家。在考察了美国与加拿大的 155 所医学院教育建制后,他批评美国大多数医院缺乏应有的标准。他以约翰斯·霍普金斯大学医学院为标准,提出了 4 年医学教育课程:前 2 年基础科学教育,后 2 年临床教育。另外,他还提出了录取要求,包括高中毕业和至少 2 年的大学科学教育。弗莱克斯纳报告的建议,建立了基础医学、临床医学循序教育的架构。第二次世界大战以后,美国的医学教育逐渐趋向于重视医学的实践层面,也重视社会及环境医学。科学技术给现代社会带来正面的实际影响,也带来负面的影响,后者包括各种环境公害疾病的产生,以及科技造成的医学伦理问题。如何经由人文面、社会面、伦理面的重视,来养成未来的医师,成为促进美国近年来医学教育改革的助力因素。

二、现代医学发展的重大成就

　　20 世纪以来,随着科学技术的进步,现代科学技术的许多重大成果不断在医学上得到应用和推广,现代医学的面貌从基础到临床、从理论到应用都发生了重大变化。现代物理学、现代化学的变革和现代生物学革命是现代医学发展的动力。20 世纪,物理学和化学的实验和定量研究方法及思想影响到现代医学发展,在生命与人体知识的认知、疾病的定义、医学思想、临床医学及医学技术等领域都有前所未有的突破,现代医学逐渐建立起比较完善的知识体系。

　　对现代医学知识体系产生影响的现代物理学知识包括:①相对论理论。②量子论。③核物理。现代化学的变革包括分析化学、有机化学和生物化学 3 个领域的发展。生物有机化学主要研究生化中的有机生化问题,如蛋白质、核酸、碳水化合物和生物碱等生命物质的基本成分、结构及功能问题。蛋白质化学和核酸化学是 20 世纪生物有机化学发展史上最突出的 2 个分支。

　　现代医学发展的重大成就在于以下几方面。

(一) 现代遗传学的兴起及其发展

　　1856—1863 年,奥地利科学家孟德尔(G. J. Mednel,1822—1884)进行了著名的豌豆实验并建立了遗传法则,提出了孟德尔定律。1895—1899 年,荷兰生物学家德佛里斯(H. de Vries,1848—1935)、德国科学家柯灵斯(K. E. Correns,1864—1933)以及奥地利生物学家丘歇马克(E. von S. Tschermak,1871—1963)等进行实验,重新发现孟德尔的遗传因子和遗传定律。1900 年,现代生物学革命就以孟德尔定律重新发现为契机拉开序幕。1902 年,英国胚胎学家贝特森最先创造使用"遗传学"这一学科名称。1905 年,美国科学家摩尔根(T. H. Morgan,1866—1945)在对黑腹果蝇遗传突变的研究中,首次确认了染色体是基因的载体,还找出了多个突变基因在染色体上的分布位置。1926 年,他发表《基因论》(*The Theory of the Gene*),创建了现代遗传学理论基础的基因论,为现代遗传学的发展指明了方向。此外,他还发现了遗传连锁定律,被誉为现代遗传学之父,形成了摩尔根学派。此时,细胞遗传学的研究也在迅速发展,美国细胞遗传学家和生化遗传学埃弗里(O. T. Avery,1877—1955)及其学派最先做出了染色体的脱氧核糖核酸

(deoxyribonucleic acid，DNA)即基因物质载体的假设。20 世纪 40 年代，一批理论物理学家相继转入现代遗传学研究，因此开创生物物理学这一新兴的边缘学科分支。1945年，薛定谔(E. R. J. A. Schrödinger，1887—1961)发表《生命是什么?》(*What Is Life*)，他以量子力学为理论基础，论证了基因结构的稳定性和突变发生的可能性，首次提出著名的基因大分子假说。这部现代生物物理学的奠基性著作，在现代遗传学界产生极大影响，是一部"唤起生物学革命的小册子"。薛定谔也在该书中提出遗传密码的概念假说。

20 世纪 50 年代，英、法、美国的科学分别在自己的实验室分析 DNA 分子结构。1951 年，起美国分子生物学家詹姆斯·杜威·沃森(James Dewey Watson，1928—   )与英国生物学家弗朗西斯·哈利·康普顿·克里克(Francis Harry Compton Crick，1916—2004)合作研究 DNA 分子结构模型，1953 年 4 月他们提出双螺旋结构的 DNA 分子结构模型。至此，破解遗传密码的问题开始成为生物学界新的中心课题。1957 年克里克提出遗传中心法则的假说。20 世纪 60 年代，遗传中心法则被证实。1961 年，美籍德国生化学家尼伦贝格(M. Nirenberg，1927—2010)与德国生物学家马特伊(H. Matthaei)在美国国家卫生研究院实验室进行研究时，发现苯丙氨酸的遗传密码。此发现轰动了生物学界，世界各大实验室相继破译其他氨基酸密码。至 1963 年，20 种氨基酸的遗传密码已被破译，1969 年 64 种遗传密码全部被破译。

遗传密码破译之后，科学家开始探索生物大分子的合成，1958 年，DNA 人工合成研究开始。20 世纪 60 年代，核酸与蛋白质的人工合成获得进展。1965 年，以中国学者钮经义(1920—1995)为首的生化实验小组最先合成一种具有生物活性的蛋白质，即一种含有 51 年氨基酸的牛胰岛素。

1988 年，在麦库西克(V. A. McKusick，1921—2008)等科学家的倡导下，国际人类基因组组织(Human Genome Organization，HUGO)宣告成立。1990 年，由美国能源部和国家卫生研究院投资的人类基因组计划(Human Genome Project，HGP)正式启动，随后，该计划扩展为国际合作的人类基因组计划，英国、法国、德国、日本、中国先后加入，形成了国际基因组测序联盟。这是一项规模宏大，跨国跨学科的科学探索巨型工程。其宗旨在于测定组成人类染色体中所包含的 60 亿对组成的核苷酸序列，从而绘制人类基因组图谱，并且辨识其载有的基因及其序列，达到破译人类遗传信息的最终目的。基因组计划是人类为了探索自身的奥秘所迈出的重要一步。截至 2005 年，人类基因组计划的测序工作已经基本完成(92%)。

中国的人类基因组计划在中国国家自然科学基金委员会的支持下，于 1994 年启动，并得到国家高技术发展计划和国家自然科学基金的资助。1998 年，中国南方基因组中心成立，中国科学院遗传研究所人类基因组中心成立；1999 年北京华大基因研究中心(简称华大基因)成立，北方基因组中心成立。1999 年 6 月 26 日，中国科学院遗传研究所人类基因组中心向美国国立卫生研究院(National Institute of Health，NIH)的国际人类基因组计划递交加入申请。中国成为继美、英、法、德、日后第六个加入该组织的国家。2000 年 4 月，中国完成了人 3 号染色体上 3 000 万个碱基对的工作草图。中国加入人类基因组计划的意义重大。除了使该计划具有更广泛的代表性外，此举也成为生命科学领域里国际间大规模研究合作的起始点,标志着中国的生物科学研究开始跻身国际前沿行列。

（二）对生命与疾病认识的深化

1. 病原微生物的新发现　由于显微镜的改进,病原微生物有了新发现。俄国植物学伊凡诺夫斯基（Дмитрий Иосифович Ивановский, 1864—1920）最早发现了病毒。1892 年,他发现病毒的可滤性,被称作病毒学的创始人之一。20 世纪初,大部分致病细菌和病毒已被人类发现,许多病原微生物引起的疾病得到有效控制。70 年代以来,艾滋病、埃博拉出血热以及 2003 年出现的严重急性呼吸综合征（severe acuce respiratory symelrome, SARS）等新传染病的出现,一些新病原体又被陆续发现。90 年代起,美国科学家注意到,对传染病的认识不能局限于研究致病特异性病原体,还要考察条件致病菌造成的传染病,这是对传染病认识的一次革命。

2. 维生素的发现　随着生理学和生物化学的进步,人们认识到维持生命的 4 种必需物质是:形成细胞组织的蛋白质、提供人体能量的碳水化合物和脂肪,形成骨骼的矿物质。科学家们认为食物中含有某些对生命必需的微量物质,从食物中分离出上述微量的物质是维生素研究的真正开始。1906 年,英国化学家霍普金斯（F. G. Hopkins, 1861—1947）发现食物中含有某些生命必需的微量物质。1912 年,日本科学家生化学家铃木岛村和美国化学家芬克（C. Funk, 1884—1967）分别从稻壳中分离出胺,芬克将此命名为生命胺（vitamine）,即维生素。之后,欧美国家的科学家分别发现维生素 A 和维生素 B,20 世纪 30 年代后,维生素的研究取得重大进展,科学家发现维生素的缺乏与疾病的关系,深化了对病因的认识。

3. 激素的发现与现代内分泌学的发展　内分泌学的确立是建立在对人体内各种激素的发现与研究基础上的。1902 年,英国生理学家贝利斯（W. Bayliss, 1860—1924）和斯塔林（E. Staling, 1866—1927）发现一种能促使胰腺分泌的微量物质,即促胰激素,并使用"激素"（hormone）一词对其命名。1927 年,英国化学家巴杰（G. Barger, 1878—1939 年）合成了甲状腺素,1909 年,法国生理学家梅耶尔（J. Meyer, 1878—1934）命名了"胰岛素"。20 世纪 50 年代,英美化学家研究了胰岛素的化学结构,1955 年,完成了胰岛素 51 个氨基酸的序列分析。1958—1965 年,中国科学家合成了人工胰岛素,之后又完成了肾上腺皮质激素的提取等工作。在对神经激素的认识的基础上,科学家们确立了神经内分泌的概念。20 世纪 80 年代后,激素分泌的现代理论在不停地发展。

4. 医学技术的突飞猛进　①物理诊断:1971 年世界第一台 CT 机研制成功。1972 年,世界第一个磁共振图像成型,1982 年,应用在临床。②外科技术重大革新:20 世纪 60 年代,外科手术进入显微外科时代,成功进行断肢再植。③器官移植与人工器官:1967 年,南非的开普敦大学进行了第一例人体同种心脏移植。20 世纪 80 年代之后,器官移植有了较大发展,同时还引发了诸多生命伦理的社会问题。1885 年,葡萄牙医师费雷（M. V. Frey）和格雷柏（M. Grube）制造了第一个人工肺。1999 年,德国心脏中心（柏林）副院长翁渝国（Roland Hetzer）和克费尔（R. Koerfer）共同完成体内全植入型人工心脏（arrow lion heart-LVAS）,患者存活 3.5 年。开创造人工器官新时代。④生物医学工程:是科学技术与医学的融合产生的新学科、新方法与新技术。介入疗法与人工心脏:1974 年,德国医师格林齐希(A. Gruentzig)研制出一种可膨胀的双球囊导管,用以扩张外周动脉狭窄、肾动脉狭窄,并获得成功。1932 年,美国医师自制"人工心脏起搏器",50 年代成功应用于在人体。⑤现代生物技术:1956 年,人工合成 DNA 和核糖核酸(ribonucleic acid, RNA),使人类首次掌握遗传物质的制造技术。1996 年,英国科学家伊恩·威尔穆特[(Sir) Ian Wilmut, 1944—   ]和基思·坎贝尔(Keith Campbell, 1954—2012)领导的科学团队首次成功用体细胞无性繁殖的技术克隆了绵羊多利(Dolly)。目前,克隆技术的发展已使人类从分子、细胞、组织到器官和哺乳动物整体都可以进行有选择的克隆繁殖。基因治疗(gene therapy)在 20 世纪 80 年代开始逐步进入临床试验,20 世纪 90 年代以来,基因治疗呈现一片美好前景,但基因治疗产生的社会伦理问题也引起人们的关注与担忧。⑥放射性同位素:1910 年,英国化学家索迪(F. Soddy,1877—1956)提出"同位素"概念,早期同位素被用作示踪器,1927 年美国人将同位素示踪法用于人体,放射性同位素在医学上应用范围不断扩大。放射免疫测定技术的发明在核医学发展史上占有重要地位。⑦激光技术与超声波技术:1960 年美国物理学家梅曼以明世界上第一台红宝石激光器,迅速被运用到医学治疗领域,用于外科技术,激光技术还被运用到生物医学的研究中。超声波技术在医学上的应用表现在诊断与治疗 2 个方面。20 世纪 50 年代,出现超声显像论断法和超声频移诊断法;20 世纪 90 年代,彩色多普勒超声技术进一步数字化。⑧免疫疗法:癌症免疫疗法目前是临床治疗的主要手段之一。⑨干细胞研究:20 世纪 60 年代,科学家在加拿大多伦多大学的实验室发现干细胞,开启了研究大门,近年来也成为研究发展很快的领域。1998 年,美国有 2 个小组分别培养出了人类的多能干细胞。1999 年,科学家发现在每个人的成熟器官中也存在干细胞。在比较短的时间内这项技术可能比人类基因组技术的应用还要快。⑩人工智能:在 20 世纪 40—50 年代,来自不同领域(数学、心理学、工程学、经济学和政治学)的一批科学家开始探讨制造人工大脑的可能性,1956 年,在达特茅斯学院举行的一次会议上正式确立了人工智能(artificiall intelligence,AI)的研究领域,标志着人工智能学科建立。从 20 世纪 50 年代后期到 60 年代,涌现了大批成功的 AI 程序和新的研究方向。在 20 世纪 80 年代,一类名为"专家系统"的 AI 程序开始为全世界的公司所采纳,而"知识处理"成了主流 AI 研究的焦点。

第二节　现代医学发展的特点与趋势

21 世纪是生命科学主导的时代,分子生物学对医学的发展继续起着主导作用。分子生物学和生物技术、生物医学工程结合,引领医学各领域的发展,现代科技发展将加速医学在预防、诊断和治疗等方面的技术更新,使医学面貌发生根本性的改观。医学科学发展的重大变化,表现在医学模式的转型、医学结构的变革、科学思想和方法技术的更新,医学科学技术的创新与发展给当代生命伦理学理论和价值观提出新的挑战,这是现代医学发展的必然趋,如何应对新世纪新技术和新观念的挑战,首先是要正确分析与理解现代医学的特征与问题。

一、医学研究向微观纵深与整体综合两极发展

20 世纪中叶以来,分子生物学和生物技术迅速发展,医学研究从细胞深入到亚细胞、分子乃至量子水平,人类基因工程的探索和神经科学的前沿科学研究的客观需求,使医学研究向微观纵深发展,从微观层次阐明各种生命现象和疾病的病因;在思想方法上,纠正传统生物研究线性发展的简单性,尝试还原论与整体论结合、宏观生命运动与微观分子活动统一的方法。

医学研究向微观纵深与整体综合两极发展,表现在:①深入分子水平的研究,基础学科、临床医学和预防医学都呈现出向分子水平深入的特征。②从生物大分子相互作用和网络调控的结构模式研究和分析疾病基因的作用、基因组信息与环境的相互作用,进入后基因组时代。③纳米技术与分子生物学相结合的纳米生物学的兴起。④从生物化学与分子层面研究细胞凋亡。⑤神经-内分泌-免疫网络理论的建立,深化了对稳态机制的认识,同时利用微分子的活动研究机体整体功能提供了模式。

随着人文医学的发展和对医学科学思想的影响,人们逐渐认识到从健康到疾病的过程是一个多因素、多阶段、多层次的综合事件,生命科学的研究和健康问题的讨论应从分子、细胞、整体调节和机体与环境相互作用的水平上展开,以实现分析与综合的结合,宏观与微观的统一。

二、专业细分与跨学科交叉的新学科出现

20 世纪 50 年代以来,随着科学研究的纵深发展,新技术、新方法和新视野不断推进医学科目的分化和专业细化,而科学知识的整体化同时又鼓励跨学科的合作与交流,促使学科间相互交叉渗透产生新的边缘学科和综合性科目。表现在:①原有学科的分化与精细化,如病理学分为细胞病理学、超细病理学、分子病理学和考古病理学等。②跨学科交叉产生新学科:a. 分支学科间的相互交叉渗透而综合,比如免疫遗传学、遗传毒理学;b. 自然科学与医学科学间交叉渗透,比如医学物理学、医学影像学和超声医学;c. 人文社会科学与医学交叉渗透,比如生命伦理学、医学人类学、叙事医学等。

三、医疗技术化和社会医疗化

近代以来,医学科学的发展始终与技术进步密切相关,两者之间相辅相成,互为因果。尤其是计算机技术的广泛应用极大地提高了临床医学的水平,同时深刻地改变着医疗卫生领域信息处理与管理模式。最具代表意义的新学科是精准医学。精准医学就是根据患者的临床信息,应用现代遗传技术、分子影像技术、生物信息技术,结合患者生活环境和临床数据,实现精准的疾病分类及诊断,制订具有个性化的疾病预防和治疗方案,包括对风险的精确预测、对疾病的精确诊断和分类、对药物的精确应用、对疗效的精确评估、对预后的精确预测等。这是一种根据每位患者的个体特征"量身定制"的治疗方法,

随着传统药物开发途径的不断枯竭,基于个人基因或环境的精准医学将引领医学进入"针尖"时代,这是大数据进化的产物。但是医学过多地依赖技术成果,会导致医学治疗过程的技术化与非人性化,加剧医患矛盾,引起新的生命伦理问题。技术化的另一个弊端是社会健康观念的医疗化,片面追求高新技术和昂贵药物,从而产生新的社会与经济问题。

四、医学模式多元化建构

医学模式(medical model)是一个现代医学的概念,由英国精神病学家莱恩(R. D. Laing)于 1971 年创建。它的原意是指医学接受培训的一套程序,被引入医学史和医学社会研究领域,成为观察和处理人类健康和疾病问题的重要理论。依据此思想方法,医学模式是指一定时期人类在关于生命认识、健康与疾病的知识体系,反映了不同时期的医学认知范畴、方法、目标和医疗行为模式,医学与哲学、宗教、文化的关系。

由此回溯历史上的医学与健康观念,可将 5 000 年来的世界医学发展分为 3 种医学模式:传统医学模式、生物医学模式和生物-心理-社会医学模式。

在所有模式中,传统医学模式延续的时间最久,还可细分为几种模式:①神灵主义的医学模式,指古典文明早期以神话、神灵和巫术为核心的医疗行为和生命认知。②自然哲学的医学模式,以古希腊医学至中世纪欧洲与中国医学为代表,医学思想建筑在自然哲学的基础上,关注人与自然、疾病与环境、天人合一的思想范式。③机械论医学模式:受培根机械唯物主义自然观的思想影响,在笛卡儿的"动物是机器"推动下,欧洲医学一度在机械论的框架探究生命之本质和疾病的原因。机械论医学模式促进了解剖学、生理学及临床医学的发展,奠定了近代实验医学的基础。

生物医学模式(biomedical model)是立足于生物医学发展基础上的一种医学模式。生物医学模式的基本理论观点有 2 个方面:一是心身二元论,认为躯体和精神存在着彼此的分工,疾病的产生必然或最终可以在躯体上找到病理变化;二是还原论,认为每种疾病完全可以用偏离正常的可测量的生物学变量来说明,可以在器官、细胞或生物大分子水平上找到形态结构和生化代谢的特定变化,确定生物或物理、化学的特定原因,从而找到特异性的治疗手段或方法。生物医学模式是从生物学角度分析和研究疾病与健康现象,仅考虑病因中的生物学因素、环境中的自然环境以及宿主的生理和病理过程。思考的模式建立在病因与疾病的单因果模式上,认为健康是宿主、环境和病因三者之间的动态平衡,当环境变化、致病因子的致病能力增强、人群抵抗力下降,平衡遭到破坏,疾病就产生了。在此思维模式下产生的医疗行为就是采取杀菌、灭虫,预防接种,使用抗生素等手段。生物医学发展有赖于科学技术的进步并受制于技术成果的非人性的设计,生物医学工程使医疗技术化程度加强,而忽视了人的社会属性、心理活动和人与自然天然的有机关联。医学便成为一门冰凉、冷漠和机械单一的学科。在生物医学模式下的现代医学越来越难以应对疾病谱变化带来的新的医学问题,处理复杂的医学与社会、人群的关系问题。

20 世纪 50 年代以来,疾病谱与死亡谱发生了重大变化,传染病不再是人类健康的主要威胁,慢性病、非传染性疾病对人类的危害日益加大,比如心脏病、肿瘤等。为了应对上述问题,20世纪70年代,世界卫生组织与医学科学家们提出医学模式转型的建议,生物-心理-社会医学模式便应运而生了。该模式是一个综合性、多元化建构模式,既兼顾到生物医学的特征,又提出从心理和社会方面思考与关照人类健康和疾病问题。另一方面,现代医学发展中不断涌现的跨学科交叉渗透而产生多种学科,客观要求生物模式转向关注人文医学的重要意义。

生物-心理-社会医学模式转变的意义在于以下几点。

(1)医学模式的转变要求将健康与疾病放在一个更为广阔的背景下,从更高的认识水平上进行考察,这必将引起医学研究思维方式上的变革。

(2)思维方式的变化往往使科学进入新的领域,出现一个飞跃性的发展。生物-心理-社会医学模式的产生也是现代医学进入一个新时期的先声。

(3)医学模式转变有助于医药卫生事业的完善,生物-心理-社会医学模式将促进人们研究社会主义基本经济规律和科学发展规律在医药卫生事业中的作用。

(4)这个转变对医学教育改革产生了深远的影响。生物-心理-社会医学模式逐步取代生物医学模式,成为医学发展的方向,必将给医学带来全方位的影响,对医学教育改革提出许多新课题。

第六章　中国近现代医学体系的建立

▌第一节　医学科学思想和技术在中国的传播

19世纪,西方医学进入生物医学的时代,现代医学体系中的实验方法与实证思想、公共卫生观念随着欧洲资本主义的海外扩张和殖民军事侵略传播至广大的非西方国家,对这些地区的医学发展产生重大影响,在这股"西学东渐"思潮的影响下,亚洲诸国尤其是印度、中国与日本等国家的医学体系发生根本性的变化,创建了具有本土特色的现代医学体系。中国近现代医学体系的建立就是"西学东渐"的产物。"西医东渐"肇始于16世纪明代万历年间,它是一项由欧洲耶稣会传教士开创的在华传播宗教和科学的事业。这项跨文化传播活动可分为2个阶段:第一阶段始于晚明,传播者以耶稣会士和法国天主教传教士为主体,翻译西方宗教、政治和科技著作,介绍欧洲的宗教文化思想,直到1723年(清雍正元年)雍正宣布禁教,不允许传教士在华传教;第二阶段为19世纪初期由基督新教在广州重新开展的西学传播,持续到民国初期。这2次文化传播活动构成了中国近现代史上一个重要的环节,给中国知识界带来了前所未有的刺激,对明清学术思想的转型产生了深远的影响。作为"西学东渐"中一项重要内容的"西医传入",历经300多年的时光,不仅在中国创造了一个全新的医学体系,改变了中国人的医疗方式和卫生思维,而且影响到中国本土的医学知识转型。

一、医学传教与医学传播

西方医学最初是由传教士带到东方的。1569年,耶稣会传教士加奈罗(M. Carneiro,1516—1583)神父在澳门设2所西式医院,医院有2个功能,收治教友和救治教外人士。1579年前后,澳门建有麻风院一所。晚明传教士的医疗活动大多局限于澳门地区。17—18世纪,传教士医疗活动集中在京畿地区,康熙宫廷中西洋医师甚为活跃,据统计清宫廷中的西医师和药剂师共有25人,与医疗相关的传教士有5人。一方面,这些医师与传教士通过医疗活动向中国社会,尤其是清宫廷官员展示了西方医学的疗效与方法,比如按清帝的旨意,在清宫中建药露房,指导炼制西洋药露。另一方面,在传教士编译的宗教著作和介绍西方政治、社会与教育等著作中,涉及西方的医院、医学教育和慈善医疗活动等相关信息。

19世纪初期,英属东印度公司商船在印度与广东沿海进行商贸活动,随船医师在香港、澳门和广州3地设医馆,服务于在华商人和船员。1805年春天,船医皮尔逊(A.

Pearson，1780—1874)在澳门和广州地区为中国人施种牛痘，并编写《英吉利国新出种痘奇书》。第一次以中文将西方的种牛痘和防天花的知识，进行了简单的介绍。1805—1806 年，广东地区暴发天花大流行，许多广东人来到船上让皮尔逊接种牛痘。皮尔逊同时还培训中国学徒种痘技术，带领他们在澳、粤地区为华人种痘。1850 年前，牛痘术传入江西、湖南、湖北、北京、浙江和江南等地，各地都设有种痘局。

1834 年，美国公理会派传教士伯驾(P. Parker，1804—1888)抵达广州，从事医学传教。1835 年 11 月 7 日，在中国商人的资助下，伯驾的"新豆栏医局"在广州十三行区域内开张。该院有可容 100 余人的候诊室，兼备 40 余张病床，主治眼科。该医馆被誉为是中国近代第一所西式医院。为了募集资金，协调来华的医学传教士事宜，在华传教士和医师如伯驾、郭雷枢(T. R. Colledge，1797—1879)及裨治文(E. C. Bridgman，1801—1861)等人通过商议，于 1838 年 2 月 21 日广州成立"中华医药传道会"(Medical Missionary Society in China)，其目的在于传播医学，投资建医院和图书馆，培养和教育中国学生，同时开展基督教的慈善和社会服务。利用 2 次鸦片战争之后签订的各项条约优势，由传教士和医学传教士创办的诊所和医院逐步由南向北，一路拓展到北京，又沿着长江由通商口岸深入到中国腹地和偏远城市。据 1890 年统计，全国的教会医院 61 家和诊所 44 所。代表性医院有：广州金利埠惠爱医馆(1843)、宁波浸礼会老医局(1843，后更名宁波华美医院)、上海仁济医馆(1844)、广州博济医院(1859)，1893 年梅藤更(D. D. Main，1856—1934)在杭州建麻风院，嘉约翰(J. G. Kerr，1824—1901)在广州设中国第一所疯人院。

1887 年，在上海同仁医馆医师文恒理(H. W. Boone，1839—1925)、广州博济医院医师嘉约翰和苏州博习医院医师柏乐文(W. H. Park，1858—1927)等人的倡议下，全国医学传教士联合创办的中国博医会(China Medical Missionary Association)在上海成立，同时创办学术刊物《博医会报》(*Chinese Medical Missonary Journal*)。博医会的成立标志着西医在华传播事业进入一个新的时代，医学传教的目的逐渐被建立中国的科学医学的目标所替代，医学传教向医学传播转型。博医会是中国第一个职业医师的科学共同体，其构建的会员制、会员章程、科学期刊及论文审核制度，奠定了医学学术团体裁的基本模板，之后所创建的中国医学学术团体均延续或依照此模式制定学术章程和管理制度。

二、身体知识的介绍

西医知识传入应当始于明末耶稣会士进入中国，首先冲击中国医界的是西方的身体知识——解剖学与生理学，其中最重要的代表人物是瑞士医师耶稣会传教士邓玉函(J. Schreck，1576—1630)，1622—1623 年，他在杭州学习汉语，期间在当地一位进士协助下，口译《人身说》一书。1634 年山东进士毕拱辰(？—1646)获得《人身说》遗稿，并"为之通其隔碍，理其纷乱"，将其易名为《泰西人身说概》。该书以罗马解剖学家盖仑的经典解剖学为主要内容，汲取了维萨里的《人体之构造》中部分近代解剖学知识。若按现代系统解剖学原则对《说概》做分类分析，其内容涉及运动系统、神经系统、循环系统和感觉系统,书中对运动和神经系统论述较为详尽。《人身图说》是邓玉函参与翻译的另一部解剖学著作,"其稿似先创于玉函、华民之手,雅谷入京后踵成之者"。《人身图说》前半部论述胸腔和腹腔的解剖生理,后半部为 21 幅配有文字说明的人体解剖图。据当代学者研究显示,若将《人身说》和《人身图说》两书合而为一,可知是一部完整的西医解剖学著作。清初法国传教士还将解剖学译成满文,以满足康熙帝个人对西学的求知欲。

近代出版的第一部西方解剖学与生理学的书是《全体新论》,由英国医学传教士合信(B. Hobson,1816—1873)与中国士大夫陈修堂合作编译,1851 年,由广州惠爱医馆出版。此书对内脏器官做了详尽的说明,介绍了骨骼、韧带和肌肉,在神经系统方面提到 9 对脑神经,书中附有 200 余幅精细的人体图谱。通过《全体新论》,中国人第一次了解到哈维的血液循环论。该书甫一出版,便受到中国医界和知识界人士的注目,《全体新论》多次再版,并被译成日文传播到日本与朝鲜。鲁迅在日本仙台医专求学时,《全体新论》还是该校使用的教科书。《全体新论》的出版对中国现代医学发展有着深远的意义,其表现在:①第一部按现代解剖学思想和结构编译的解剖学著作,开创中国解剖学学科。②创造性地用"全体"一词解释"解剖",较好地完成中国传统身体知识向近现代科学解剖学体系的过渡,创建"全体学"。③借鉴中医脏腑学说的术语,或创造新术语翻译西医解剖学知识,构建中国解剖学翻译的基本框架。④中国第一部中文西医教科书,为中国解剖学教育奠定了基础。

19 世纪 80 年代后,解剖生理译著进入出版高潮,代表性著作有:柯为良(D. W. Osgood,1845—1880)的《全体阐微》、嘉约翰的《体用十章》、德贞(J. Dudgeon,1837—1901)的《全体通考》、傅兰雅(J. Fryer,1839—1928)的《全体须知》,惠亨通(H. T. Whitney,1849—1924)的《体学新编》、高似兰(P. B. Cousland,1860—1930)的《体功学》和博恒理(H. D. Porter,1845—1916)的《省身指掌》等。至此,西方解剖学知识全面进入中国,广为医学界和知识界人士接受。章太炎曾言:"彼西医重在解剖实验,故治脏腑病见长。"

三、医学专业化与技术化

19 世纪是欧洲医学蓬勃发展进入近代生物医学体系的革命性时代,其特征是由"科学"思想和实验生物学体系取代传统经验医学,表现在 3 个方面:①医学向职业化和专业化方向发展。②在实验物理和化学科基础上,由科学思想主导医学理论和医疗实践。③世纪末人口增长和都市化的发展改变了人类的生存环境,卫生学和公共卫生观念和活动应运而生。这些先进的科学思想在 19 世纪末随西医传入一并进入中国。

(一) 医学教育

伯驾、合信和玛高温(D. J. MacGowan,1814—1893)在医院工作期间都曾招收学徒,教授基本的内、外科技术和解剖学知识。20 世纪 60 年代,医学传教士认识到医学教育的重要性。1866 年,广州博济医院的美国医师嘉约翰与中国医师黄宽在院内多年办医学班的基础上,建立"博济医校"。博济医校不仅是中国第一所西式医学校,亦是第一所培养女医师的学校。1880 年,文恒理在上海同仁医院建立医学校,此为圣约翰大学医学校的前身;1880年,梅威令(W. W. Myers,1846—1920)在台湾打狗(今高雄)的万大伟纪念医院内设医学课程,开创了我国台湾的现代医学教育;1883年,苏州博习医院开办医科;1884年,杭州广济医院办广济医校。1887年,香港地区爱丽思纪念医院设西医书院,校长为世界著名的"热带病学之父"万巴德(P. Manson,1844—1922)。1897年的统计显示,全国有39所医院或学校有医学教育或医学培训,培训医学生268人,医学校教学设施(校舍、教学仪器)、教科书、师资队伍、生员人数、教学质量都达到一定程度,医学教育渐成规模。部分医学院校还开展护理教育,这些成果为中国医学教育发展奠定了基础。1871年,同文馆聘请英国医师德贞任生理学教习,向中国士大夫教授医学和生理学,是中国官方西医教育的开端。1886年,德贞翻译的世界著名解剖学教科书《全体通考》由同文馆出版,同文馆的医学教育持续长达30余年。1903年,京师同文馆关闭,另设京师大学堂,学堂成立医学部,同文馆的医学课程并入医学部。京师大学堂医学部即北京医科大学前身。

1905年,在华的欧美医师提议联合办学以提高中国医学教育水平。1906年,由英国伦敦会、美国长老会等团体联合创办北京协和医学堂。中国医学教育从此步入一个新时期,其重要特征为:①专业化和职业化程度提高,基本替代医学传教。②中国医师和教师进入教育领域,并担当重要的角色,承担起西医科学传播的重任,湘雅创始人之一兼校长、后来中华医学会的创人颜福庆就是代表。1915年,北京协和医学堂被美国洛克菲勒基金会收购后,在重金资助和约翰霍布金斯医学模式的打造下,协和医学院成为中国乃至亚洲地区最有影响力的医学校,医学教育专业化、科学化和本土化成为中国医学教育的主要发展方向。

(二)医学教科书和汉译医学出版物

最早出版汉译医学书是博济医局,江南制造局翻译馆、京师同文馆、美华书馆以及清海关总税务署。19世纪前出版的汉译医书有,临床类:德贞的《西医举隅》;嘉约翰的《裹扎新法》《割症全书》《花柳指迷》《皮肤新编》《西医内科全书》《内科阐微》《眼科撮要》《炎症全书》《热症全书》和《妇科精蕴图说》;梅藤更的《西医外科理法》;聂会东(J. B. Neal,1855—1925)的《眼科证治》;尹端模(1869—1927)的《医理略述》等。药学类:嘉约翰的《西药略释》和《西药新法》;洪士提反(S. A. Hunter,1851—1923)的《万国药方》和梅藤更《医方汇编》。卫生护理方面有《化学卫生论》《孩童卫生编》《卫生要旨》《种痘捷法》《救溺水法》和《俟医浅说》等著作。

除上述汉译医学著作,值得一提的是传教士创办的中文科学杂志,这些媒体同样担当西医知识传播与普及的职责。《中西闻见录》《格致汇编》《教会新报》《万国公报》都无一例外有医学专栏、医院报告和西方医学最新成就。

(三)医疗技术与科学研究

医学传教士在传教和诊治的过程,还向中国社会和知识阶层展示了西方最新的医学技术、新的诊断器材和诊断方法,比如X光机和麻醉术。1846年,美国波士顿麻省总医院首次在手术前使用乙醚麻醉。次年,伯驾便在广州博济医院采用此方法施行科手术。1847年,苏格兰医师辛普森成功地用氯仿完成麻醉手术,1866年,德贞在北京施医院采用此技术时,已能使患者达到"用刀不知痛法"的境界。1895年,X线被发现后,即被运用于医学诊断。不久,苏州博习医院和杭州广济医院就引进X光设备用于临床诊断。

第二节　中国现代医学科学体系的初建

西方医学传入对中国社会变革和思想文化界的影响更是明显,最直接的例子就是世纪之交提出的"保种强国"口号,梁启超说:"不求保种之道则无以存中国""保种之道有二,一曰学以保其心灵,二曰医以保其身躯"。晚清中国社会的变革明显受到西方医学传入的影响,反之亦然,中国医学的现代化是与中国社会改革和知识转型同步展开的,中国医学体系的转变对中国人的健康观念和文化保护主义产生了深刻影响。

一、本土的学术团体与学术期刊

1902年,由余伯陶和李平书发起的"上海医会",是为近代最早的中医学术团体。至1910年,全国和地方性的中、西医学会至少有12个。1915年,具有西医背景的中国医师群体,在伍连德和颜福庆的倡议下,仿照博医会的模式在上海成立了由华人西医师主导的学术共同体——中华医学会(Chinese Medical Association),以"巩固医家交谊、尊重医德医权、普及医学卫生、联络华洋医界"为宗旨,目的在于"促进医学科学在中国的传播,唤起民众对于公共卫生和预防医学的兴趣"。首任会长颜福庆在第一届年会致辞中指出:"我们要补充而不是重复外国同行那行之有效的医学事业。"和博医会不同,"中华医学会以维护国家的医学利益为目标,欲将自身发展为代表中国的医界团体,与欧美各国医学会社并驾齐驱"。1915年7月3日,中华医学会经教育部核准立案,中华医学会下设生理、病理、解剖、微生物、内科、外科、妇产科、眼科、精神病、皮肤性病、医史等多个专业委员会,同时出版中英文双语《中华医学杂志》(*National Medical Journal of China*)。

1932年,中华医学会与博医会合并,两会会刊《博医会报》与《中华医学杂志》合并,共建英文版*Chinese Medical Journal*和中文版《中华医学杂志》。新的中华医学会是一个开放的国际性科学组织,创始会员中有英、美、德、日、法、意等各国的医师。截至1947年,中华医学会在全国各地已有30多个分会,3 000余名会员。此外,还有一些其他的医学团体,代表团体有:中国红十字会(1904),中国药学会(1907),中国护士组织联合会(1909)。中国医师创办的刊物有:中国国民卫生会的《卫生世界》(1907),梁慎余的《医学卫生报》(1908年),陈继武的《卫生白话报》(1908),汪惕予的《医学世界》(1908),顾实秋主编的《上海医报》(1910),医药学会创办的《医学卫生报》(1910)等。

二、医学教育体制

1915年,伍连德在《东方杂志》上撰文"论中国急宜谋进医学教育",他指出:"注重医学教育问题,以谋进国利民福,诚为我国亟不容缓之图。"辛亥革命前,中国医学教育大致可分 3 种形式：一是由教会机构所创设，以医学传教士为主的教会医学校；二是晚清政府或地方政府所设之官办医学堂；三是以留学生和外国私人机构支持的私人医学校。当时医学教育大多由教会系统或教会医院掌控，仅有 5 所华人创办的医学校，它们是：1880 年，李鸿章在天津所设的海军医学堂；1884 年，江西医药专科学校；1902 年，袁世凯在天津所建的陆军军医学堂；1905 年，由归国留学生创建的上海女子中西医学院；1909 年，广东公医医科专门学校和光华医学专门学校。李鸿章和袁世凯所设的 2 个医学堂都是军医学堂，是为建设现代军队体系而配制的，经费由军队划拨，学制均采用日本的医学教育体制，军医堂着眼于培养军事医学领域全面的专业人才。

20 世纪初，北京、江苏、浙江、湖北、河北、山西相继出现了国立、省立和私立医学校，这些学校为发展和壮大中国的西医队伍培养了大批人才。1903 年，清末新政进行教育改革，废科举等举措使中国传统医学日渐式微，西方医学科学转为主流之局初显端倪。著名开明派重臣张之洞与张百熙在当年制定的"癸卯学制"中，将医科大学作为新学制的重要组成部分。

1912 年，辛亥革命后第一次全国教育会议在召开期间，中华民国教育总长蔡元培建议设立一所国立医学校；同年 10 月 26 日，北京医学专门学校成立，这是民国政府创办的第一所专门医学校，标志着中国医学教育进入一个新的历史阶段。1912—1913 年，中央政府颁布新学制，规定医学课程 48 门，药学课程 31 门，所有课程均为西医学科。1927 年，南京国民政府卫生部与教育部合作商讨制订全国统一的医学教育课程。1929 年，南京国民政府公布《私立学校规程》。1930 年，教育部颁布《改进高等教育计划》，要求私立学校完成办理立案手续；同年聘请德国哥廷根大学费伯（K. Faber，1862—1956）教授来华协助教育委员会工作。1935 年，教育部颁布大学医学院及医科暂行课目表及标准草案说明，至此，中国医学教育完成形式上的统一。1943 年，教育部再颁布《修正医学院教材大纲》。

第三节　中国现代卫生管理体制的建立

一、国家卫生管理建制

中国最早的卫生行政机构是 1863 年起由上海工部局逐步建立并完善的，公部局卫生处由英国医师负责管理，先后设置隔离医院、性病医院、预防接种站等事业单位，制订护士守则，卫生事业扩大到医疗、防疫、性病防治、环境卫生、食品卫生、监狱卫生等方面。1905 年，清政府在巡警部下设立卫生科，此为中国政府第一个专管公共卫生的机构。1906 年，巡警部改为民政部，设立卫生司，下设保健科、检疫科和方术科，管理国家医疗卫生事务。1907 年，清廷陆续制定新刑律和民法等法典，其中包括医药卫生法规。民国政府成立后，留英学生、孙中山的秘书和私人医师林文庆为第一任卫生司长。1913 年，卫生司改为内务部警保司卫生科，下分 4 科，分别负责：①卫生组织管理、城市街道卫生处理、贫民卫生事项。②卫生传染病、防疫和检疫。③医院、医师、产婆与药剂师管理。④药物、药商与食品清洁与卫生管理。

1928 年,南京国民政府的卫生部成立,时任协和医院院长刘瑞恒当选为卫生部副部长,哈佛医学院毕业生刘瑞恒主持中国卫生管理事业意味着中国转道日本学习欧美医学模式的时代结束,进入直接借鉴欧美各国诸种卫生模式的阶段。1928 年 11 月,卫生部颁布行政组织法,设立总务、医政、保健、防疫和统计五司;同年 12 月,公布全国卫生行政系统大纲,省设卫生处、市县设卫生局,机构设置与职责范畴与日本体制有明显的不同。卫生部仿照美国模式设立中央卫生委员会(Central Board of Health),掌管全国卫生大权;并设国际顾问委员会(International Advisory Council),聘请国联卫生部长拉西曼(L. J. Rajchman,1881—1965)、洛克菲勒基金会国际卫生官员任海沙(Dr. V. G. Heiser)和英国卫生部部管纽西尔米(Newshalme)为顾问。1929 年 7 月,拉西曼携国联代表团来华指导卫生部工作,决定国联卫生组织与中国卫生部合作解决中国的卫生问题,涉及国联卫生组织协作改组中国港口检疫组织;设置卫生行政人员训练机构;协助建立中央卫生设施实验处;设立省医院;与设在新加坡的远东疫况情报局密切合作。卫生部又陆续增设了中央医院、中央卫生试验所、西北防疫处、蒙绥防疫处、麻醉药品经理处、公共卫生人员训练所和海关检疫所等机构。至此,中国近代化医学体系基本形成。

二、乡村卫生建设与公医制

1928 年,中国卫生管理体制初建时期,卫生管理者就意识到中国在向西方学习的同时,面临着一个更为严峻的问题,与欧美诸国甚至日本等工商业国家不同,中国是以农业立国。不仅如此,中国的人口比世界上任何一个国家的人口都要多,其中农民比例高达85％以上,但是中国农村的医药卫生资源严重匮乏。当时中国频繁暴发的流行病和传染病,常常会使原已贫穷的农民,因无医疗保障而家破人亡,从而加剧了社会危机。于是,有识之士提出国家应该实行公医制,即"设合于标准之医院于各省、各县、各乡、各镇,专为贫病免费或减费之治疗"。南京政府亦决定将重点放在乡村卫生建设方面。

(一) 乡村卫生试(实)验区

乡村卫生与乡村建设是民国初期的两大社会运动,而乡村卫生又是乡村建设中之重中之重。中国第一个乡村卫生实验区是上海高桥乡村卫生实验区,1929 年 3 月,行政院令卫生部上海特别市卫生局创办乡村卫生模范区。1932 年,国立上海医学院公共卫生科与上海市政卫生局合作,改称为高桥区卫生事务所,由国立上海医学院投入人力物力与财力,配置各项卫生设施,进行人员训练。高桥区卫生事务所的工作包括下列是几个方面:民众卫生教育、环境卫生、妇婴卫生、学校卫生、医药救济、检验工作、生命统计、传染病管理和人员训练。

据统计,至 1934 年,全国共计有乡村卫生事务所或卫生机构 17 所,由中央政府、县或市举办、政府与私人机构或合作、私人团体举办等多种形式。在 17 所机构中,仅南京汤山卫生实验事务所为中央政府投资举办,其余大多数为地方政府与私人团体或医学院校合办。乡村卫生示范区的成功案例很少,除上海高桥和吴淞 2 所与国立上海医学院合办的卫生实验区,还有河北定县实验乡村卫生示范区,该示范区是由乡村建设倡导者晏阳初与协和医学院共同举办的,在这 3 所乡村卫生示范区中培养出一批中国现代公共卫生专家,其中有 2 位是中国近代公共卫生事业上的杰出代表,他们是国立上海医学院苏德隆和北京协和医学院的陈志潜。苏德隆是中国预防医学的创始人之一,于 1956 年被评为预防医学一级教授。陈志潜一生致力于中国乡村卫生建设工作,对中国农村社区保健和医学教育特别是公共卫生教育做出了卓越的贡献,被誉为中国乡村卫生建设之父。

（二）公医制

所谓"公医制",就是指医务人员的训练、任用完全由国家统制办理的一项国家卫生制度。按"公医制"规定,公医制学生由国家所办的医学教育机构专门负责培养,并提供一切经费。学生毕业后,终身为国家服务,不能私自开业。公医制医务人员受国家统制,工作由国家分配,与公务人员一样服务于国家,国家提供保障与奖励。但这只是中国知识分子,尤其是医学精英提出的理想化的公医制制度。1929 年,民国中央政府提出实行公医制度的设想。

1934 年,公医制在省立江苏医政学院开始试验,学校创办农村医药初级服务训练,以当时流行的黑热病治疗法主要科目,其余课程是"卫生智识,社会调查及统计,病理大要,娱乐与体育,防疫注射方法,种痘法"等。不久,国民政府卫生署发表全国医业方针:"公医为吾国民众医事最有效力之方法,为欲使公医达到保护社会安全之目的,则组织公共医事卫生事业,乃所必须。"并制定了乡、县、省实验公医制的详细规定。1940 年,民国政府颁布《公医学生待遇暂行办法》。1947 年,国民党第五届八中全会通过了《实验公医制度以保证上全民健康案》,将公医制度确立为作为国家卫生行下的目标之一,目的是"降低人口死亡率,抑制传染病流行,降低产妇婴儿死亡率,增进国民健康"。卫生署颁布政令,在部分地区推行公医制度,1948 年,《中华民国宪法》规定:"为增进民族健康,应普遍推行卫生保健事业及公医制度。"

时任国立上海医学院院长颜福庆总结公医制的优点:第一,大众性。不论贫富,村民或城居,均能平均沾益。第二,经济性。预防疾病较之治疗疾病,轻而易举,故预防工作应尽量扩大。第三,有效性。吾人应就目下有数之医师创办一能使人人服务之医治组织,"倘公共行医较私人行医能少耗医师之时间及精力,则公共行医为吾人所需"。颜福庆不仅是"公医制"的倡导者、鼓吹者,更是身体力行的积极执行者和推广者。

然而,由于战争、政治与经济的多重原因,公医制最终在中国未得以全面实施,仅在少数地区推广与实行,以失败告终。

三、本土医学家的意识觉醒和医学学科的建立

20 世纪初,随着海外留学生的归国和本土国立或私立医学院的相继建立,中国本土医师的队伍逐渐壮大,越来越多的中国医师成为医学院校和医院中坚力量。中国医学家由初期追随西方导师或教会医学院外国教授师学习研究,逐渐转向合作或是独当一面的研究,数十年间已有医师在某些科学领域脱颖而出,引领学科的发展。而经历了"五四"思想洗礼之后的中国社会,崇尚"科学"与"民主"的精神,在先进知识分子的推动下,汇成

一股社会与思想文化的改革思潮。这一思想直接影响到中国医学界,要求摆脱教会、外国政府或外国人掌控中国医学事业发展的呼声日益强烈,创办医学校和发展医学科研的意愿在中国精英医师中萌发。

1915 年,一群中国留学生在美国康乃尔大学创办"中国科学社",旨在"提倡科学,鼓吹实业,审定名词,传播知识",1918 年,中国科学社迁回去中国,创办《科学》申明"以传播世界最新科学知识为职志"。1922 年,秉志、胡先骕、钱崇澍、杨杏佛等人在南京创办了中国科学社生物研究所,首开中国现代生物学研究的先河,这也是中国第一个现代纯科学研究机构。之后他们又在北京创建了静生生物调查所。

秉志(1886—1965),中国近现代生物学的主要奠基人,美国 Sigma Xi 科学荣誉学会会员。秉志研究领域广泛,在昆虫学、神经生理学、动物区系分类学、解剖学、脊椎动物形态学、生理学及古动物学等领域均有许多开拓性工作,对进化理论深有研究,秉志晚年从事鲤鱼实验形态学的研究,系统全面地研究鲤鱼实验形态学,充实和提高了鱼类生物学的理论基础。秉志毕生为开创和发展中国的生物学事业做出了历史性的贡献。1946—1948 年,秉志任中央大学理学院生物系教授。1946—1952 年,任复旦大学生物系教授。

汤飞凡(1897—1958),著名微生物学家,沙眼衣原体首次分离者。汤飞凡早年曾就读于甲种工业学校、湘雅医学专门学校、北京协和医学院细菌学系。于 1925 年赴美国留学,就读于哈佛大学医学院细菌学系,师从著名细菌学家秦瑟(H. Zinsser,1878—1940)。1929 年,在颜福庆邀请下回国,任国立中央大学医学院(国立上海医学院前身)教授、细菌学系系主任。

之后,汤飞凡主持创建了中国最早的抗生素生产机构、第一个实验动物饲养场和第一家生物制品检定机构,领衔研发生产了国产狂犬病疫苗、白喉疫苗、牛痘疫苗,以及世界首支斑疹伤寒疫苗,成功遏制了 1949 年张家口鼠疫的蔓延。1945 年抗战结束后,汤飞凡建议并经卫生署批准,将中央防疫处由重庆迁回北平,改名为中央防疫实验处。经美国友人谢拉曼(时任美国救济善后总署中国分署北平办事处负责人)协助,得到一些面粉和剩余物资,又从美国医药援华基金会获得一套小型青霉素制造设备,"以工代赈"再建中央防疫处新址,在 1945 年冬季至 1947 年元旦完成工程,建起中国第一个抗生素生产车间,增建了研究室和实验动物饲养场。到 1948 年,车间可产堪与进口产品相媲美的每支 20 万单位的青霉素。

中华人民共和国成立后,防疫处改名为中华人民共和国卫生部生物制品研究所,汤飞凡继续任所长。后又组建成立了中央生物制品检定所,他兼任首任所长,主持制订中国第一部生物制品规范——《生物制品制造及检定规程》(草案)。汤飞凡研制出中国的黄热病疫苗,1955 年分离出独立的沙眼病原体——沙眼衣原体(chlamydia trachomatis,CT)。同年,当选中国科学院院士。1981 年,国际沙眼防治组织授予汤飞凡金质奖章,以表彰他在沙眼研究领域的重大贡献。1992 年 11 月 22 日,中国发行了一套包括汤飞凡教授在内的"现代中国科学家"纪念邮票。

第四节　中国现代医学的精英

一、颜福庆与中国医学现代化

在中国医学现代化进程中,最值得书写的华人医学代表是中华医学会创始人、中华医学会医学教育委员会主席、中华公共卫生教育联合会主席,湘雅医学院和国立上海医学院创人颜福庆,他的一生就是中国医学走向现代化的真实写照。

颜福庆是早期教会医学的受益者,20 岁时毕业于上海圣约翰大学医学专科,年方 27 岁就成为耶鲁大学医学院第一个获得医学博士的亚洲人。1910 年,颜福庆离开美国,转道欧洲考察了柏林、巴黎和维也纳的医学状况,之后回到湖南长沙,作为"雅礼会"(Yale in China)的第一位雇员,颜福庆就职于湘雅医院。在长沙工作期间,颜福庆既担任医院外科医师,施行眼科和外科手术,又代表耶鲁大学的雅礼会出面去北京与政府商谈中美合办医学院事宜;1914,他借助湖南士坤的力量在长沙创办中国第一所中外合作医学院——湘雅医学专门学校,并任校长。不到 10 年,湘雅医学院成为中国内地最大最有实力的医学院,享有"北有协和,南有湘雅"的盛誉,并成为中外医疗合作事业上的成功典范。在创建湘雅的过程中,颜福庆形成中国医学必须独立的思想:

> 西医发达日见成效,使我国多数人得西医之真传,知博爱之感化,如吾人有独办之能力,即脱离(教会)关系,任我国人独办之。

脱离教会,建立中国独立之西医事业是颜福庆一生为之奋斗的理想。颜福庆设计的独立之医学,就是中国人拥有医学科学传播的自主权和主动权,就是由中国人掌握话语权,建立中国人自主的医学教育、医学临床和公共卫生防疫体系。1914 年,在颜福庆和伍连德的倡议下,以促进中国西医师的团结和友谊为首要宗旨的中华医学会在上海成立,中国医师站上历史舞台,全面承担起医学科学传播的责任,以唤起民众对于公共卫生和预防医学的兴趣。

1927 年,颜福庆受美国洛克菲勒基金会驻华罗氏医社邀请,出任北京协和医学院第一任华人院长。同时,他又与上海医界同仁在上海筹办医学院。1927 年,第四中山大学(1928 年,改名为国立中央大学)医学院在上海成立,颜福庆任院长。医学院创办伊始,他便聘请德国留学生谷镜汧担任教务处长,将德国医学中注重基础研究、严谨求实的传统注入进医学院的模式中。"严谨求实"的学风日后成为上海医学院区别其他医学校的标志。1932 年,在颜福庆的努力下,医学院从国立中央大学中独立出来,成为国立上海医学院。

颜福庆借鉴美国约翰斯·霍普金斯大学医学院医学教育范式,以国立上海医学院为中心,创建了由中山医院和华山医院为教学医院、药学院、护理学校和公共卫生学院共同组成的上海医事中心。颜福庆认为仅专注于实验室和临床的医学不应当是构成中国现代医学的全部,他为国立上海医学院规划了一个开放而具国际特征的现代医学模式,他积极与洛克菲勒基金会合作,争取国际资源,同时鼓励医学生申请庚子赔款出国进修,在海外名校完成博士学位。颜福庆非常清楚地意识到,要完善现代医学体系,经济力量和社会资源对医学发展的价值和制约力,他组建了一个由上海地方政府、金融界、商界以及社会名流共管的医学董事会,管理医事中心的资金,这是颜福庆对中国医学现代化建设的另一个重大贡献。

1937 年 4 月,国立上海医学院和中山医院 2 座标志性的中西合璧大楼在上海西南角的枫林桥落成,国立上海医学院进了第一个黄金时代,中国人自己独立创办的医学院初具规模。颜福庆在开幕典礼上谈到"什么是医学":

> 第一,同人认定医事为社会所需之事业,只要大家埋头苦干,不必多事宣传,定能博得社会的同情。如果能得社会上多数人的同情,则物质上精神上的帮助,自然源源而来……第二,我们认定医事为关系人生的科学,医师操人命生杀之权,所以延聘教员及医师的时候,必先注意其人选,学识经验,皆经严格的审查,极端慎重,因此博得各界信仰。第三,我们认定做医师的人,须有牺牲个人,服务社会的精神,服务医界,不存在升官发财的心理。如在学院或医院服务的同人,皆有此种决心,则医事事业,定有相当进步。

短短 30 年间,在这所由中国医学精英创立的医学院内,为国家培养出诸多学科带头人。1956 年,全国教授评定中有 16 位教授当选一级教授,其中有 4 位是由国立上海医学院培养的学生,他们是内科学教授林兆耆、皮肤科学教授杨国亮、内科学教授钱悳和预防医学教授苏德隆。国立上海医学院成为中国医学现代化的标志性学校。

二、北京协和医学院与生理学科创始人林可胜

中国近现代医学史上不能不提的另一所具有代表性的学校是北京协和医学院。

北京协和医学院(Peking Union Medical College,PUMC)的"协和"的原义是联合(union),源自教会联合教育委员会之意。19 世纪末义和团运动,焚烧了北京的教堂和外国机构,其中包括多所教会医院,庚子赔款后,教会想重开医学院和医学教育,但又恐势单力薄经不起再次冲击,于是成立联合教育委员会,并以此名义向清政府提出申请重建医学堂。1906 年,英国伦敦会与其他 5 个欧美国家教会合作在清学部注册成立新的医学堂,"union"被雅致地译作协和,即协和医学堂。1913 年,美国洛克菲勒基金会成立,确定以投资发展医学事业为其目标,中国成为其首选对象,经过多次在华考察,1915 年,洛克菲勒基金会在华成立罗氏医社,决定收购协和医学堂。1916 年,负责设计协和建筑的柯立芝来华考察豫王府,决定设计建造一座中西合璧的有着宫殿式外观的校园和医院群建筑。1917 年 9 月,北京协和医学院成立,设立医预科,并设附属医院北京协和医院,首任校长为洛克菲勒研究所研究员麦克林(F. C. McLean, 1888—1968)为协和医

学院首任校长。1919 年 10 月,开办医学本科,学制为 8 年制。1920 年,开办护士学校,来自约翰斯·霍普金斯大学医学院的沃安娜(A. D. Wolf,1890—1985)担任护校校长。1929 年,被南京国民政府教育部改名为私立北平协和医学院。1942 年 1 月学校停办。1947 年 10 月,学校第一次复校。1949 年 9 月,复称北京协和医学院。1950 年,学校停止招生。1951 年,改名中国协和医学院。1957 年,并入中国医学科学院。

北京协和医学院以资金雄厚、教学严谨、医术精湛著称,20 世纪三四十年代是其黄金时代,成为当时亚洲地区的医学中心。北京协和医学院培养出一大批杰出的医学人才,代表人物有刘瑞恒、汤飞凡、黄家驷、林巧稚、吴英恺、吴阶平、张孝骞等人。

值得一提是协和医院的新加坡华侨林可胜(Robert Kho Seng Lim,1897—1969),协和医学院生理学科乃至中国生理学科的创始人之一。林可胜是爱丁堡大学医学博士,1924 年,在芝加哥大学生理系师从卡尔森(A. J. Carlson)教授研究胃肠生理学 1 年。1925 年秋,林可胜回国担任北平协和医学院生理科客座教授兼系主任;1927 年,成为协和医学院第一个华人教授。在林可胜带领下,我国的生理学研究达到世界水平,协和医学院成为中国生理学研究的中心。林可胜到协和医学院上任后,从抓生理系建设和科研、教学活动入手,通过把协和医学院办成国内生理学的重要基地进而带动全国生理学的发展。为此他主要抓了以下几方面:①队伍建设;②教学改革;③基础设施建设;④科研活动;⑤人才培养。在林可胜的带领下,协和医学院的研究多是国际前沿课题,如消化生理方面的胃肠运动及分泌机制,神经生理的神经-肌肉接头、神经递质,血液生理中的血液化学、血液凝固机制,循环生理中的血管中枢的定位,代谢生理中的氮、脂肪、气体及糖代谢等,均取得重要的成果,其中在消化、循环、神经生理方面的有关成果曾引起国际生理学界的关注。

为了中国生理学科的发展,林可胜借鉴欧美有关学会的经验,酝酿成立中国生理学会,创办自己的刊物。1926 年 2 月 27 日,在林可胜的主持下,中国生理学会在协和生理系开会宣告成立。林可胜担任该会的首任会长(1926—1928)。在他的筹措、主持下,学术季刊《中国生理学杂志》(*Chinese Journal of Physiology*)于次年春季创刊,他担任该刊主编。在科学上,他信奉“科学无国界”。因而,由他主持的生理学会对在华工作的生理学者不论国籍、地区、学派,只要够水平,均可入会。

抗战期间,林可胜担任了中国红十字会救护委员会主任。1937 年年底,他在汉口建立了中国红十字会救护总队并亲任队长。作为战地救护工作的领导者,林可胜还多次冒着生命危险亲自指挥于救护前线。1942 年,他带领医疗队参加了来华帮助抗战的美国将军史迪威(J. W. Stilwell,1883—1946)领导的远征军行动。林可胜在这次行动中的出色表现使他获得了美军的高级勋章。

林可胜是个多产的科学大师,他始终活跃于生理科学的前沿领域,发表论著计约 90 余篇。他的研究工作主要围绕消化和循环生理,均处当时国际领先地位。林可胜对中国科学和国家的贡献感动了美国科学界。1942 年 4 月 28 日,他被一致通过当选为美国国家科学院外籍院士,被表彰为:“中国生理科学的先驱、把所领导的生理系保持于高水平、成功地吸引了非常有为的年轻人投身于科学事业、创办了《中国生理学杂志》并对之贡献,建立了中国生理学会,以及把现代医学和外科学应用于中国现实需要的杰出能力。"

　　1944 年年底,林可胜筹划成立中央研究院医学研究所,委托其学生冯德培负责具体实施。1945 年 1 月 1 日,该所筹备处成立。1948 年,林可胜赴美。1952 年起,他担任印第安纳州麦尔斯实验室(Miles-Ames Research Laboratory,Elkhart,Indiana)生理药理部主任,一度主持包括治疗热带病在内的化学药物的研制及生理机制的研究。1959 年起,担任麦尔斯新成立的医学科学研究实验室(Miles Medical Sciences Research Laboratory)主任,直至 1967 年退休。

　　在麦尔斯实验室,林可胜从事痛觉的神经生理和镇痛药作用机制的研究,先后发表约 20 篇有关论文。一篇在他逝世后才刊登在杂志上的论文(1970)提出,终止在血管旁的无髓游离神经末梢分支可能就是疼痛的化学感受器,他关于痛觉和镇痛机制的研究成果受到了国际学界的重视和公认。1962 年,林可胜成为麦尔斯实验室的唯一高级研究员,麦尔斯科学协会的终身名誉会长。

　　在中国医学现代化的进程,无数名中国本土医师在学科创建和科学研究中做出了开创性的贡献,因篇幅有限,仅列举一二位代表性的人物简述,详细内容建议阅读崔月犁、韦功浩主编的《中国当代医学家荟萃》(1987)。

结 | 语

　　医学史是什么? 是医师的历史吗? 抑或是疾病的历史吗? 或许每个医学生都会问,当我们在追赶日新月异的医学技术和发明时,为什么要回头去观看已被淘汰的旧技术和不可理喻甚至荒唐的古代医疗方法? 要去了解医学的过去?

　　医学是历史的,它是一门古老的技艺和学问。追根溯源是为了厘清从古代到现在,社会对待疾病的态度发生了怎样的变化。比如,古代的医师是如何解释疾病的? 这样的认知在科学时代是如何发生变化的? 在漫长的历史进程中,人类是如何探索生命的本质和身体的构造的? 今天,当我们在展望未来、设计科学蓝图时,首先要回答或反思的问题是,今天的医学知识和医疗观念与传统的技术和知识有怎样的关联?

　　医学是人类文明进步的产物。如果了解世界医学的发展历史,便可惊喜地发现医学的知识图景是绚丽多彩的,它是汇集了世界各民族的文化智慧、通过不同的族群以不同语言代际接续传承下来的。造福于人类的现代医学的知识体系是由多元文化经年累积交融而构成的,它是一个跨种族、跨区域和没有肤色之分的知识与精神世界。

　　医学是科学的,医学的历史表明,医学的发明与发现、科学家对生命奥秘的探索必须遵循科学规则、恪守科学精神,医学生应当拥有挑战权威的勇气和坚持质疑的态度,才能创造出真正造福人类的医学科学技术。

参考文献

［1］斯塔夫里阿诺斯. 全球通史［M］. 7 版. 董书慧，王昶，徐正源，译. 北京：北京大学出版社，2005：49－50.

［2］廖育群. 阿输吠陀印度的传统医学［M］. 沈阳：辽宁教育出版社，2002.

［3］希波克拉底. 希波克拉底文集［M］. 赵洪钧，武鹏，译. 北京：中国医药出版社，2007：297.

［4］Halwani TM，Takrouri MSM. Medical laws and ethics of Babylon as read in Hammurabi's code（History）［J］. Int J Law Healthc Ethics，2006，4(2).

［5］Poter R. The greatest benefit to mankind：a medical history of humanity ［M］. New York，W. W. Norton & Company，1997：58.

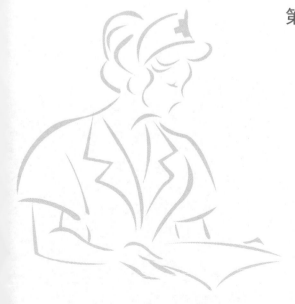

第二篇 | 医学、社会与文化

第七章　健康与疾病的文化意义

"健康"在不同的文化、历史和社会语境中有着不同的定义。在人类学家和社会学家看来,人们日常谈痛说病时对于"健康"的描述、感悟、认知和解释,常常会受到制度、民族医学和生物模式这3股建构力量的影响和制约。在当代社会医疗化(medicalization of society)进程中,"生老病死"已经开始从生命周期中的文化事件转型成为可以接受诊断和治疗的疾病和障碍。人类学和社会学的观察视角和研究方法有助于我们深度理解和探索全球化和地方转型时代健康与疾病的文化意义。

▌第一节　医学人文视角中的"健康"

如何定义"健康"? 我们是否可以把健康单纯地理解为一种无病无痛的正常状态? 那我们又如何衡量和确定"正常"的健康标准? "正常"是指一种理想完美的境界还是一种寻常平和的状态? 在医学人文的视角中,任何一种对于"健康"的定义都是在社会、文化和制度力量的作用下建构而成的。

一、"健康"意义建构的3股力量

第一股建构力量是制度性的。如,世界卫生组织对于"健康"做了一种带有官方色彩的定义:"健康"作为一种平衡的生活状态,不仅是指没有疾病,而且包括正常的躯体功能和心理健康、良好的社会适应性和道德健康。

第二股建构力量来自民族医学(ethno‐medicine)。民族医学范式通常强调"健康"的符号象征意义。如基于中医、苗医、藏医或者印第安土著传统医学疗法、身体仪式等植根于特殊文化规范和价值体系内的健康和愈疗实践模式,包括一整套鉴别和治疗疾病的地方性策略。从中国到希腊和拉美的传统医学体系里,"健康"通常被理解为身体的一种均衡性,一种在冷热、干湿、阴阳以及气血元素之间保持平衡的"自然"状态。而超自然力量信仰对于治疗仪式的引导功能,也是民族医学实践的一个重要组成部分。

第三股建构"健康"定义的力量来自生物医学范式。这种模式最具"科学"性和权威性,它以生物学和自然科学原理系统研究诊疗和保健实践,包括一整套专业培训制度以及医院、医学院和医药公司等医疗机构。在生物医学范式之内,健康可以通过先进的仪器进行预测、计量,通过科技手段进行管理和控制。随着生物医学范式的普及,任何非西方体系(民族医学)内有关健康和病痛的思想和实践模式终将被科学主义的话语和诊疗技术手段替代,这似乎是一种历史发展的必然规律。然而,近年来被归入"民族医学"范畴的非主流诊疗手段也开始显示出其应有的价值。比如,中医针灸这一不为西医专业所接受的传统疗法,正以其缓解和愈疗某类症状的功用,受到主流医学界的重视。

在全球化和地方转型的语境中,以上3股不同的建构"健康"意义的方式和审视"健康"的标准也并非一成不变,而是互相渗透,影响着疾病的个体体验和集体的认知过程。医学领域的从业者并不生活在真空中,他们的思想和实践始终受到其所处的文化和社会环境的影响和制约。

作为一种"常识",现代医学可以被视作完全以"事实"为基准的科学。但如果着眼于日常诊疗实践,人们不难发现许多操作流程和指导思想其实植根于特定的文化土壤之中。美国等西方国家近年来有关产妇在医学生产过程中规则的改变就是明证。比如,在过去很长一段时间内,美国医院里产妇分娩和生育时会禁止婴儿的父亲在场。婴儿在接生后不久就被带离母体,而且要间隔很久才会抱回产房,探访者必须戴上口罩才被准许抱起婴儿。对于这些做法,专家的解释虽有道理,但未必有科学证据支持。因此,在实践层面上,生物医学范式(医师接受专业训练的体系)本身就应该被视为文化的一个组成部分。

二、"健康观"的文化建构

人类进化对于人性和社会最为深远的影响就是文化的出现。这已成为人类学界的一大共识。对于人类学者和社会学者来说,文化便是用来解释和分析人类行为的重要工具。而文化的产生使得人类能适应和改造周围的世界,还使人类成为最独特的生物群体。与其他动物相比,人类更加依赖群体的力量来寻找食物充饥和居住空间,也就是说人类更善于使用大脑来向社会其他成员学习和锻炼自己的生存能力。文化是人类得以学习、分享、适应、表达和沟通不可缺少的手段。

牛津大学人类学教授泰勒(E. B. Tylor)认为:文化作为人类行为和思维的系统,有其自然规律,是可以进行科学研究并加以概念化的对象。泰勒对文化做出了第一个"科学"定义:"文化或文明,是一个复杂的整体,包括知识、信仰、艺术、道义、法律、风俗和任何其他可供人学习并掌握以成为社会一员的能力和习惯"。这一科学定义将文化的外涵大为扩展,将人类在精神和物质领域的一切活动包括在内。

泰勒定义中的"文化学习"是指个人如何通过熟悉一整套规矩和经验,获得从生物人转向社会人、经济人和文化人过程中所需要的能力和习惯。人类学者将此过程称之为"濡化"(enculturation),与此对应的社会学术语为"社会化"(socialization)。

"文化"形塑人的自然习性,建构有关"健康"的认知和"标准",是人类社会化和濡化过程不可缺少的组成部分。在肯定人的生物本性在塑造和与文化互动之间某种相关性的同时,人类学家更倾向于强调文化在构建人们习以为常的所谓本性时,所扮演的不可或缺的角色。然而如何避免将文化与人的自然习性混为一谈?最容易的办法是通过揣摩文化规范的差异,观察人类是如何采取种种不同的方式方法,来满足看上去是最基本和最自然的生理需求,如吃、喝、拉、撒、睡。文化始终在影响着我们对食物和进餐方式的正确和"健康"的选择,以及与吃有关的一系列想法(吃相和饮食戒律等)的形成。为了生存,人体需要补充相当数量的营养素。而食素者即便排斥营养丰富的肉类食品,也不至于过忍饥挨饿的日子。由于文化而造成的人类对食品的口味偏好差异就更为明显了,所谓"青菜萝卜,各有所爱"。

美国食品药品监督管理局(Food and Drug Administration,FDA)其实代表了一种规范北美消费者"健康"饮食方式的制度文化力量。通过正统犹太教认证的"洁食"以及伊斯兰教认证的清真食品,都是通过严格宗教法规来决定了信徒的"洁净"和"健康"饮食习惯。中国人对于"食补"和"药补"的传统信仰,也使得人参之类保健品的"营养"滋补价值倍增,尽管这看起来未必"科学"。在华人世界里,月饼始终是一种具有特殊文化意义和价值的节庆食品,尽管在营养科学的意义上其油腻程度等同于麦当劳快餐店的"垃圾食品"。同样,什么是"健康"和正常的身体形态,在不同的文化语境中,有着不同评判标准。肥胖和厌食症,都应被视作特定文化和历史的建构产物。

此外,选择生吞活剥还是屠宰后烹饪的食用方式,是人类饮食文化和地方性健康观念差异的鲜明反映。在一些文化环境当中,食用生猛海鲜和活体牲畜,是美食家的必然选择。在东南亚国家,就有品尝待孵鸡仔的食俗。在渔猎社会,人们非常在乎食品(尤其是捕捞和猎取物)的新鲜程度。食用罐装的午餐肉或沙丁鱼,对他们来说,就好比是以死鱼烂虾果腹。尽管人类学家和科学家经过跨文化研究已经发现:甜、酸、苦、咸是4种最基本的味道类型,而实际上不同文化语境中实际的口味种类要繁杂得多。如何吃是也饮食行为的另一个不容忽视的方面。在学习和熟悉异文化时,人们所掌握的第一个规矩,往往都与吃有关。在印度,决定吃相正确与否的关键在于你是使用右手还是左手进食,这反映出一种独特的健康观念:只有右手才是真正洁净的正确用餐工具(左手在如厕时才能派上用场)。其他餐具如杯盘器皿之类,由于已经人手使用,清洗次数再多,也不会变得真正纯净。

"吃、喝、拉、撒、睡"这些看似最基本和最寻常的生理活动其实就是文化建构"健康"观的过程,即成文和不成文的规范、地方"传统"和习俗始终在起约束和管制作用。文化传统和习惯对睡眠方式和时间有着几乎决定性的作用。跨文化的比较研究发现,婴儿和孩童的睡眠模式至少有3种:与母亲同睡,与父母同睡,独自在卧室睡。崇尚独立的个人主义文化对于北美育儿模式的一大影响就是母婴分床睡眠。然而,这一在美国人看来极为"健康"的正确做法,在很多非西方人看来是"残酷"的做法。在南美亚马孙流域等地区,婴儿出生后与母亲同寝达数月之久,以便不时之需(如啼哭时喂奶等)。

医学人类学者的跨文化研究显示:强调个体独立的美国育儿模式(出生之后独立睡婴儿床和卧室),是导致突发性婴儿死亡综合征发生的重要因素;而在非西方文化中常见的母婴同睡模式,则有利于母乳喂养和及时发现婴儿在睡眠过程中的异常状况。传统和"非西方"社会中的养育模式虽然有违西方的"健康"生活方式,却在实践中尤其是在有效地减少婴儿啼哭时间、保障睡眠时间和保证充足的母乳供应等方面有着相当大的合理性。

地区性的文化传统也影响着人的睡眠时间。在印度农村,妇女一般每天要比男子少睡一两个小时,她们需要每日早起,生火做早饭。在笔者曾经做过田野研究的安徽阜阳农村,不少民工流出地的中老年留守妇女也起早贪黑,忘我地照顾家小。在金融海啸爆发之前,华尔街和其他世界工商业中心的那些"A 型男"(type-A males),也以少睡为荣,似乎多睡一两个小时就会显得懒散无用,缺乏上进心和苦干精神。由此可见,地方语境中的"合适"的睡眠方式和实践所遵循的一整套并不完全符合"科学"和健康原则的作息标准。

与睡眠相似,如厕这一不易启齿的私密行为所显现的,其实是不同文化语境中公共空间的区分规则。在某些国家,大街上的公厕只供男性使用,却不对女性开放。在印度乡间,多数农户没有室内卫生间。妇女们每日的开门第一件事,便是成群结队去往田地方便。而男性村民得另寻处所解决问题。如厕时每人左手拿着盛满清水的小铜锅,供冲洗之用。村民们的这一习俗具有一定的生态意义,既为农田施了有机肥,又不一留丁点儿废纸屑。习惯使用卫生纸的西方人觉得这种如厕习惯不卫生,而印度村民则认为用纸清洁,远远不如清水来得健康和有效。

在《纯净与危险》(*Purity and Danger*,1996)一书中,人类学者道格拉斯(M. Douglas)在文化和社会层面重新定义了"尘土"(dirt)一词,指出这一英语常用词语义的丰富程度,远远超出了生化和公共卫生意义上洁净、肮脏物质的常识范畴。为了使大家对道格拉斯的文化观有更深的体会,笔者多年前曾在乔治城大学和高等研究生院(School of Advanced International Studies,SAIS)的课堂教学中尝试让学生写下他们自己对"尘土"一词的定义。这一办法很有成效。这两所学校的学生来自世界各地,他们写下的对"尘土"一词的定义充分体现了自身的文化背景和价值取向的信号,有的充满了科学性,有的显现出了道德评判的意味。这一"实验"结果也许正是道格拉斯所希望看到的。她在《纯净与危险》中所强调:在包括西方在内的所有社会中,人们对洁净的关注不但是出于卫生的考虑,更重要的是对于秩序的维护。在她看来在人们日常生活的世界里,并不存在像尘土这样绝对肮脏的东西。而尘土之所以脏,是因为它没在它应该在的地方。打个比方说,鞋子本身不脏,但如果被置于铺着洁白台布的餐桌上,看来就很刺眼;如果我们在厨房看到属于卫生间的物品,或者发现衣服上沾了遗留食物,肮脏的感觉就会油然而生。通过对一个简单词汇进行人类学解析,道格拉斯巧妙地让我们看到了符号在人以群分和物以类聚中扮演的角色。在特定语境中人们定义"尘土"一词的过程,其实就是在按照某种约定俗成的社会和文化秩序进行价值判断。由于猪肉无法在早期犹太教规有关洁净食品的范畴中找到合适位置,难以归类,也就进入了禁忌食品的行列,成了某种意义上的"尘土"。

第二节　社会医疗化语境中的"生老病死"

物有生住异灭,人有生老病死,这一对于天地运行和生命周期的佛教感悟,在古今中外不同的人文世界中都可找到与此相对应的哲理论述,形成了前现代时期人们对于"健康"、身体和生态等自然规律的认知体系。然而,社会医疗化时代的到来,有关"生老病死"的文化认知模式正在逐渐地被生物-医学模式替代。

一、"生老病死"意义转变

医学社会学视角内的"社会医疗化"是指全球范围内普遍存在的一种医学制度和机构持久地对常规意义上"非医学"生活领域产生影响的过程,使得生命周期中的"生老病死"等文化事件(cultural events)被赋予带有科学性的权威定义,被历史性地转型为必须进行诊疗和治愈的疾症、障碍和问题,处于常态中的身体被发现和诊断为一个个可以进行治疗的病例(病体)。19世纪细菌理论的产生和人类基因组的出现,都是社会医疗化发展的里程碑事件。1个多世纪以来,社会医疗化已经带来一系列未预结局。首先是医疗机构的快速增长、医学院专业教育体系的日益完善以及医药产业和健康保险业的蓬勃发展。美国国立卫生研究院和美国食品药品监督管理局这类机构所代表的制度化力量不断形塑着现代社会生活模式,制造出"病体""病例""病症"等可供研究的医学问题。

人的生老病死这些在不同社会和历史语境中具有丰富文化内涵的生活事件,被逐渐改造成了可以用科学概念和技术手段定义来预测、判断、确诊和干预(服药或者手术治疗)的各类疾病和障碍。例如,产妇和"妇产科",接生婆的消失,身体退化与"老年科"(老年医学),作为医学事件的"出生"和"死亡"等。同时,"健康"渐渐成为一个可以被管理和进行市场运营的营利性产业,如体格检查和养生。

二、社会医疗化与"正常"和"非正常"的判定

在社会高度医疗化的时代,来自医院等专业机构对于"不正常"和越轨行为的医学干预开始制度化,不道德的行为被转化成可以用科学和理性方式解决的"医学问题"。比如,同性恋被错误地定义成一种精神疾病。

社会医疗化语境中的标签化和污名化现象层出不穷。污名化是因严重的社会歧视而造成的刻板印象(stereotypes),在日常话语实践中,这种刻板印象被带有谬误和无知的道德判断,从而加深正常人与"不正常人"之间的沟壑,当这种边界区隔进一步固化,污名最终成为"烙印"(branding),成为一张无法摘下的"标签"。精神病学领域的医护人员使用"病耻感"一词来形容心理和精神疾病给患者带来的主观体验和感受,以及污名化对于诊疗和康复实践带来的负面和消极后果。

必须看到,人们渐渐接受社会医疗化的现实,并使之成为其日常生活的一部分,开始修正并重构对"正常"和"非正常"认知路径和方式。例如,在高度医疗化的美国社会,有近半数人在生命周期的某个阶段会被诊断为有精神或心理健康问题,而导致一系列新的病症(社交恐惧症)的产生。

在社会医疗化的语境中,医师、医院和医药公司都通过不同的方式,以权威者的角色直接或间接地传播有关"正常"和"不正常"的医学知识,辨别、诊疗和"再造"患者,从而对人们的健康认知过程产生了几近决定性的影响。

第三节　谈痛说病：社会学的想象力和人类学的田野洞察力

社会学的想象力(sociological imagination)是一种将存在于个人生活层面的细枝末节与宏大的社会力量相联系的能力,培养自己对个体经历和外部世界之间关系的敏锐反应。人类学的田野洞察力(ethnographic insights)源自以参与式观察为特色的人类学研究手段。两者在认识论和方法论层面为探讨健康的文化和社会意义,提供了必要的观察视角、分析框架和解析工具。

一、社会学的想象力:结构性力量与健康状况

社会学家米尔斯认为不管个人的行为是如何的私密和琐碎,如果将其放在一个大框架内研究,必定能加深我们对自身和周边现象的了解。人的行为时刻受制于他(她)所属的社群以及其中发生的社会互动。我们的行为方式、人格、生活选择和社会阅历是我们所处的特定时空条件所决定的。作为普通人,我们的视线难免会局限在由家庭、亲朋好友和同事而构成的微观世界里。这不但使我们有坐井观天之虞,更有无法认清自身所处环境及其特征的可怕后果。而社会学的想象力恰恰能使我们摆脱井蛙之见,清晰地通过个人的生命轨迹与社会事件的结合点,来考察结构性力量对于健康状况的影响。

早在19世纪,法国著名社会学家涂尔干(E. Durkheim)指出:自杀并非病理学意义上的孤立案例,而是一种可以通过实证研究来观察和分析的"社会事实"(social fact)。他发现:个体和团体的社会整合度越高,自杀发生的可能性就越低。涂尔干在研究中所展现的社会学的想象力,对后辈学者研究社会凝聚力、整合度和社会支持体系与个体的生理和心理健康之间的关联度,有着极大的示范意义。

在《不健康的社会》(Unhealthy Societies)一书中,威尔金森(R. Wilkison)就发表了他对社会均衡度与国民健康状况之间关联度进行研究的初步成果:首先,最健康的社会往往不在最富有的国度(如美国);其次,通过分析来自全世界的实证数据,威尔金森发现在死亡率和收入分配模式之间存在着明显的关系。例如,日本和北欧诸国的国民在医疗卫生方面得到的福利和服务以及健康状况,要明显高于美国的人均水平。尽管从经济层面来说,美国是全世界亿万富翁最为集中和医疗技术最发达的社会,然而就维护社会公正的努力而言,它却大大落后于其他的发达工业国家。这是因为社会越健康,经济收入分配就越趋向于均衡,社会整合度也越高。况且国家的富足不一定意味着其人口健康状况就能得到相应的改善。同时病死率和收入分配模式之间也有一定的相关性。贫富差距的扩大,会大大地削弱社会凝聚力,使社会成员难以应对来自疾病和痛苦的风险。

在威尔金森看来,社会孤立感的加剧和处理压力能力的缺乏会在健康指标中得到明显的反映。因此,社会的健康程度取决于社会契约关系的强度、国民的安全感和社区内部纽带等综合因素。社会的健康程度并不取决于经济发展的速度和财富的积累;而社会成员的生活品质与社会公平之间,却有着紧密的关联性。在威尔金森研究的启发之下,

社会学者开始关注微观层面的社会支持指标。如,个体从亲近关系中得到情感支持的程度,能否与密友进行私下交流等都能显示出其生理和心理健康状况的好坏。

二、人类学的田野洞察力:疾病(disease)与病痛(illness)之辩

著名人类学家马林诺斯基(B. K. Malinowski)于第一次世界大战期间,在特布里安岛进行实地考察时所采用的以参与式观察为特色的田野研究手段,成为文化人类学的重要标志。所谓参与观察,就是要求人类学者在田野实践过程中,深入他所研究的特定社区的日常生活,最大限度地参与所研究对象的社会活动,通过细致入微的观察,来收集与研究主题有关的一系列专门性的地方知识。值得注意的是,人类学者不像那些号称也做田野研究的来自其他社会科学的学者,在人生地不熟的地区待上一两个星期,发发调查问卷,通过翻译与当地人做些简单的交流,问上几个问题,然后就走人。要真正做到"参与观察",人类学者通常要在他们所选定的研究场所(如村庄、集镇或街区)居住 1 年以上的时间,同所在社区里的研究对象共同生活,从而分享成为社区中普通一员的深刻体验。在田野研究中采用参与式的观察法,对于人类学者来说,意味着参与当地人日常生活的方方面面,顺应当地习俗并尽可能参加一切仪式和活动,力求获取能解决自己疑问的细节和讯息,从而加深对所在社区日常生活的了解。

人类学的视角和以参与式观察为核心的田野研究手段,为凯博文(A. Kleinman)等当代医学人类学者重新审视西方医疗体系提供了认识论和方法论的工具。2011 年 3 月,在哈佛大学亚洲中心举行的凯博文学术庆生会上,来自世界各地的学生和同事都提到一本把他们引入医学人类学大门的"绿皮书",即《文化语境中的患病者与愈疗者》(*Parients and Healers in the Context of Culture*)。这是凯博文以医师和人类学者双重身份撰写的首部学术论著。此书的副标题展露了作者在人类学、医学和精神病学这 3 门学科的边界地带进行开拓性研究的企图心。凯博文在书名中用的愈疗者(healers)一词也似乎揭示了他对于医师(doctors)职责和功能的一种认定。凯博文在中国台湾地区获得的田野体验和实地调查的基础之上,尝试将医疗制度作为富含意义的(地方)文化体系进行深度观察、比较和评述。凯博文在中国台湾地区获得的田野体验和实地调查的基础之上,尝试将医疗制度作为富含意义的(地方)文化体系进行深度观察、比较和评述。他指出:"疾病(disease)和病痛(illness)是存在于社会现实特殊布局中的构建物,必须在特定社会关系组成的环境中理解和领悟其蕴含的丰富意义。"所谓医学概念也是植根于文化和历史语境之中的"解释模式"(explanatory models)。

作为愈疗者的医师有必要以从病患者的角度了解病因、病史及患者对于诊治方法选择的看法和期待,从而共同寻找出有效的解释模式。为了诱导、启发患者构建解释自身疾病模式,凯博文认为可以用以下的 8 个问题来获取田野信息。在解释模式的框架之内,凯博文匠心独运地提出了让患者谈病说痛的问诊方式,后来被称为著名的凯博文八大问题。

(1) 你管这个问题(病)叫什么?

(2) 你认为导致这一问题的原因是什么?

（3）是什么原因使你认为（你）开始发病了？

（4）你认为这个病的有哪些症状？是如何发作的？

（5）病有多严重？是长期还是短期的病痛？

（6）你认为病者该得到什么治疗？你希望病者从这一治疗中得到最重要的效果是什么？

（7）这一病痛引起的主要问题是什么？

（8）你对这个病的最大恐惧是什么？

在凯博文看来，医师有必要从病患者的角度了解病因、病史以及患者对于诊治方法选择的看法和期待，从而共同寻找出有效的解释模式。凯博文这一强调医患双方在治疗过程角色互动作用的看法，在一定程度上修正了社会学权威塔尔科特·帕森斯（Talcott Parsons）对患者和医师的制度化角色所做的功能主义论断。

在凯博文的《重思精神医学》出版之前，跨文化研究对于多数欧美国家的心理医师或者精神病学领域的权威专家们来说，还是个带有异域猎奇色彩的新生事物。医学人类学者对不同社会和文化语境中对精神疾病诊疗现实的描述和分析对西方学者来说尚属边缘之见，不足为训。在凯博文看来，这显然是不可思议的奇怪现象：既然跨文化研究对于建立起一个具有普世价值和国际信度的精神医学范畴是如此至关重要，那么精神和心理医学这一植根于主流西方社会的学科忽视在占世界人口80%以上的非西方社会所进行的跨文化研究呢？如果精神医学只局限于北美、英国和西欧白人中产阶级的话，那么它还能是一门科学吗？凯博文继而抛出了在今天看来仍富挑战性的议题：如果我们把精神医学看作人类学考察和探究的对象，会是怎样一幅图景？透过包括中国、日本、印度、尼日利亚、伊朗、西太平洋群岛等本土理念、疾病识别和诊疗体验的棱镜，（西方）精神医学的中心假说和实践范式将经受质询和比较，精神医学本身的制度、角色、训练和知识体系都会被置于文化分析过程之中。为此，本书由以下各大问题构成：何为精神疾病诊断？不同文化中精神障碍是否会因文化不同而异（方法论问题及其发现）？社会关系和文化意义是否对精神病症的发生和病程有所影响？职业价值观如何影响精神病医师的工作？心理医师和精神病医师是如何治疗的？精神病医学与社会科学之间应该有什么样的关系？

在此书的第一章，凯博文讲述了自己在1980年炎热的8月为一位28岁的湖南"神经衰弱"患者进行的问诊故事，为全书的论述打下伏笔。这位年轻患者认为只有解决自己得的"神经衰弱"这个"生理"问题，她才能治好这一问题带来的经常性的头痛、晕眩和疲劳等症状，进而有希望适应其家庭境遇。在问诊过程中凯博文倾听了患者诉说的"文革"期间所受迫害、下乡务农以及回城后的不幸的婚姻经历。在北美精神病专家看来，这位患者刚好符合官方对主要抑郁障碍症的诊断标准（在今日的中国，估计没有人会提出异议）。然而，在当时，凯博文的中国同事却不同意这一诊断。他们虽不否认患者忧郁的情况，但认为那正是神经衰弱症的表现，而且患者本人也表示认同。作为第一名无意中把"忧郁症"概念带入改革开放后中国的专家，凯博文并不急于向中国同行说明"神经衰弱"这一在20世纪初广泛使用的美国疾病名称已经被当代国际精神病诊断系统排除在外。他感兴趣的是在特殊地方语境中的诊疗现实,即患者的神经衰弱障碍被实习医师和精神科医师诊断为大脑皮质的"周期性功能失调",与此相关的一系列的生理表现就是紧张、虚弱、头疼、晕眩和无力等。对于患者这样从事脑力劳动的工作者来说,其病状是系生理和心理因素共同导致。然而其患有的"神经衰弱"被认定为生理疾病,也就摆脱了可能引起的对于精神病患者的社会歧视(污名)并且有利于免除对于自身情绪问题的责任。

对于当时还具有心理医师身份的凯博文来说,神经衰弱似乎是不可理喻的诊断选择。然而,当他对湖南医学院100位神经衰弱门诊患者进行研究后发现,其中大多数人可以按照北美精神医学诊断系统重新认定为抑郁症患者。然而,这些重新被诊断的患者服用抗抑郁药物后的改善效果只是局部性的。只有当他们能够妥善解决家庭和工作问题之后,他们的症状才开始消失或者真正缓解。因此,凯博文将神经衰弱初步地解释为被文化所形塑的隐匿的个人忧郁体验,在20世纪80年代的中国,这一生理性疾病的诊断有着合理和正当的权威性。凯博文从文化人类学的角度对精神病医学领域进行审视,对异常行为产生背后的文化和社会力量以及这一力量对于心理疾病的诊断和"标签化"过程所起的作用进行了深入细致的分析和探讨。此书的出版对于西方心理医学界反思和改革其诊疗方法体系起了积极的作用。

与绝大多数欧美国家的中国问题专家或汉学家形成鲜明对照的是,凯博文是极少数以中国经验对西方学科进行质疑和改造并大获成功的人类学者。作为同时具备外科和精神医科行医资格的医学博士(medical doctors,MD),他首倡以人类学方法重构欧美精神医学体系,反思西方语境中的医患关系,探索以患者为主体的研究方法(如,疾痛解释模式)和诊疗手段。他力主借鉴非西方文化中医治病痛的经验,来改革纯粹依赖科技仪器的治疗制度和医学院教育体系,并以此应对社会医疗化带来的未预结局。

三、应用人类学视野中的公共健康实践

人类学田野工作者对于文化的适应性、整合性和可塑性这三大特征的认识或假设,对促进健康发展的国际项目研究具有重要的指导意义和实用价值。一般来说,文化的存在是以它能否适应其所在的物质和社会环境中的特定条件为前提的。在空间层面,文化并不是在任何环境中都具有适应性。离开了它如鱼得水的特定环境,文化也会变得水土不服。

在众多失败的国际发展项目中,有一个在发展人类学者中广为流传的例子。20世纪70年代,为改善南太平洋地区土著居民的营养和健康状况,某国际组织实施了一个旨在增加岛民牛奶消费的援助项目。大量的美国奶粉被空运到岛上,供岛上居民免费饮用。然而,多数岛民在喝奶之后就腹泻不止。原来他们体内天生缺少一种能消解乳酸的酶。岛民们便按习俗将用奶粉冲泡的白色浆水,粉刷他们的房屋。这是当地人为治愈腹泻之类常见病所举行的一个传统仪式。由此可见,在项目策划过程中忽略文化在特定环境中的适应性,其后果不仅仅是浪费资源,而且还会导致预期受惠人群根本无法从项目中得到任何利益。如果说上述例子只不过是个茶余饭后的谈资的话,那么本章所讨论的其他由于文化误判而导致当地民众对实施项目反感乃至抵制的案例,则值得深思。

对于应用人类学家来说,文化的整合性具有无比重要的意义。任何发展项目如果只是触及了当地文化的一个方面,而不顾及由此引发的其余各方的变化,其后果将不堪设想。以2008年9月发生的三鹿毒奶粉事件为例,如果我们不仅是从企业伦理和社会责任感的缺失出发,而是聚焦文化整合性失效,能看到隐藏在这一食品危机背后的一幅令人担忧的图景:在商业和权力的双重作用下,配方奶喂养这一原本缺少适应性的工业化社会的育儿文化模式,在输入非工业化社会之后,有效地瓦解了以母乳喂养为主的传统哺育模式的整合性,从而塑造出一种完全以市场和资本所操控的"科学育儿"模式,这种极端的涵化带来的必然结果是一场育儿文化的"畸变"。

必须指出的是,在人类历史上采用动物乳制品或其他手段(如,雇佣奶妈)来替代母亲本人喂养婴儿的做法,并不少见。然而在20世纪,乳品产业运用市场力量介入的方式,来影响消费者的选择和决定(是母乳喂养,还是奶粉喂养),是一种史无前例的营销模式。在此期间,由婴儿配方奶粉制造商和与此有关的医疗和营养权威机构,都对母亲最终放弃母乳喂养而使用婴儿配方奶,起到了不同程度的推动作用。乳品产业和医疗卫生系统结成了利益共同体,以科学和技术的美好辞藻,一起制造了有关婴儿奶粉的全能神话,同时贬低了母乳喂养在实践中的价值和意义。

面对20世纪70—80年代北美和欧洲地区来自消费者的维权行动的压力,绝大多数生产婴儿配方奶粉的跨国企业渐渐缩小了在本国的营销范围,将目光投向第三世界的新兴市场。由于其雄厚的资本实力和销售策略,这些企业几乎毫不费力地抢占了大量原本属于本地乳制品产业的市场份额。在全球化日益加剧的大环境下,当婴儿配方奶的营销重点从欧美市场转向发展中国家和地区之后,本土性和地方性儿童抚养文化在婴儿食品的商品化和市场化力量的夹击之下,被不断重塑,从而发生了深层次的畸变。因此,毒奶粉事件不过是这场畸变中的一个插曲而已。在我国,婴儿配方奶生产厂商、与奶粉制造业结盟的医学专家(如儿科医师)和地方官员以及为配方奶代言人的娱乐界名人(在欧美国家,娱乐行业的名人们几乎不会考虑为任何婴儿食品做代言人;而且他们多半是母乳喂养的提倡者和亲历者)等,都在这场文化异变中扮演了忽悠者的不光彩角色。在营养医学专业术语包装下,传统的母乳喂养模式显得如此落后和过时,最终不得不让位于以婴儿配方奶和其他替代喂养方法。

尽管很少有人否认母乳喂养这一科学常识的合理性,但我们还是不得不面对众多国家(包括中国在内)和地区的妇女由于放弃传统的母乳喂养模式,转向使用奶粉或配方奶喂养,而不得不面临的灾难性后果。首先,使用奶粉喂养对用水质和奶瓶的清洁程度有相当高的要求。在许多贫困地区,母亲使用遭到污染的饮用水冲兑奶粉,无异于平添新的健康隐患。当婴儿日渐长大而食量日增之时,捉襟见肘的母亲再也买不起足够量的配方奶,只得以水冲淡奶粉,将就着对付嗷嗷待哺的婴孩。这种不是办法的办法,往往又导致了原本可以避免的婴儿营养不良。在多数时候,母亲在使用配方奶喂养婴儿之后,连反悔的机会都来不及。因为一旦中止母乳喂养,哪怕只是很短的一段时间,母体本身几乎无可能再分泌出足够量的奶水。由此可见,从放弃母乳到选择配方奶喂养其实是个不可逆的过程。而这个过程对于农村或城镇低收入妇女来说,可以说是引祸上门。轻信

"科学喂养"神话而改变传统喂养模式。

委内瑞拉农村的哺乳期妇女,就曾因强烈抵制政府和国际组织联合推行的一项免费提供婴儿奶粉的计划,而得到人类学家的赞赏。尽管委内瑞拉母亲们抵制的原因似乎是来自文化信仰的层面(在当地人看来,用奶粉喂养婴儿就是意味着母乳不合格,也可以说母亲的身体还不够健康),但人类学家仍然认为她们对配方奶粉说不,是直觉式的行为,更是睿智的选择。首先医学研究证明,母奶(健康母亲的母乳)较之奶粉或者婴儿配方奶,有着无可比拟的营养价值。可以说母奶能为婴儿成长提供最好的营养需要,同时母亲又能通过母乳将抗体传给婴儿。然而,常识终究抵不过由商家和营养学家编织的婴儿配方奶在营养均衡的神话,加之独生子女的家长们育儿心切,使得使用奶粉喂养成为一种现代化的科学育儿方式,受到各方精英的推崇。

与多数正直的医学专家一样,人类学家积极提倡母乳喂养模式,但更愿意采取具体问题具体分析的态度。比如,在推广母乳喂养的实践中,人类学者发现了硬币的另一面,即在市场经济语境下,如果让对认同"科学育儿"方式的都市女性放弃配方奶喂养,也会遭遇到类似与委内瑞拉母亲般的抵制行为。根据一项旨在鼓励美国东南部女性选择母乳喂养的研究,发展人类学指出:妇女们即便完全理解,也不否认母乳喂养是一种科学和健康的育儿方式,在实践中她们仍然显得犹豫不决,莫衷一是。首先,在心理层面,她们无法确信自己有充足的奶水来喂饱孩子;其次,在某些公共场合喂奶,会使她们觉得尴尬和难看;最后是来自她们亲友的反对态度。由此可见,即便某一发展项目能为受助对象带来福利,也完全有可能会遭到拒绝。处在文化、社会和心理等维度的复杂因素,都会最终成为阻碍受援对象参与项目的羁绊。

社会和文化这2股影响和制约经济发展、人口与健康的力量,永远不会在人类学家视野中消失。这一特点在应用人类学研究中得到了充分的体现。近年来,有越来越多的人类学者参与人口调查设计,收集有关人口规模、年龄、性别构成、增长或减少幅度的数据。人类学者对于人口研究的主要兴趣在于对隐藏在数字背后的影响人口趋势的社会和文化因素进行探索,并通过田野研究来提供自己的见解。这虽然与那种对采集来的数据进行处理和统计分析的传统手段不同,但殊途同归。比如,为了解释不同国家间生育率下降幅度差异产生的原因,人类学者通常不满足于仅仅在经济增长以及识字率与生育率的关联性之间做文章。人类学者会更关注于那些人口统计和其他数据来源所难以反映的影响出生率的因素,将研究重点集中在小范围的人群,考察人口发展的动力与家庭和个人层面的一系列行为和态度之间的关系。他们的研究论题范围较广,包括不同文化语境中的家庭结构、育儿模式、婚姻、性与生殖行为的信仰和实践,健康与疾病治疗。

人类学家对于人口增长的关注主要有2个层面。首先,人类学家对于人类生育行为[包括伴侣(夫妻)对于育儿数量的选择和控制],采用的是一种整体性(holism)研究角度,即把生育行为放在人们日常生活的整个系统中加以考察。对于特定社会语境中的行为模式的分析,能使我们看到某一地区的出生率往往与地方条件尤其是经济因素有关。另外,人类学家还通过在小型社区进行深入细致的田野研究来找出第三世界婴儿出生率偏高的成因。

　　笔者在约翰斯·霍普金斯大学高级国际研究院任教期间,与该校同事和一些曾在国际组织工作过的学生,对困扰许多发达国家的高出生率问题的进行过课堂讨论。学生们发现,比起尼日利亚或萨尔瓦多的任何普通家庭,北美地区处于平均收入水平的家庭,应该有能力养育更多的孩子。然而事实上,北美平均每个家庭的育儿数量仅为 2～3 个。而在尼日利亚等经济欠发达地区,每户平均育儿多达 6～7 个,而且已经成为家常便饭。有些学生在解释这一似乎违背经济规律的现象时,想当然地做出以下结论:"穷国"的育龄夫妇拒绝计划生育,无视多生多育对国家的教育和卫生系统带来的负担,是落后和无知的表现。

　　然而,经过进一步辩论,大家认识到,事实决非我们所看到的那么简单。在北美,除了针对育儿的代价和收益(cost and benefit)的经济层面的考虑之外,还有一系列其他因素在影响和促使配偶,使之做出限制家庭规模的决定。这些因素可以是:与"理想"家庭规模相关的文化规范和社会期望;与职业选择有关的空间流动;妇女职业发展目标和怀孕生育时间的"理性"选择;儿童成长过程对于社会资源的需求和耗费。与此同时,在众多欠发达地区,所谓育儿的代价和收益的理性考虑,却以另一种表现方式影响出生率。在非工业化社会,孩童作为劳动力对于增加家庭收入和未来养老而言,具有相当高的潜在价值。

　　除此之外,育龄夫妇愿意多生多育,还出于对下列因素的考虑:婴儿的高死亡率;扩大型家庭(多代同堂的居住模式)中每个成员所具备的分担抚养幼儿的能力;比发达国家低得多的儿童养育费用。我们所进行的这场对于不同语境中人口增长率问题的讨论,不但反映了我们自身的文化相对主义理念,更主要的是我们借助应用人类学视角,发现了人口与环境的关系、文化价值观、信仰体系和生育实践对于生育率、死亡率和移民(人口流动)过程的深远影响。

第八章　医患关系

　　医患关系是医学社会学研究的核心议题之一。医患关系有广义和狭义之分。狭义的医患关系指医师与患者之间的关系。广义的医患关系指医务人员（包括医师、护士与医疗行业后勤人员）与患者一方（患者本人、患者的亲属、监护人、单位组织等）之间的关系。近年来，国内有关医患纠纷、医患冲突的报道层出不穷，冲突的激烈程度似乎也呈现增加的趋势——冲突有时甚至发展成为暴力伤医事件。可见，中国医患信任程度下降、医患关系恶化已经成为不争的事实。当然，需要指出的是，医患关系紧张不是我们国家特有的现象，在别的国家也同样存在。

第一节　医患互动模式

　　为了探究中国医患关系恶化的原因与后果，首先需要了解医患互动的一般模式。医患互动是医患关系的基础。医疗实践中医患双方相互作用的顺畅与否直接决定了医患关系的好坏。从现有的研究文献来看，目前学者主要从 3 种理论视角来刻画医患互动：第一种理论视角是功能主义派别的父权主义视角，即将医师-患者之间的关系类同于父母-子女之间的关系，医师相对于患者拥有更多的权力；第二种理论视角是患者中心主义视角，即强调患者的需求和自主性；第三种是综合视角，即以不同的医患互动模式适应不同的情境。下面我们将依次讨论这 3 种理论视角。

一、父权主义视角

　　医患互动的父权主义视角可以追溯到帕森斯。作为最早系统论述医患关系的社会学家，帕森斯在他的《社会系统》（*The Social System*）一书中提出了"病人角色"的概念，为理解医患互动提供了理论框架。帕森斯认为，医患之间相互需要，彼此都无法离开对方来定义自己的角色。医患双方均有权利和义务。在医疗过程中，患者居于从属地位，尽管被免于承担"正常"的社会角色，但是需要服从和配合医师，努力使自己康复；相反，由于对医疗知识和技能的垄断性掌握，医师占据主导地位，但是需要帮助患者恢复到正常的功能水平。无论是专业的威信、职业的权威还是患者的情境依赖，医师相对于患者来说拥有极大的权力和临床自主性。然而，在这一理论中，患者的价值观念、治疗决策都被忽略。在帕森斯看来，这种医患关系的不对称性并不构成问题。

　　帕森斯的理论下的不对称的医患关系之所以是和谐稳定的，是因为医师的角色被设定为情感中立的、专业的、普世主义的和具备集体取向的。医师所扮演的角色是利他的，他时刻将患者的利益放在首位。

二、患者中心主义视角

尽管帕森斯的病人角色理论有助于理解医患互动,但是其对于患者自主性的忽视和对医师利他角色的设定受到了批判。受工作条件的影响,医师的行为可能会发生扭曲,患者在医疗过程中也并不是没有自主性的。随着影响人群健康的主要疾病从传染病和围生期疾病为主转变为慢性非传染性疾病,部分学者提出了以患者为中心的医患互动模型。伯恩(Byrne)和朗(Long)指出,以患者为中心的医疗咨询反映了对患者需求和偏好的认识,其特征在于鼓励患者发表意见,强调医师的倾听、反思和合作等行为;其目的是让患者更多地参与到护理当中。在治疗过程中,医师需要对患者的"隐藏议程"持开放态度。同情、一致和无条件积极关注的态度对于实现患者的治疗变革都是必要的。在上述观点中,友好和同情的方式可能会增加患者坚持治疗的可能性;相反,任何一方的负面情绪反应(譬如,愤怒与怨恨)可能会使医学判断复杂化,从而导致诊断错误或导致患者违反治疗方案。无论是身体治疗还是心理治疗,对治疗目标和要求的共同理解对治疗都至关重要。因此,可以说,以患者为中心的医患互动模式更加强调医师和患者之间个人关系的优先性。

消费主义的立场代表了患者中心主义理论视角的巅峰。消费主义侧重于购买者(患者)的权利和卖方(医师)的义务,而不是医师权利(指导)和患者义务(遵循指示)。因此,在交易过程中,告诫"让买家小心",而不是信任卖家的善意是合情合理的。在消费者关系中,卖方没有特定的权力;合法的权力掌握在买方身上,他们根据自己的判断,可以决定购买或不购买。消费主义暗含了患者和医护人员之间的能力差距缩小的假设,而不是假设医师接受培训并且足够了解产品质量。在消费主义的医患互动模式中,消费者可以通过经验、患者教育或媒体获得的知识对医疗服务进行评估。大量自助健康书籍的出现,为自我保健提供可能性,人们也不再需要由医师处理所有症状和伴随的疾病。

三、综合视角

更多的学者秉持折中的路线,依具体情境的不同,提出了不同的医患互动模式。譬如,根据疾病类型,萨斯(Szasz)和霍伦德(Hollender)将医患关系归纳为以下3个主要模型:①主动-被动模式。因为获得知情同意或让患者参与决策所需要的时间显然会危害患者的健康,所以这种模式出现于急症抢救治疗的过程中。这种模式本质上并不是一种互动,因为被采取行动的人无法积极参与,患者被认为是无助的,需要医师的专业知识,这种关系使得医师完全控制情况。无论患者的贡献如何,无论结果如何,治疗都会开始。②指导-合作模式。这种模式适用于急性或感染性疾病的治疗中。虽然生病了,但患者是有意识的,有自己的感受和愿望。患者感到焦虑或疼痛而去医师那儿寻求帮助。因此,患者是准备好并愿意"合作"的。这样的条件仍可以使医师处于权力地位。医师希望患者安心地合作和服从,因此医师对于患者不应该是命令式的,而是指导式的,以使得患者更好地接受。③相互参与模式。这种模式出现在慢性病的管理中。该模式相信,人与人之间是平等互利的。医师不能确切地知道对患者最好的是什么,患者能够自己照顾自己,使医师和患者相互参与的基础在于双方具有相同的权力、相互独立和平等的满足。在这种模式下,医师赋予了患者更大程度的责任感,其特点是医师具有高度的同理心。这种医患互动具有与友谊和伙伴关系相关的要素,医师的满意度不是源于对他人的控制,而是源于他为患者提供的独特服务。

1981 年,布朗斯坦(Braunstein)在《行为科学在医学中的应用》(*Medical Applications of the Behavioral Sciences*)一书中提出了 2 种医患关系模式:传统模式和人道模式。传统模式类似于帕森斯描述的家长式的医患互动。人道模式强调患者是一个完整的人,患者本身比他的疾病重要得多,要发挥患者的主观能动性,让患者自己决定自己的命运并对自己的健康负责;对患者的帮助不仅仅依靠技术措施,还依靠医师的同情心、关切和负责的态度。伊齐基尔·伊曼纽尔(Ezekiel J. Emanuel)和妻子琳达·伊曼纽尔(Linda L. Emanuel)从患者的价值观、医师的职责、患者的自主权和医师扮演的角色 4 个维度出发,将医患互动分为 4 种类型,"家长式的""信息式的""解释式的"和"商议式的"。对应这 4 种类型,医师的角色由治疗方案的决定者转变为方案的指导者和参与者;而患者的角色则从被动接受者和服从者转变为医疗方案的讨论、选择和完善过程的参与者。

不同理论视角展现不同的医患互动模式。理论的发展显示这样一个事实:医患互动似乎正向消费主义方向发展,医师的权威正在下降。自 20 世纪后半叶以来,在医学及医疗保健服务行业,以经济为目的的行为动机的发展趋势愈发明显,医疗费用的快速增长对各国卫生保障能力提出挑战。医学越来越像一项商业活动而非人道主义的事业,医患关系中的某些特质正在发生改变。多方面的利益冲突也日益凸显,政府不得不作为强制力量介入并进行调节。政府、医疗保险公司等第三方付费组织加大了对医学职业自治权的剥夺、管理和限制程度,医学职业通过专业化过程获得的权威与特权正被"意外地、有目的地和有针对性地"削弱,标志着医学职业"令人炫目的诸多特征"的减弱。去专业化趋势使医师的专业自治权受到削弱,并且使医学职业对患者群体的控制减少。医师自己也越来越认识到他们所参与的医患互动的模式的变化。"职业权威的传统观念受到受过更多教育和更平等的社会的挑战",更多的医师开始批评"传统医师家长作风和患者服从",敦促更多患者参与临床决策。

第二节 影响医患关系的因素

医患互动并非在"真空"中发生。从医患互动的不同模式中,我们可以发现疾病的类型、医疗体制、平权主义和消费主义文化的发展会影响医患互动。除此之外,还有其他个人、社会等诸多因素影响医患之间的互动。

一、社会阶层

举例来讲,患者的社会阶层就是影响医患互动的一个重要因素。瑞恩(Ryan)发现,在和患者进行沟通时，医师对患者理解信息的能力以及获取信息的愿望存在刻板印象，而这种刻板印象是基于社会阶层的。医师认为来自更高社会阶层的患者需要更多信息，并且更能够理解它。多位学者的研究证实了这一点。通过使用磁带记录沟通过程来研究医患关系，卡特赖特(Cartwright)和奥布赖恩(O'Brien)发现，医师在中产阶级患者身上平均花费 6.2 分钟，而在工薪阶层身上只花费 4.7 分钟。彭德尔顿(Pendleton)和博克纳(Bochner)研究了不同的社会阶层所获得的医学信息差异。他们发现，社会经济水平较低的患者从全科医师那里获得的医疗状况信息比社会经济水平较高的人更少。斯特里特(Street)发现医师在医疗咨询中提供的信息量受到患者交流方式和特征的影响。患者提问的问题越多，他们表达的关注、担忧和情感越多，收到的信息则越多。通常，受过更多教育的患者通过交际方式获得更多信息。斯特里特认为受教育程度较低的患者可能会因为被动的交际方式以及医师对其信息需求和欲望的误解而倍加不利。

佩克(Peck)和康纳(Conner)借助阶层特征框架进一步研究了社会阶层特征与医患沟通之间的关系。阶层特征框架源于期望状态理论，该理论的主要前提是期望过程在塑造互动中起着重要作用。具体而言，地位特征会影响互动和印象，使得群体的权力和声望顺序反映成员的初始地位差异。通过实证研究，佩克和康纳发现了医患互动中的不对称性。他们的研究假设医师和患者之间的身份差异较大时，医疗互动更可能成为医师主导，尤其体现在种族、性别以及社会经济地位 3 个方面。

二、性别

医患互动也存在着性别上的差异。女性较低的社会地位在医学领域也有所体现。对女性的治疗决定往往并不符合她们的最大利益。女患者的形象往往被描述为天生的脆弱、多病、没有能力、顺从和需要定期向医师咨询。由于这种性别印象，一些男医师将女患者看作低人一等的群体。大多数医师承认他们确实存在这些偏见，并且会遇到他们不喜欢的患者，但他们并不普遍认为这些偏见会影响他们对患者的护理。医师的性别同样会影响医患互动特征。男性医师往往更注重科学，他们更感兴趣的是权威、权力以及经济回报；而女性医师往往更注重服务(服务社会)，她们是以人为本的，寻求个人独立。

三、文化

医患互动不仅受医患双方个人特征的影响，还受到外在环境的形塑。文化是定义和解释健康和疾病的基础，文化的差异也会给医患互动带来影响。患者是脆弱的并且具有依赖性的。患者的文化或亚文化背景进一步增强了这种脆弱性。不同文化背景下对疾病症状描述的不同及其造成的社会交往模式的不同，地理差异带来的医学文化和风俗的差异，都会导致不同群体在思维和交流方式上有所不同，进而给医患互动带来一定的障碍。

四、互联网

互联网的发展给医患互动带来了新的可能。医师已经将这种媒介作为"重要的第一步"，他们对互联网带来的安全、保密和关系建立等问题持积极态度，并希望患者能够满意、遵守医嘱、获得教育并改善健康，同时保持自己以高效、准确和经济的方式治疗患者的能力。Wieczorek 研究了电子邮件的发展给医患互动带来的改变。随着先进的远程医疗技术涌入市场，基于电子邮件的多项改进不断涌现。例如，掌上电脑（personal digital assistant，PDA）允许医师仔细检查诊断并识别药物相互作用，并通过"推送电子邮件"告知他们来自其他医师或处于危急状态的患者的信息。电子病历系统（electronic medical record，EMR）允许供应商和患者通过电子邮件随时访问患者数据。同时，PDA 和 EMR 使医师能够绘制病情变化图（例如，利用糖尿病患者几个月内的数据绘制的血糖读数），并反过来可以给患者提供视觉指导。正如 Bates 和 Gawande 所说："新一代技术可以改善信息交流，特别是如果各种应用程序和常见的临床数据库之间存在联系。"所有这些不仅可以改善医师的诊断和治疗，还可以让医师和患者亲自或通过互联网一起查看结果，改善患者对医患关系的理解和与医师的合作方式。

第三节　中国近年医患关系紧张的原因

那么，为什么中国近年医患关系比较紧张呢？其实，对中国医患关系紧张更深层次的原因的分析，也是近年来相关领域研究者涉足较多的研究问题之一。当前，学界对医患关系紧张的主要解释为：医疗和医疗保险相关制度的改革变迁、医疗文化和医学伦理滞后于社会发展以及包括沟通技能、舆论应对等在内的技术方面的缺失。

一、制度因素

近年来，在医疗技术水平不断提高与医疗保障制度不断改革的背景下，居民自身承担的医疗费用不断增加。在单位制时代，居民的医疗费用大多由单位进行报销买单，患者与医疗机构之间不存在任何经济上的冲突。随着单位制的瓦解，医疗费用压力转到患者身上，医疗机构和患者之间的利益冲突开始出现。

自 1992 年国务院卫生部发布《关于深化改革卫生医疗体制的几点意见》以来，公立医院逐步实行市场化的管理体制。医院所承担的自负盈亏的财务责任，通过"以药养医"、红包回扣、采购套利等手段转嫁到患者身上。这种经济上的压力，使得患者觉得自己是"无奈的消费者"，而医院是"牟取暴利者"。这种对立进一步传导至患者对代表医疗服务提供方的医务人员的形象感知上，就会引发医患关系的紧张。

姚泽麟认为，改革开放后医疗经济责任的私人化，造成了医疗服务利用的竞争和分化，破坏了医疗服务的可得性与均等化，最终导致了医患关系的恶化。曹晓颖指出，高昂的医疗费用造成低收入群体患者的不满，甚至有一些医疗纠纷直接源于患者转移经济压力的诉求。另一方面，一些学者指出，医患关系的恶化还在于包括司法诉讼、行政调解等在内的正式制度安排不能给患者及其家属提供低成本和高效率的维权途径，而使得患者不得已采取非正式的自主行动来维权，这些行为往往更加激化矛盾。张晶指出，正式的制度安排重经济诉求,轻视伦理诉求和情感诉求,因此遏制个体"医闹"行为乏力。

此外,我国的医疗体制在资源分配上对公立大医院有着明显的倾向性,优质资源集中在大医院,分级诊疗制度便难以得到广大人民群众的认可,很多群众无论大病小病都去三甲医院。在这样的情境下,大医院的医疗服务顺应市场规律提价,又同时面临着严重的医疗拥堵问题,老百姓不仅看病贵,而且看病难,又维权无门,对医疗系统的不满也就逐步加深。

二、文化因素

整个社会的文化环境对医患关系有着不可忽视的影响。当今社会,人们不仅仅是对医疗机构和医务人员的信任感下降,对食品生产商、教育机构和教育从业者、政府和公务员等组织和群体都存在着明显的不信任感。在目前的低信任度社会中,普遍的不信任感会传染给各行各业,使患者在进入医院时就抱着怀疑态度和防备心理。在引入市场经济之后,医疗机构和其他公共服务提供组织一样,或多或少地引入了市场化的运作方式。在市场经济文化的冲击下,传统的医疗文化受到了严重的冲击,当今医疗事业的发展方向与传统的医德价值观出现了一定程度的偏离。当患者依旧以"无私奉献"和"神圣伟大"等道德标杆去要求医务人员与医疗机构时,就不可避免地与后者产生矛盾冲突。

根据梁仟等人的一份调查发现,汕头大学医学院的医学生的医德状况和传统医德价值体系与以往相比发生了较大程度的偏离:只有很少(约15%)的医学生认为医师职业"崇高伟大",接近一半(45%)的医学生认为医师和其他行业一样,只需要尽本职工作。这些医学生们选择做医师的动机中父母期望和医师稳定的职业前景和优厚的待遇占了主导地位(约60%),而救死扶伤的济世理想则退居次席。医疗行业的职业价值的转向快于人民群众对医疗这一行业认识的转变,当双方都以自己的价值标准完成医疗过程时,人民群众随之产生"现在的医师医德越来越糟"的负面印象;而医疗从业者则认为"医师也是人",为自己的合理个人权利(包括在上班时间合理休息、正常休假、获得与能力匹配的高收入等)不受尊重而感到无奈和愤怒。这种观念冲突无疑构成了医患关系紧张的文化土壤,也是医患双方对彼此群体间不满的主要原因。

三、伦理因素

在伊曼纽尔夫妇提出的医患关系4种伦理模式中,没有任何一种可以用来贴切地描述中国当前的医患关系。在很多西方发达国家,医患关系已经跨入了较为稳定的以患者为中心的伦理体系中。在这个体系中,医疗机构和医务人员作为专家,在沟通和劝导之后,向患者提供追求实现他们需求的各类治疗目的的治疗方案。

中国的医患关系正在从传统的家长主义模式向其他模式转型,在这一过渡时期,患者对医疗机构和医务从业者的要求出现"众口难调"的局面。大部分的患者渴望得到消费者模式里医师提供尽善尽美的信息服务的权利,但自己又没有进行独立决断的专业知识。中国的文化传统和现行法律排斥诠释模式和慎思模式中所允许的利用医疗行为追求改善患者健康状况以外的目标的行为。由于得到广泛认同的新的医患伦理体系尚未建立,当医患双方追求的目标不一致时,这类矛盾往往被双方定义为"利益冲突"。在北京的一次样本量为 2 300 的社会调查中,接近 10％的人认为患者和医院本质上为利益对立的关系,分别有 20％左右的人认为双方的关系是消费者和商家的关系或是契约合同关系。由此可见,相当部分的人民群众对医患关系的认知是偏离实际情况的。事实上,医疗方和患者之间没有直接的利益对立,也不能像店家为消费者一样由患者做主选择医疗服务,医疗机构更没有和患者"以钱换健康"的稳定契约关系。这种普遍存在的认知上的误区反映了人民群众对医疗机构和医务人员职责的认识脱离实际,也正是当今中国医患关系陷入伦理困境的表现。

四、沟通因素

沟通缺位和沟通技术的缺乏可能是造成医患关系日趋紧张的另一个重要原因。由于沟通失败产生的医患纠纷,不仅发生在中国,也发生在西方国家。贝克曼(Beckman)等人认为信息不对称、人力资源不足背景下的沟通失败是美国医患矛盾的主要原因。如上文所述,1956 年,萨斯和霍伦德曾提出医师与患者关系的 3 种模式:主动-被动模式、指导-合作模式与相互参与模式。我国的医患关系长期处于主动-被动模式,即医务人员拥有绝对的权威,在治疗活动中拥有绝对的支配权。

随着今天广大人民群众受教育水平和卫生保健知识水平的不断提高,他们参与自身治疗方案的意愿也不断加强。在患者全新的诉求下,如果传统的医患沟通模式依然是"主动-被动模式"下的医师命令患者,那么在遇到理解障碍和突发状况时,患者将会出现明显的不信任感和逆反情绪,更进一步则会引发医患矛盾。

梁子君认为,当今医学教学重医疗技术,轻医学人文,医学生的人文素养和沟通技能严重"欠账"。刘洪雷等人通过对某产科医院 24 起非明显医疗过错医患纠纷的案例进行了充分的分析后得出结论:医师和患者之间的专业知识隔阂、不足或不充分的沟通以及医师的职业倦怠等原因造成的沟通失败是这些医患纠纷爆发的根本原因。岳冬梅等人对发生在儿童专科医院的医患纠纷做出了类似的判断,认为沟通失败常常造成医师与患者关系的紧张,并有可能引发医患矛盾乃至暴力事件的爆发。王彪也指出,沟通不足造成医疗方和患者信任感的缺失,使得任何一次诊疗效果不佳都可以成为矛盾爆发的契机。

五、舆论因素

当今社会处于信息流通极为方便的信息时代,加之有关部门对医疗事件相关舆论监管控制的缺位,社会舆论的渲染对营造和谐医患关系也产生了不利的影响。

布鲁姆(Broom)发现,现代互联网传媒技术对医患关系有着双刃剑的影响。互联网一方面为通过医患沟通改善医患关系开拓了渠道,另一方面则通过不良舆论造成医患之间的紧张关系。周坤通过实证研究发现,社会舆论对医疗机构和医务人员的评价对医患关系有着显著的影响,负面的公众舆论会使患者在进入医疗机构时产生先入为主的不良印象,患者的戒备心理在遇到沟通失败或医疗过程中的变故时就更加容易激化成医患矛盾。媒体对医院和医疗事件的相关报道中,掺杂着众多失真和片面的内容,很多情况下成了医院和医师形象的负面宣传,为本就信息不对称的医患沟通进一步营造了不利的氛围。董昉认为,媒体并不掌握医疗方面的专业知识,可以说和普通的患者在医学知识上并无二致,但在现实中,媒体报道却往往以"真相"自居,对医疗事件的性质进行"医疗鉴定",常常给医疗方造成严重的负面影响。在我国,新闻媒体在报道医疗事件时有着明显的"弱者倾向",几乎一边倒地站在患者一方,矛头直指医疗机构与医疗鉴定机构。可以说,社会舆论管控和科学的舆论宣传的失败,也是医患关系紧张的重要推手。

第四节　医患关系紧张的后果

医患关系紧张最直接的后果就是医疗纠纷事件不断发生,这也是人民群众和媒体关注医患关系最主要的方面。紧张的医患关系促使患者在看病时采取曲折手段(包括重复性就医、运用私人关系、自我修改治疗方案等),也促使医师在诊疗过程中采取防御性的诊疗方案。无论是确实爆发的医疗纠纷,还是医患双方因为提防对方侵害自身而采取的各类手段,无疑都加重了社会卫生体系的运行负担,扰乱正常有效的就医秩序,在浪费了大量的社会资源的同时降低了卫生系统的运行效率。下面,我们具体讨论紧张的医患关系带来的社会后果。

一、医患冲突

医患紧张关系下爆发的医患纠纷遍布全国各地各级医院,每年给中国社会造成巨大的损失。据中国医师协会 2013 年发布的《医患关系调查报告》,当下中国平均每家医院每年发生医疗纠纷 60 多起,其中发展为暴力事件有 5.4 起,约有 3/4 的医师认为自己暴露在合法权益受到侵犯的风险中。人民网舆情监测室统计了 2016 年以来较为典型的 42 起案例,发现医闹总人数超过 230 人,共约致 60 名医护人员受伤或死亡,个别案件有患者家属组织百人围堵医院,影响恶劣。就医患纠纷发生的具体情况看,越是专业水平高、就诊人数多、业务繁忙的医院,医患纠纷和暴力事件发生的频率就越高,造成的经济、人员和社会效益的损失相对也更加严重。譬如,2016 年的 42 起暴力事件均发生在二级以上医院,并主要发生在三级医院。这样的恶性事件不仅给当事人造成不可挽回的伤害,当这类事件频频曝光于大众传媒平台时,也给广大医务工作者的心理造成巨大的情感创伤,同时加深人民群众对这些在各地方承担主要救治责任的高水平医院乃至整个行业的不佳印象,进一步打击了本就已在动摇的社会信任体系。

二、患者防御性应对手段

当关系趋于紧张,双方处于较低的信任程度时,医患双方都会采取提防对方的手段。对于患者而言,为了防止医师和医院从自己的诊疗方案中牟取不正当利益,患者可能采用重复性就医、运用私人关系进行就诊、送红包等手段。患者就同一个病症多次挂号不同医院或同一个医院的不同医师,已经成为人民群众就医的一种"常态"。患者不仅仅通过多个专业医师来验证诊疗方案,甚至还会通过包括互联网信息平台在内的非正式信息渠道所获得的信息来进行验证,如亲戚朋友、病友、QQ 群甚至是微信朋友圈等。当医师给出的诊疗方案不符合自己的预期时,患者甚至会对诊疗方案进行超过自己知识水平的专业性的"修正"或其至直接摒弃。基于"如果没有关系就得不到正确的治疗,不认识的医师只想从患者这里捞钱"的认识,拥有社会资源的患者倾向于通过私人关系而不是正常的渠道来获取就诊机会。在这种不良就医风气下,优秀医师的就诊号以社会关系而不是根据病情、病症进行分配,这无疑大大弱化了专病门诊和专家门诊在专病专症上的经验和技术优势,同时也严重侵害了一般民众公平就医的合理权利,使得本就拥挤的看病过程难上加难。有些患者因为害怕医师从自己的医疗方案中捞钱,索性递送红包先行"喂饱",以求获得合理的治疗,如果医师拒收,他们反而惴惴不安,认为自己这次一定要被"狠宰一刀"了。

患者因不良医患关系做出的这类举措,不合理地占用了本就紧张的医疗资源,干扰了正常公平的就医秩序,腐蚀了医疗行业的职业道德,动摇了医师作为专业从业者的专业权威,降低了患者及时获得合理治疗的可能性。鉴于医患之间几乎不可逾越的信息鸿沟,这些曲折手段无论在实际上是否有效,都可能被患者归为诊疗结果的重要原因,例如,把诊疗结果理想归因为找对了人,把诊疗结果失败归因为红包送的不够等。这些非正常的、有害的手段不断自我强化,在长期内将进一步动摇患者对医疗方的信任。

三、医师与医疗机构防御性应对手段

在恶劣的医患关系的背景下,医师与医疗机构为了应对患者一方的敌视态度与潜在的实施攻击性行为的可能性,通常会采取"防御性医疗"的策略。在西方相关研究领域的认知中,防御性医疗主要是为了预防医疗诉讼;而当今中国的医师的防御对象除了诉讼以外,还包括暴力行动造成的伤害。

陈王华等将防御性医疗分为"积极防御性医疗"与"消极防御性医疗"。前者指的是医师以保留证据为目的,完善医疗工作;后者指的是为了避免医疗争议的出现,医师宁可采用风险较小的保守医疗方案,也不采用更合适的、高风险的医疗方案。当前医院中屡见不鲜的过度检查、诊断过程漫长复杂、诊断结果模棱两可、过多的建议转诊甚至拒诊等现象,都是消极防御性医疗的表现。面对疑难杂症,持有防御态度的医师倾向于踢皮球或是用最低风险的治疗敷衍了事。一些医院还针对"麻烦多事"的患者建立了黑名单,黑名单中的患者常常被医师拒绝提供医疗服务或以保守处置方案敷衍了事。

显而易见,消极防御性医疗加重了社会医疗系统的经济社会负担,导致医疗措施达不到应有的医疗效果,使相当一部分的人民群众的生命健康与平等就医的权利受到侵害。和患者出于对医疗方的不信任而采取的行为一样,医疗方的此类行动也会动摇彼此的信任,使本就紧张的医患关系雪上加霜。

结语

本章回顾了有关医患互动模式的3个主要的理论视角,包括功能主义派别的父权主义视角、患者中心主义视角、综合视角。这些理论视角演进的背后反映了医患互动模式的变迁:正由传统家长-子女式的医患互动转变为双向参与式,甚至是消费主义的互动模式。在医疗过程中,医师的权力正在削弱,而患者的权力正在增强。

医患互动受多方面因素的影响。一方面,患者的阶层地位影响医患互动。姑且不论获得(优质的)医疗资源的可能性,社会经济地位低的群体在医患互动中亦处于不利的地位。和社会经济地位较高的患者相比,具有较低社会经济地位的患者在维持医师注意力方面存在困难,获得的有关疾病的信息也更少。当然,其他医患双方的个人特征,譬如性别、种族,也会影响医患互动等也有影响。另一方面,社会、文化、制度环境也影响医患之间的互动。近年来,特别是医疗制度改革和网络的兴起,给传统医患关系造成了挑战。医师的临床行为受到医疗制度因素的影响,制度的变革有时会产生非预期性的后果,使得医师的行为偏离专业要求。网络的兴起为患者的交流和分享提供了空间;有些患者甚至成了"行外专家"而具备了与医师讨价还价的能力。

近年来,造成我国医患关系紧张的因素有多方面:①医疗体制改革改变了原来的利益结构,使得医师行为发生了变异;②医疗文化和医学伦理的发展滞后于社会发展的速度;③医师沟通技能、舆论应对等在内的技术方面还相对缺失。医患关系紧张最直接的后果就是患者对医师信任度的下降,医疗纠纷事件不断发生。紧张的医患关系促使患者在看病时采取曲折手段(包括重复性就医、动用私人关系、送红包等),也促使医师在诊疗过程中采取防御性的诊疗方案。无疑,上述后果干扰了正常有效的就医秩序,加重了社会卫生体系的运行负担,造成了医疗资源的浪费,更不利于整个社会的和谐稳定。

第九章　社工视角下的医患沟通技巧

█ 第一节　医疗社会工作概述

一、国外医疗社会工作的起源与发展

医疗社会工作起源于 16 世纪的英国,神职人员作为施赈者(almoner),在医院救孤济贫,这被视为医疗社会工作的起源。1905 年,美国麻省综合医院的理查德·卡伯特(Richard C. Cabot)倡导成立社会服务部。他认为,社会工作在医疗保健服务中的作用在于"填补医疗方面的漏洞,提供实用性的建议事项,减少医疗界与患者群之间的差距"。社会工作者被描述成医院与患者的桥梁,可以将医院与社会力量和助人机构有机结合起来。麻省综合医院设立社会工作岗位,标志着医务社会工作步入医院社会工作阶段。

1848 年,世界卫生组织将健康的定义修改为:"健康不仅是指没有疾病或身体虚弱,而且要有健全的身心状态和社会适应能力。"健康观的变化,也推动了医疗社会工作的服务范围从医院内拓展至医院外。20 世纪 40—70 年代,医疗社会工作更多讨论疾病和医疗照顾的社会问题。1961 年,美国医院社工协会与社会工作协会联合委员会指出,医疗社会工作的新功能在于协助健康照顾团队理解疾病、情感、经济问题的社会意义;促进患者及其家人建设性的使用医疗照顾,提高其福祉;协助医院为患者提供更优质的医疗照顾,努力改善患者的生存质量。

20 世纪 70 年代后期,新的健康概念的普及和现代医疗模式的出现,使医疗社会工作进入新的发展阶段。社会工作者不仅在医疗机构为患者及家人提供支持性服务,同时在社群中普及健康知识,推动社区康复,或参与公共卫生事件的处置。20 世纪 80 年代,医院开始注重成本-效益和绩效评估,医疗社会工作开始关注行政管理、品质控制、信任与问责等问题,出院计划成为其工作重点。英、美等发达国家的医疗社会工作将健康促进和公共卫生作为战略目标和核心领域。

二、国内医疗社会工作的发展历程

1921 年,美国洛克菲勒基金会投资成立北平协和医院,基金会委派埃达·浦爱德(Ida Pruitt)女士来到协和医院,指导建立"社会服务部",我国医疗社会工作由此产生。医疗社会工作者主要通过开展个案辅导、家庭访视、社区调查等活动,了解患者的生活状况和家庭经济条件、家庭关系等,帮助医患进行沟通。

20 世纪 30 年代,国内一批医院开始成立社会服务部。例如,齐鲁大学医学院附属医院、南京鼓楼医院、上海市红十字会医院、仁济医院等。新中国成立后,由于学科调整和院系撤并,社会学系及社会工作被取消,医疗社会工作在国内的发展也由此停滞。

改革开放后,社会学恢复,民政部门、高等院校大力推进社会工作发展,医疗社会工作开始进入恢复和重建阶段。2000 年,上海东方医院首次开设"社会工作部"。2008 年,深圳卫生局提议由民政局以购买服务的方式向医院派驻社会工作者。2010 年,中国医院协会成立"医院社会工作暨志愿服务工作委员会",我国医疗社会工作逐步走向专业化、职业化的道路。

三、医疗社会工作的内涵与功能

《社会工作辞典》(2000)中,将医疗社会工作定义为:"在医疗卫生保健工作所实施或配合的社会工作。"社会工作者是医疗团队的一分子,医疗社会工作是社会工作者运用社会工作知识与技能于医疗卫生机构,从社会及心理层面来评估并处理个案的问题,共同协助患者及其家属排除医疗过程中的障碍的过程。它不但使疾病早日痊愈,患者达到身心平衡,并使因疾病而产生的各种社会问题得以解决,同时也可以促进社区民众的健康。

根据不同的划分标准,可以将医疗社会工作的内涵归纳出不同领域的内容。例如,根据服务干预的时点,可以将医疗社会工作分为预防医学领域的社会工作、临床医学领域的社会工作和康复医学领域的社会工作。而按照医疗服务机构的性质,又可以将其分为医院社会工作、公共卫生社会工作、精神健康社会工作和康复社会工作。一般而言,医院是医疗社会工作提供服务的主要场所,但随着人们健康观念的改变,医疗照护被看作"光谱"式的健康照顾服务,涉及的领域涵盖预防、治疗和康复,而广义的医疗社会工作将逐渐涵盖长期照护机构与社区健康照顾机构。

医院社会工作主要围绕与疾病治疗有关的问题展开,目的是与医护人员共同努力,解决患者的疾病及与之相关的情绪、经济和社会问题。公共卫生社会工作主要是发动全社会的努力,通过改善环境卫生条件、防止慢性病、控制传染病、宣传健康知识等手段,增强民众的健康意识,促进其形成良好的卫生习惯和科学的卫生方式。精神健康社会工作是社会工作者在精神疾病防治、心理卫生等方面开展的社会服务活动。康复社会工作则是将社会工作的理念运用于康复服务中,包括评估院内康复患者的需求,配合医学康复,做好患者的心理工作;为患者和家人提供信息咨询服务;参与社区康复计划的制定和实施,以及倡导全社会尊重、关爱残疾人。

医疗社会工作的服务对象是病患和家属,服务目标是致力于让个案在就医或疗养期间,得到适切的照顾与资源,同时也对家属提供支持性服务。社工会针对病患和家属的生理、心理和社会需求,提供各项服务,协助他们改善与克服医疗过程与适应过程中的障碍,例如经济补助、疾病适应、情绪关怀、福利权益申请、家庭沟通、医患沟通、社区资源链接、临终关怀等。而医疗社会工作者的服务方式包括个案工作、小组工作、社区工作,同时还兼顾行政工作以及志愿者的管理。

第二节　医患关系的性质和影响因素

近年来,医患关系紧张,医疗纠纷上升,成为突出的社会问题。上海市卫生局一项调查显示,近年医疗纠纷以 11％ 的速度递增。与此同时,相关的医疗纠纷事件也屡见不鲜。对于医患关系的现状,社会与相当一部分媒体站在患者和家属的角度,将其归结为"医疗服务质量滑坡""医学伦理道德沦丧""拜金主义使然"等。而医疗主体对此有自己的见解,也有满腹的委屈。在探讨医患关系的现状和原因之前,首先需要对医患关系的性质及其影响因素进行探讨。

一、医患关系的性质

医患关系是指医师与患者之间在医疗过程中产生的特定关系,是医疗人际关系中最关键的要素。对于医患关系是归属于行政法律关系,还是归属民事法律关系,是信托、诚信关系,还是合同、契约关系,学界并没有达成共识。香港大学许志伟教授认为,医患关系是一个多层次、多维度的关系,但首先是一种信托、诚信关系,诚信是医患关系的基础。而另一种观点认为,医患关系是一种合同、契约关系。从一般经济现象角度来看,医患关系有契约性质,双方在伦理和法律地位上是独立和平等的。有学者认为,医患关系既是诚信关系,也是契约关系。从传统医学的概念来看,医患之间完全信任,医患关系具有稳定和单一的明显特征。

目前,医患关系紧张是当前突出的社会现实反映。其表现形式有以下 3 个方面。

1. 医疗冲突不断,且呈多发趋势　2007 年,卫生部部长高强就构建和谐医患关系接受专访时说:"最近几年,由于有了纠纷而发生的冲击医院、干扰医疗秩序的恶性事件处于上升趋势。"

2. 医疗纠纷的赔偿额不断刷新,医院运营风险增加　陕西省曾判决医院赔偿患者760 万元,在云南医院赔偿案件中,因医疗事故给予的赔偿仅占 22.6％,由于医疗意外、患者体质特征、难以避免的并发症等情况造成的赔偿占 46.44％。

3. 医疗纠纷中由医疗过失纠纷为主转变为非医疗过失纠纷为主,"医闹"行为出现　目前的医疗纠纷中,患者方索要高额经济赔偿已成为一种"当然"现象。正是这种不正当的动机,催生了"医闹"行为。"医闹"不采取法律手段解决问题,而采取过激的手段,集中围攻医院,在医院内设置灵堂、摆设花圈、烧纸等,或殴打、威胁、恐吓医务人员,并侵犯或损害医院及医护人员的权益,以谋求获得最高额赔偿。

二、医患关系的影响因素

影响医患关系的原因有很多,可以从宏观、中观和微观 3 个层面来进行分析。

(一) 宏观层面

1. 医疗资源配置与卫生公平性　我国医疗卫生资源相对匮乏。卫生部公布的数据表明,中国人口占世界的 22%,但医疗卫生资源仅占世界的 2%,其中还有不少资源水平不高,公众不能享受到优质的医疗卫生服务。另外,我国医疗资源分布不均衡,80% 在城市,20% 在农村,农村医疗投入只占总投入的 16%。医疗配置的失衡,缺乏公平性,局部地区必然会形成看病难、看病贵的情况,导致医患矛盾突出。

2. **医疗保健政策** 医疗保健政策深刻影响医患关系,并左右医患关系的发展与变化。目前的医疗保健政策主要是"经济导向"型,国家大幅减少对卫生事业的投入,医院需要自负盈亏,从医疗服务过程中获得补偿,医药费用快速上涨。过度强调经济效益,导致患者对医院和医务人员产生怀疑,医患之间的信任关系受到巨大的冲击。

3. **医疗卫生改革推行的医药体制** 20 世纪后期以来,医疗卫生改革推行医药体制"产业化"与"市场化",把医疗和药品都变成了一种买卖。医院为了生存,不得不重视经济效益。"以药养医""以医养医"导致医疗费用明显上涨。

(二) 中观层面

1. **医德医风** 少数医务人员职业道德水平低下,对患者治疗不尽心,导致患者对医务人员的信任度降低。南京医科大学冷明祥教授课题组 2006 年调查结果显示,影响医院服务质量的因素中,病患认为与医德医风相关的额责任心不强占 45.97%,服务态度不好占 16.47%,而医护人员医技水平不高仅占 29.96%。

2. **医疗服务** 医疗服务包括医疗质量和服务规范等。对于医疗质量,一些医院规章制度执行不严造成差错事故发生,或是技术水平低下造成误诊误治。在规范服务方面,如过度医疗(滥开检查单、大处方)。李大平认为,医方为避免医疗风险和责任而采取防御性医疗行为,加重了患者的负担,导致医患关系紧张。加上医疗价格服务偏低,在医疗服务的高要求以及高成本的压力下,迫使医院在正常补偿渠道不畅的情况下另辟蹊径,采用合法或不合法的手段扩大收益以维持医院生存和发展,把费用转嫁到患者身上,使医患关系恶化。

(三) 微观层面

1. **医患沟通不畅,信息不对称** 医患之间需要相互沟通,达到最好的医疗效果。新环境下医务人员需要患者参与医疗过程,获取病情信息,选择诊断和治疗方案,选择相关服务及费用,这些都要患者和家属的支持。然而,一些医务人员沟通意识不强,态度不积极,忽视了患者的心理感受,造成病患的误解。而患者和家属方面,对医学知识不了解,与医护人员沟通不畅的情况下,容易对诊疗效果期望过高。当期望落空,就会认为是医院有过错,从而迁怒于医院和当事医师。

2. **患者自身修养** 当前患者对医疗活动的认识存在误区。大部分患者对医学和疾病的规律没有理性的认识和了解,认为既然付了钱,医院就必须把病看好,怎么治是医方的责任和义务。二是患者对医院性质的认识模糊,医院已从完全公益福利性转为享有一定福利性的公益事业,并被无情地推向市场。三是个别患者在发生医疗纠纷的时候,为了一己私利,无理取闹,甚至策划"医闹"等行为。

从理论层面来看,要想清晰地描绘和解释医患关系紧张的现状,需要对此现象所处的"全部生活空间"和"心理动力场"有充分理解。正如勒温(K. Lewin)的社会认知理论——场论(psychological life space，LSP)所说，个人行为不仅取决于个人的生活空间即他人或群体组成的社会场，而且也受群体心理动力场即人际关系、群体决策、舆论、气氛等制约。

首先，医患双方存在角色意识的差异和认知偏差。社会心理学的研究发现，在人们的工作条件、工作经验和他们所持的态度及价值观之间存在某种函数关系。医疗实践证实，不少医患冲突是医患双方对医疗行为所具有的不同角色意识导致对相同问题不同的归因引起的。由于医患双方专业分工、专业知识背景差异及各自权益的不同，面对同一个有争议的诊疗结果，就存在归因的认识性与动机性偏差。医方的角色意识形成的主导思维是：是否符合专业的标准，是否是疾病演化趋势，是否是技术水平与设备性能的问题。而患方的角色意识产生的主导思维则首先考虑的是：自己的权益是否受损，医方是否有责任，怎样才能够获取最佳补偿。医方从专业标准角度归因为正常的诊疗效果，而患者却可能归因为医方诊疗的失误或事故，片面追求医方责任。例如，对国际上公认的医疗确诊率为70%，急诊抢救成功率75%的经验标准，患者可以接受医疗行为的总体成功概率，但对于发生在自身的不理想结果却不能理性接受，甚至反应强烈，以致引发医疗纠纷。另外，双方的社会知觉偏差，患方过高、过急的诊疗期望，疾病造成的情绪、行为失常，也是产生医疗纠纷的常见原因。

其次，医疗行为具有双刃效应。心理学家多拉德(J. Dollard)的挫折-侵犯理论认为："侵犯行为的发生，总是以挫折的存在为条件的。"医学研究的对象为复杂人的生理与心理结构，这就决定了医疗行为的高风险职业特征，救命与侵害并存，成功与失败同在。医疗行为的负效应——失败或侵害带给患者的无法弥补的生理损伤与心理挫折感，是导致患者侵犯行为的特异性唤起因素。此外，医患双方道德发展水平与控制水平也是矛盾和冲突的影响因素。

同时，医疗服务补偿行为会引发积怨。医疗卫生改革滞后，医疗服务收费标准未能体现技术服务价值，医疗服务补偿不足，是目前医院普遍遭遇的难题；以高新仪器的过度配置和利用、药品的不合理使用，弥补医疗服务补偿的不足，是目前医院经营中普遍存在的问题。设备和药品的不合理使用，不仅造成了医师过分依赖仪器检查的负性职业心理，也造成了卫生资源的严重浪费，并伴生出医疗服务价格的增长。医疗服务价格的显著提升，使单位和个人日感负担加重，从而引发对医疗服务的怨愤。

再次，卫生资源分配不公对大众负性情绪有催化作用。在市场经济下，卫生资源分配取决于消费者的收入水平，收入差距两极分化，必然导致卫生资源的分配不公，形成高收入-高健康，低收入-低健康的负性循环状态。另外，社会地位差异也会造成医疗消费的不公。贫困阶层和弱势群体面对疾病、失业、贫困、腐败等社会问题，加之医疗机构存在的体制、机制弊端或不良的经营行为，价值趋向裂变，心态失衡，情绪处在一个负性状态，以致引发紧张的医患关系，造成医患之间的冲突。

另外，医学模式演化过程中伴随的负性效应。现代医学经历了一个从生物医学向生物-心理-社会医学转变的过程中，人文关怀被大家所推崇。但是，随着科技的发展，目前，医学模式正朝向生物-心理-社会-工程模式演化。医疗设备的现代化使大量的物质性诊疗媒介介入医疗过程。伴随而来的,一方面是诊疗质量的提高,另一方面是医师对高档仪器检查结果的依赖多于对患者自身体验的关注,传统的视、触、叩、听、望、闻、问、切基本检测手段正在逐渐淡化。其负面效应是人文关怀的日趋缺失,医患双方情感交流日趋减少,医患关系日益淡漠,以致在一定条件下发生纠纷。

最后,医疗主体对患者的平等主体意识滞后。目前,患者在医疗过程中的主体平等地位和知情同意权已被许多立法所确认。在医疗过程中,患者主体逐渐以新的理念定位现时的医患关系,他们日趋要求医患之间的平等主体关系,相互尊重关系,参与合作关系。因此,在医疗过程中,医疗主体如果缺乏对现行法律和现时医疗关系特点的清晰认识,仍以"家长"自居,缺少对患者主体权利的充分尊重,缺少对医患关系改善与医疗纠纷预防的主动意识和行为,就会为医患关系埋下隐患。

三、医疗社会工作者在医患关系中的地位和作用

针对医患关系问题突显,医疗纠纷日益增多的现状,医疗社会工作者作为促进社会福利系统的和谐、与医护人员之间建立专业合作伙伴关系、解决患者医疗过程中出现的问题的多元角色,可以发挥自身的专业优势,促进医师和患者之间的有效沟通,降低医患关系出现问题的可能性。

医患关系紧张的原因来自很多方面。从患者的角度来说,通常情况下,患者在就医过程中会产生各种各样的社会心理问题。例如,对诊断治疗的过高期望、手术的恐惧、医患沟通障碍、就医不顺畅的烦恼、经济的压力、社会角色的担忧等,这些情况都会导致医患关系紧张,严重的可能会导致医患纠纷。从医师的角度来说,医师在医患关系中处于主导地位,医师传达的各种信息准确与否直接关系到整个服务过程的质量和进度。当前,中国处于一个"看病难""看病贵"的时期,大型公立医院就医人数呈超负荷状态,每个医师每半天接收的病患可达百人次,高负荷的工作量导致医师在于患者沟通过程中会出现情绪不佳甚至责备的状况。医师对自己的定位主要是解决患者的生理疾病,很少有医师注重与患者心理沟通的方式。因此,医疗社会工作者要从双方的角度考虑问题,协助医患的沟通。

医疗社会工作者扮演促进医患沟通互动的角色,例如,资讯或资源提供者、协调者、联系者、情绪支持者等,扮演患者权益维护者与医患之间的主要沟通桥梁,并借助教育者与间接评估者的角色来提供院方同仁的讯息。社会工作者在医患沟通中的具体角色可以分为支持者、沟通者、代言者、教育者等。支持者是当患者或家属在医疗过程中权益遭到侵犯,甚至因医疗出现非预期性的伤害后果,社会工作者应该发挥专业助人的特性,给予个案情绪上的支持与关怀,并适切导引个案的负向感受。沟通者是指当个案提出抱怨,或向院方提出医疗纠纷调解时,社工人员可以在个案与医疗团队之间担任沟通角色,促使双方能有对话的机会。实务方面,社工人员可以召开病情说明会议,邀请相关人员与个案共同就争议事项进行陈述和沟通。代言者是指虽然社工人员受聘于医疗单位,但在医疗争议事件中面对弱势个案时,社工人员仍然可以扮演代言角色,特别是当个案表达能力受限,情绪干扰严重,或欠缺家属代理时,社工人员将践行社会正义与公平,会向

医疗团队说明个案所面临的困境、感受与想法,倘若院方或团队确实有疏忽,则可以代个案向院方表述,要求合理的补偿。教育者是指社工人员可以担任医院内部各项防止医疗纠纷事件的课程培训讲师,从实务层面与医护人员共同追求更好的服务品质,减低患者可能招致的不当医疗后果。

医疗社工在协调医患关系中的主要作用可以分为以下 3 点。

(一) 平衡不对称的医患信息

医师在获取信息的渠道和社会专业分工上都比患者有绝对的优势。患者作为医疗服务的对象,其自身的信息、支付医疗费用的能力、对医疗活动的配合等,医师并不能完全掌握。医患双方信息不对称,决定了治疗结果不仅仅取决于医师一方,而是双方的共同努力。当治疗效果欠佳时,少数患者片面责怪医师,不从自身找原因,从而导致医疗纠纷。而部分医师的医疗水平或医疗服务意识欠缺,当出现医疗问题时,也容易发生医患矛盾。医疗社工可以通过开展调查反馈,谈话和组织各种活动,了解情况,掌握第一手资料,为患者和家属提供相关的医疗资讯,补充欠缺的医学信息,并为医师提供治疗所需的患者资料。同时还可以对患者进行必要的健康知识教育,增强患者对理想化期待与非理想化现实差距的理解,在医患之间架起一座桥梁,弥补信息的不对称,从而缓解医患关系的紧张。对于文化程度不高的患者,医师可能使用的语言无法令他们听懂,因此社工可以从中协助,使用患者及家属听得懂的语言对患者和家属进行有针对性、个体化的沟通,使他们了解诊断、治疗过程,理解医务人员和医疗活动,主动配合。

(二) 协助疾病的治疗

随着医学模式向生物-心理-社会医学模式的转化,医务人员需要与患者密切合作,不仅要了解疾病产生的原因,还要对患者的心态和社会背景进行系统的评价,充分根据患者的生物、心理和社会特征进行诊断和治疗。医护人员比较难照顾到患者的心理需要,社工可以协助处理患者及家属的心理情绪困扰,有针对性地对患者进行心理疏导和调适,使患者积极配合治疗,早日康复。

(三) 提供法律支持和帮助

对法律的漠视和松懈也是导致医患关系紧张的原因之一。医疗机构及医务人员和患者的法律意识不强,导致医务人员在医疗过程中容易有意或无意地忽视与不尊重患者的各项权利,如知情同意权、隐私保密权、费用认知权和平等医疗权等权利。出了医疗事故之后,有些患者不知道用法律手段保护自己,甚至选择大打出手。医疗社工有较强的使命感去重视患者权利,关心患者的需求和维护其合法的权利。对需要法律帮助的患者和医护人员提供援助。保障医患双方的合法权益,维护医患关系的平衡与和谐。

具体而言,在整个医疗事件的介入过程中,医疗社会工作者可以做事前预防、争议事件的处理以及事后的复原 3 个方面的工作。

事前预防主要包括经营与重要人士和社区的关系、担任在职教育的讲师。对在职和新进员工进行不定期的"机会教育",安排有关医患关系、医患沟通、医务法规与伦理等相关教育训练课程,以期提高医护人员对医疗争议事件的敏感度,降低医疗争议事件发生的可能性。由于医疗社会工作者都比较了解患者的需求,所以比较适合担任教育者角色。

为了最大限度实现患者和医师之间的有效沟通,首先要充分发挥自己基本的职能特点,为患者及其家属提供专业的服务。通过运用专业方法和理论,介入医患关系,有效的预防医患矛盾的产生。可以采用"提供信息、沟通、反馈、再沟通、反馈"的方式疏导患者的情绪,实现患者对医疗服务信息的准确接收,从而避免误解。另外,医疗社会工作者通过开展调查、反馈、谈话、了解情况,掌握第一手资料,为患者及其家属提供相关的医疗资讯,补充其欠缺的医学信息,并为医师提供治疗所需的患者资料。同时,及时疏导患者及其家属的负性情绪,对他们进行健康知识教育,帮助患者更好地理解理想治疗效果与现实之间的差距。

同时,医疗社会工作者要充分利用社会工作的专业方法开展个案工作,对于患者及家属的认知、情绪等共性问题开展小组工作,对于医护人员开展工作以形成专业的团体合作关系。小组工作包括对患者和家属的健康知识教育小组,心理支持小组,医师与患者的平行小组等。为了更好地发挥医疗社会工作者与医师之间的团队协作关系,应该协助医师了解自己的情绪感受,疏导不良情绪,互相交流有效的沟通方式更好地为患者提供服务。通过沟通协调,降低医疗纠纷发生的可能性。

争议事件处理过程中,医疗社会工作者要担负最具建设性的主要角色,包括提供医患双方情绪支持,医患之间讯息传递与沟通桥梁,协助医院决策。在提供医患情绪支持方面,主要是发挥同理心,倾听双方感受,适时给予安抚及支持,缓和可能引发冲突的负面情绪。在医患之间讯息传递与沟通方面,包括了解与转达患者的期待与需求、协助医患沟通。在协助医院决策方面,由于社会工作者比较了解患者及家属的需求和态度,可协助医疗机构与医护人员做好面对患者的心理准备。

事后复原是指社会工作者检讨事件处理过程和整体医疗争议事件的统计分析。医疗争议事件对医疗机构而言是宝贵的经验和财富,针对已经发生的事件进行分析分类统计,并纳入经营管理或教育训练,借以达到控制危险因子、预防争议事件发生的效果。

第三节　医患沟通技巧

一、医患沟通能力的评估

医患沟通能力是医护人员基本的核心能力之一。随着医患关系问题日益突出,无论是高等医学院校还是医疗机构都愈发重视对医学生或医护人员医患沟通能力的培养。而行之有效的评价体系是保障医护人员医患沟通能力培养质量的重要环节。针对医患沟通能力的评估有以下几种方式。

（一）SEGUE 量表

SEGUE 量表(SEGUE framework)是一种医患沟通能力终结性评价量表,包含沟通内容和沟通技能 2 个方面。包括 5 个维度,即准备(set the stage,S),信息收集(elicit information,E),信息给予(give information,G),理解患者(understand the patient,U),结束问诊(end the encounter,E)。该量表子项目的先后顺序基本上与病史采集过程一致,简单易懂。总分为25分,包括沟通内容和沟通技能2个维度。

(二)利物浦医生沟通能力评价量表

利物浦医生沟通能力评价量表(Liverpool communication skills assessment scale,LCSAS)包括4个维度,基本沟通能力、尊重心与同理心、提问能力和给出信息能力,评价分为计分和总结评语。其中计分方式分为4级(不可接受=0,较差=1,可接受=2,很好=3),合计分数越高代表该医师沟通能力越好。

(三)中文版利物浦医生沟通能力评价量表

中文版利物浦医生沟通能力评价量表由徐婷等修订,共11个项目,包含沟通礼仪和沟通技巧2个维度。沟通礼仪是指在医患交流过程中应做到的基础性沟通,对沟通技巧要求较低,但如果未予以重视将会影响患者对医师总体印象;沟通技巧是指医师在实践中不断学习和总结后所获得的较高水平沟通技能。

二、医患沟通水平的提升技巧

(一)医患沟通的原则

医患关系的模式一般以美国学者萨斯和霍伦德提出的模式理论为主,分为主动-被动型、指导-合作型、共同参与型3种。医患之间的平等交流与沟通是建立在共同参与的基础之上的。而我国大部分的医患关系还是高于前2种模式。医患沟通需要遵守以下几个原则。

(1)诊断过程中要沟通,要重视医务人员的基本原则和技能,医务工作者应具备较强的医患沟通观念和能力,建立较为科学完善的医患沟通的制度和规范。

(2)加强医患沟通,要落实知情同意原则。加强医患沟通是将知情同意原则与医疗服务相结合的过程,它是医师的基本道德义务,也是患者的重要权利。让患者了解治疗效果只是一个概率的医学特殊性,了解医疗服务行业的高风险和不确定性,同时有针对性的制定治疗、护理计划,解除患者焦虑和紧张的心理,从心理上战胜疾病的信念,积极配合治疗。

(3)医患沟通要体现在整个诊疗过程中。在患者入院后、手术或做创伤检查前、病情发生变化和出院时,都要主动与患者谈话,尊重患者的选择权、同意权和知情权。对患者提出的问题热情、耐心地解释。

(4)医患沟通要采取换位意识,充分理解患者;强化角色意识,医德医术并重;协调社会关系,多方关心患者。

(二)医患沟通的基本方法

从沟通的基本方法来看,可以分为5个方面。

(1)预防为主的针对性沟通。在医疗活动过程中,主动发现可能出现问题的苗头,并把这类病患和家属作为沟通的重点对象,与家属预约后根据其具体要求有针对性地进行沟通。

（2）交换对象沟通。在某位医师与某位病患或家属沟通困难时，可另外换一位医师或主任与他沟通；当医师不能与某位患者或家属沟通时，需换一位知识层面高一点的病患家属沟通，让这位家属去影响说服患者或其他家属。

（3）集体沟通。对同一季节的同一种类疾病如腹泻、乙脑、哮喘等，可以在病房召集家属，举办培训班的形式与家属们沟通，讲解疾病的起因，治疗及预防知识等，实现集体沟通。

（4）书面沟通。医务人员可以将与患者入院、治疗、护理有关的知识编成手册，发给每位入院病患的家属。这样，对某些问题也达到了沟通的目的。以儿科为例，门诊摆放的健康教育资料，家长可以随时索取，以增加其有关儿童疾病预防的知识。

（5）协调统一沟通。当下级医师对某疾病的解释拿不准时，先请示上级医师，然后按统一意见进行沟通；对诊断尚不明确或疾病恶化时，在沟通前，医护人员之间要相互讨论，统一认识后，由上级医师对家属进行解释，以避免各自解释矛盾时家属易产生不信任和疑虑。

第十章　全人照护中的跨团队合作

▋第一节　引言

一、全人照护的理念

全人照护模式是以人为中心,为患者提供生理-心理-社会-灵性的综合护理服务,它不仅以患者个人为中心,也强调家庭和社会的作用。全人照护的内容包括以下 3 个方面。

(一) 成立全人照护小组

小组由心灵关怀师、专科医师、护士长及护士组成,组长由护士长担任。所有组员参加临床心灵关怀培训,由心灵关怀老师进行培训,传授相关知识,每周 1 次;每半个月组织理论学习,由小组成员轮流进行理论授课,主要授课内容为人格心理学、认知疗法、沟通技巧及恶性肿瘤患者的心理特征等。此外,小组在每月进行 1 次座谈会,相互交流心得,共同商讨和解决护理中遇见的难题。

(二) 全程信息建立

为每位患者建立个人电子信息档案,详细记录患者的基本资料、手术方法以及化疗时间等。建立全人照护模式网络平台,以微信群的方式在网络平台上解答患者疑问,帮助患者解决各种需求,此外,应不定时发送疾病相关知识、视频等,给予患者更为直观的健康知识教育。

(三) 具体护理实施

心灵支持护理;设立教育讲座;随访;组织泌尿造口患者活动。

二、跨团队合作的内涵

医疗界普遍达成共识,疾病的发生、治疗成效与康复,并非只取决于生理因素,而是受到生理-心理-社会 3 个方面交互作用的影响。因此,疾病的治疗过程不仅仅涉及生理疾病的诊断和治疗,还有心理与社会层面的因素需要考虑和处理,因此在医疗过程中必须形成一个团队来处理患者的疾病以及与疾病相关的其他问题。

跨学科团队的理念就是:要使自己的效率和有效性最大化,就必须采用多种知识和技术。在医院里,组建跨学科团队,可以最大限度地利用人力资源,提供全面的协调服务,提供全人照顾,节约成本,减少各种服务的重复和盲点,让服务接受者、团队成员、学科和整个社会都从跨学科合作中受益。一般管理模式通常以疾病为中心,按临床医学分科进行管理,目标是治愈疾病,采用一般医学诊断手段、药物或手术治疗方法对患者进行诊治与管理。多学科整合管理模式通常以患者为中心进行个案管理,目标是防治疾病、康复功能和提高患者生存质量,采用一般的医学诊断和综合评估手段对患者进行全面评价,即对患者进行药物治疗或手术治疗,同时也给患者予以非药物治疗,如康复训练、工娱治疗、心理治疗、营养支持和提供社工服务等。参与多学科整合管理的成员来自不同的学科,各成员不仅提供各学科的不同信息,还共同参与对患者管理决策的制订,体现的是"团队作战"的服务模式。

第二节 跨团队合作

一、跨团队合作的必要性

现代医学的发展要求传统治疗模式向生物-心理-社会的模式转变,强调以患者的病理性临床表现为基点,从患者的心理因素和社会背景出发,提高对心理、社会因素作用于患者临床病理性改变的观察和分析能力,以多专业合作、多学科介入的团队治疗模式,为患者提供除医疗之外的心理社会支持。

二、跨团队合作的原理

引用杰曼(Germain)对于团队工作的定义:"团队工作就是一群人,其中每个人都拥有个人特殊的工作,个人负责自己的决策,但却有一个共同不变的目标,即他们相聚在一起,为他们的共同计划和行动,并为将来的决策做沟通与协调。"医疗团队的共同目标是希望患者恢复健康,获得恰当的治疗。因此,医疗团队的每个成员必须分工明确,各司其职。

根据学者的研究,医疗组织内的跨专业团队,其概念主要源于3种不同的原理基础:指导式原理(directive philosophy)、选择式原理(elective philosophy)和整合式原理(integrative philosophy)。

(一) 指导式原理

指导式原理是指由医师或专科护理师来带领团队(图 10-1)。其假设为:团队必须通过垂直式层级来领导,才能实现控制与进行沟通,医师的职责是决定任务架构,而团队成员是根据他们对这些任务的贡献程度被指派其角色。团队的学习形态是一种由上往下的教导模式。

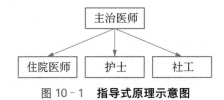

图 10-1　指导式原理示意图

(二) 选择式原理

选择式原理是一种反团队（anti-teamwork）的概念，比较像是一种联络系统（a system of liaison）(图 10-2)，偏好维护专业者工作的自主性，并且认为其他专家是因为个案转介而被指派，他们的工作形态是独立式的，强调特殊性角色，呈现的沟通形态是简短的，而他们的学习方式与态度只向他们有相同条件或更佳条件者学习。

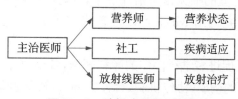

图 10-2　选择式原理示意图

(三) 整合式原理

整合式原理为较多数治疗师、社工和进行健康访视的护士所采用(图 10-3)。他们主张照护工作应该透过合作式团队来进行，即团队经过讨论、磋商与接纳来了解患者，此沟通过程是比较复杂的。因此，专业核心的角色被分化了，专业间的界限变动性更大了；主张每种专业贡献度都有共同价值，彼此相互学习，促使个人与团队一同成长发展。当整合式的团队开始交流运作，该原理强调，团队要具备一致性承诺、更好的沟通形态、有时效性的转介，并采取整体观点决策以使患者获得最佳利益。

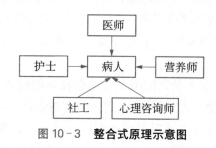

图 10-3　整合式原理示意图

三、跨团队合作的模式与功能

医院常见的跨团队模式可区分为 3 种：多专业团队模式（multi-disciplinary team model）、专业间团队模式（inter-disciplinary team model）和跨专业团队模式（trans-disciplinary model）。

(一) 多专业团队模式

相关专业人员各自和患者接触，各自做自己领域的专业评估，个别在自己专业领域中进行诊断、评估、拟订服务计划、实施服务计划等服务，然后与患者及家属讨论，也各自填写报告及拟订自己专业领域的治疗和服务目标。因为专业人员只负责属于自己专业内的评估，所以不同领域的专业人员彼此讨论，以及交换意见或合作的情形很少，这种关系非常表面，彼此讯息不太畅通，常常会有意见或评估重点不同的情况发生，让患者及其家属无所适从。多学科协作组（multidisciplinary team，MDT）能够独立为某一特定患者提供诊治意见的不同专业专家，在特定时间（可在同一地点或通过电视或电话会议形式）共同讨论该患者的诊治方向。建立各病种的 MDT，各个学科为疑难复杂病例搭建了多领域专家共同讨论决策的平台，也为患者得到更合理的诊治意见开辟了路径。多学科协作模式把各专业知识、技能和经验的专家聚集在一起，打破学科之间的界限，通过讨论总结出合理的临床诊断治疗决策，为患者提供规范化、个性化的综合治疗方案。有许多相关研究得出 MDT 可以改善患者预后、生活质量乃至生存状况的结论。

以肿瘤学为例，为了促进多学科协作的顺利开展，各个协作组制定了学科诊疗制度和章程，明确 MDT 专家的构成、协作机制、合作方向，以确保肿瘤诊疗多学科平稳有序运行。各个多学科协作组选取疑难、治疗有争议或者有教学意义的病例，定期组织召开病例讨论会，主要完成明确诊断、建立诊疗流程、确立临床决策和评估决策执行结果获得反馈信息等，在解决临床问题中不断学习提高。完整的 MDT 诊治模式，不仅需要良好的会诊体系和数据体系作为基础，全面的临床支持系统作为协助，还有一个不可缺少的部分就是随访体系的建设。医院利用信息化平台系统对多学科协作组讨论的病例进行管理，建立多学科讨论病例定期随访制度。

（二）专业间团队模式

在专业间团队模式中，不同专业者有较多的互动及合作方式。以医院发展迟缓儿童服务为例，先由不同专业团队的成员组成早期治疗评估团队，各专业分别做属于自己专业的评估。但为了为患者提供更完善的服务，各专业人员会先和患者、家长进行访谈；接着，各相关专家再集合共同会商评估，讨论个案的特殊服务需求，达成共识后，才共同拟定一个服务计划。

跨专业团队模式中，专业人员之间的互动机会较其他模式多，从各专业人员中选取最合适者担任主要服务的提供者，其他人员则为咨询的角色。团队成员共同为个案执行需求评估，拟订治疗目标，而由主要提供服务者执行计划。此模式是以个案为中心的观点出发，整合专业人员之间的不同意见，并考量个案的多样化需求，以设计完整性的服务计划，也会考虑个案的生活环境差异，以增进目标执行的成效。

跨专业合作的目标是帮助向卫生保健系统要求帮助的人改善健康状况。合作性照护是指不同专业的工作者一起以最适当有效的方式为患者个人或其家庭提供照顾。跨专业合作教育委员会（InterProfessional Education Collaborative，IPEC）提出跨专业合作的 4 种核心能力：采取跨专业实践中价值观和道德观，理解跨专业的角色和责任，加强跨专业沟通，促进团队协作。

（三）跨学科合作模式

是指与疾病相关的不同学科的专业人员相互协作，发挥各自所长，满足患者不同需求，促进患者生理、心理、社会健康的工作模式。通常，这些疾病不仅会影响患者的生理状况、也影响患者的心理、社会健康，患者需要长期的多学科护理（multidisciplinary care）。跨专业合作团队的工作形式是指在提供服务的过程中，包括评估、设计、介入、执行等,各专业人员充分地合作,彼此担负自己的专业角色,进行沟通、解决问题。并以个案为中心,在专业人员中选择一位成员担任主要提供服务的角色,其他成员则提供相关的咨询与服务,共同进行服务个案的工作。多学科团队的其他学科大多关注患者的症状,问题和缺陷,并在此基础上开展工作。社工用特有的视角看待案主,并以特有的方式帮助案主。尽管多学科团队共同参与服务,但不同学科成员侧重点不同。医师会侧重找问题,看患者存在什么症状,需要怎样的治疗;护士会侧重于风险防范;康复治疗师侧重于社会功能的恢复;康复的患者则侧重于情感与经验的分享。

跨专业团队模式主要由 2 个以上相关学科的专家组成固定工作组,针对某种疾病进行定期的临床讨论会。多学科团队的运作并不是通过定期的会议形式,而是科室以多学科团队组建,科室的各种日常工作也以多学科团队的形式推进。其原则是各学科尊重对方学科。学科间是平等的,不存在高低贵贱之分。多学科团队能够得到稳定长远的发展,需要每个学科尊重其他学科,取长补短。多学科团队的其他成员认同社工的专业独特性,同时,社工也会尊重其他学科。另外,学科间相互渗透,互相学习。

跨学科团队的功能包括:共同评估患者的问题和需要,交流相关信息,以团队形式来帮助服务对象,做出符合伦理的决策,制订干预计划,分派任务和明确责任,必要时修改计划和评估结果。虽然在跨学科合作团队的组建中,具有医学背景的团队成员可以弥补此问题的不足,但医务社工作为一个独立的职业个体,只有具备所在工作区域的医学知识,才能在第一时间准确做出患者是否处于生命危机的判断,才能与患者家属、医护人员保持有效的病情沟通。

四、组建团队的步骤

跨学科合作是以多学科团队为基础开展的,要实现较好的多学科合作,首先必须组建优秀的多学科团队。组建团队主要包括以下步骤。

(一) 确定跨学科团队的领导

跨学科团队组建方式一般是先产生团队领导者,再由领导者选择各学科人员,这是最快捷有效的方式。团队领导者的基本要求是受人尊重,善于倾听别人意见,具有较强的沟通能力和决策能力,具备丰富的管理经验与技能。

(二) 确定成员的职责与分工

医师一般负责对患者进行综合评估、疾病诊治和健康管理。护士经常作为团队协调者,负责组织会议、联络各成员,并对患者进行个案管理。康复师针对患者的具体情况进行康复治疗和康复训练。营养师负责对患者进行营养支持和营养指导。心理咨询师主要对患者进行心理咨询,以及实施心理治疗。社会工作者负责评估患者的健康状况,协调各方资源,保障患者及亲属的利益,为患者提供社会心理服务,缓解患者心理压力,帮助患者、亲人和护理人员正确面对疾病等。

(三) 选择合适的工作模式

跨学科团队面临的工作主要有:评估患者、制订治疗计划、实施计划、做出阶段性反馈与评价以及沟通。这些活动主要通过传统的面对面会议、视频会议以及其他在线讨论的形式召开。必要时可进行多学科查房,通过多学科专家的床前会诊,针对临床病例实际情况并结合各自专业的临床经验,参照循证医学的证据,开展病例讨论,提出最佳方案。此模式可使患者在最短的时间内得到最高水平的救治。

五、跨学科合作模式的特点

(一)整合医疗资源,兼顾患者生理、心理、社会各个层面

跨学科合作模式以多学科合作团队为基础,团队成员各有所长,分别对患者的生理、心理、社会健康状况进行评估,并提出切实可行的措施,这些学科人员的参与,保证了患者能得到及时、全面的治疗、护理和康复,同时将疾病的管理、从院内延伸到社区、患者家庭,保证治疗的完整性和延续性。

(二)以患者为"主体",充分"授权"患者

跨学科合作模式以患者为中心进行个案管理,患者的需求是团队决策的主要依据,有效避免了患者被动接受治疗情况的出现,有利于培养和充分发挥患者的自我管理能力。

(三)注重各学科间的平等协作关系

跨学科合作模式中各个学科是平等的,被任何一个学科占据支配地位都有可能影响团队的合作关系,只有让每个学科成员都认识到这种"平等",才可能最大限度地发挥各自的积极性。

(四)跨学科健康教育是开展多学科合作的主要内容

跨学科模式的开展需要患者的积极参与,而健康教育是向患者传递多学科理念的主要方式。通过健康教育,患者意识到多学科合作对控制疾病的意义。

▍第三节　跨团队模式与服务整合

跨团队的组织结构影响跨专业合作,包括指导合作的临床和行政管理制度以及健康照护机构的结构特点。促进合作性照护的结构性因素包括协同领导、支持合作的组织文化、有效的沟通方法以及各专业人员的集中办公。

一、职业角色

为确保团队功能达到最佳状态,跨专业团队需要明确的角色和职责。社会工作者必须发掘自己的角色,并证明自己如何以一种独特的方式来帮助团队。如果社会工作者不能明确表面他们能解决问题,那么他们的权威将受到挑战。

二、权力动态

显性和隐性的权力差异可能促进或阻碍跨专业合作。显性的权力差异体现在结构方面,现有的治理模式将一个职业(如医师)置于决策位置,其薪酬也更为丰厚。隐性的

权力的差异需要有一定的批判性反思。比如,关于患者的交流总是围绕着医师的时间表进行,加强了医师"中心性"。跨团队照护旨在改变健康专业人员之间相互作用的动态,形成一个独立自主的系统。

在跨专业团队里,社会工作者们有机会在合作性健康照护中担任更加重要的角色。角色澄清和对跨专业同事的认识是合作的重要因素。对他人的认识有 3 种方式:跨专业的教育机会,训练同事,集中办公。参与者强调各专业相互学习的重要性,跨学科团队有助于获取信息和经验。与其他专业的同事一起工作是很重要的,合作会促进医师、护士与社会工作者的接触,这样有助于展示社会工作的角色,从而更好地利用社会工作服务。权力不平等和权力动态是合作的障碍,权力差异是存在的。权力不平等影响了社会工作的声音和贡献。由于现有的权力不平等,社会工作者必须更加勤奋地来向跨专业团队展示出价值。

三、决策

决策过程对于合作至关重要。现有的决策过程往往会给跨专业合作带来问题。

四、沟通

各种形式的有效沟通是促进合作的有利条件。通过定期访问团队中的社会工作者,医师和护士能够更好地理解社会工作提供的信息和价值。案主图表是一种展示自己对合作具有贡献的工具。患者护理记录也是一种认可同事的工具。参与者还强调面对面对话的重要性。这可以帮助同事理解自己不熟悉的工作方式。电子医疗记录的使用给合作型沟通带来了问题。由于保密原因,团队中一些服务提供者的记录不能被其他人获取。

跨专业合作是健康照护中的组成部分,而社会工作者是重要贡献者。社会工作者在跨专业团队中所扮演的角色仍需明确。参与者都认为角色的流动性有助于满足团队的需要,因此提倡动态的社会工作角色以适应变化的环境。然而,为了维护专业的诚信和传统价值观,有必要牢牢把握社会工作者带给团队的独特视角,如为案主倡导、关注社会正义。正式的和非正式的跨专业教育都是加强团队合作的有效方法。具备正式的专业培训的跨专业教育,为预先存在的团队进行团队合作训练和非正式跨专业学习都可以增加跨专业健康照护团队中不同专业人员的熟悉度和舒适度。合作团队中的决策有时会暴露出旧的权力动态,参与者仍然希望,更多的跨学科教育和合作机会能够增加表现团队内部权力共享的决策。

跨专业团队合作模式如何接入到对服务对象的服务过程中的呢? 根据 5 次主题活动的介入,其主要介入过程如下。

（一）接受服务对象,达成服务协议

主管医师在发现服务对象有其介入的必要时,邀请社工参与;社工在平时工作中,经常到服务对象房间进行交流,也通过每天的查房工作及时了解观察服务对象的生活状态。在多次接触之后,了解到服务对象也有改变急切心愿时,通过与服务对象协商签订服务协议后,达成了介入的共识。

（二）跨专业综合评估

跨专业综合评估主要表现在 2 个方面:一是基本情况的评估,这是当社工在与服务对象进行多次交谈之后,结合主管医师、护士等工作人员的反应,进行了包括身体健康、常见情绪状况、行为表现、经济状况、社会支持网络、自身资源等几方面的评估工作。二是根据基本情况,主管医师、心理咨询师、社工、护士等专业人士根据自身的专业特色共同参与完成了服务对象问题评估。

（三）召开个案会议,跨专业团队合作形成

根据服务对象的现实情况,社工组织召开个案会议,并成为个案经理,社工的职责就是全程统筹团队与服务对象在整个服务过程中的沟通与协调。通过跨专业团队成员各自对服务对象的评估,最终形成问题解决方案对服务对象进行服务,达成跨专业团队合作共识。

（四）制订个人服务计划

针对服务对象制订的个人服务计划,是根据服务对象急需解决的问题等具体展开的,也包括运用其自身的优势开展的活动。

（五）执行个人服务计划

根据制订的个人服务计划,具体执行。

（六）定期评估

定期评估阶段主要依据的是主管医师平时的病情记载情况,服务对象运动锻炼的情况记录,服务对象平时生活表现以及服务对象不合理情绪训练的情况进行评估的。这是对实际干预过程中的一个评估,主要是对医师、社工、查房护士收集的结果进行的评估,也作为后期效果评估的主要依据。

第四节　跨团队合作在不同医疗领域的运用

一、跨学科视角下社会工作者介入精神障碍患者的再社会化

精神障碍患者的再社会化是指精神障碍患者由于疾病的发展,其自身主动性弱化,兴趣减退,社会功能退化,需要在专业人员的帮助下,利用各种科学技术或专业方法来缓解患者自身躯体功能和精神意志的衰退,协助患者康复,使患者重新适应社会。精神障碍患者的病理性变化会造成患者的社会功能退化,而接受院舍化治疗康复的患者,也会因为治疗环境封闭、接触人员单一、药物不良反应等因素的影响,使患者自身的支持网络、社会价值规范和生活技能的保持和习得受到不同程度的影响,进而影响其康复效果。跨学科视角下的社会工作介入,会遵循生理-心理-社会的治疗模式,在关注精神障碍患者病理性变化的同时,也注重精神障碍患者既有社会网络的保持或重新构建,注重其原有内化的社会价值规范的保持或重新习得,使得康复后的精神障碍患者以真正社会人的

身份融入社会。

跨学科合作视角下，社会工作者需要与临床医师、护士、康复师、心理治疗师等专业人员合作，建立个案管理档案，协调各种资源；以跨团队合作的形式评估精神障碍患者的状态，通过多学科联合查房、病房探访等途径收集、分析患者的病情资料、家庭资料、社会支持网络资料等信息；社会工作者在综合临床治疗方案、心理干预方案等基础上，以个案面谈的方式为患者及家属提供适当的心理支持，解除患者及家属的焦虑和困扰。

另外，社会工作者会根据医师、护士、康复师、心理治疗师等专业人员提供的关于精神障碍患者的资料，对参加院舍治疗的精神障碍患者进行性质确定和归类划分，根据不同患者面临的问题确定其需要参加的社会工作小组性质。同时根据患者和家属的需要，提供家庭支持性小组服务，改善和解决患者及家属需要解决的问题，更好地实现其再社会化的目标。

社会工作在跨学科视角下介入精神障碍再社会化的过程，介入方式的选择和介入方案的制订要在综合其他专业技术人员意见的前提下，以患者的病情为依据而定。介入工作的开展要与临床治疗方案结合，同步进行。

二、肿瘤患者的跨团队合作服务

目前，肿瘤患者的普遍就诊模式是，患者凭着自己的判断到医院门诊挂号，有时是外科、有时是内科、有时是放疗科或中医科。而诊治医师将其收入院后，根据自己的专业特长进行施治，出现并发症或病情进展超出专科处理能力了，就请会诊转到其他科室进行治疗。这种外科收治做手术、内科收治搞化疗、中医收治灌中药，谁逮着谁收治的模式存在很大的随意性和局限性。因为，恶性肿瘤实际上是全身性疾病，治疗理念比治疗手段本身更为重要，稍有不慎，往往会出现策略性的错误。在这种治疗模式下，患者很有可能出现治疗不够、治疗过度、治疗不当的情况，因而错过最佳治疗的时机。

传统的肿瘤治疗模式受传统临床科室专业划分所限，各专业的组织形式割裂，造成了学科之间内在联系的不足，临床治疗单一，患者综合治疗难以实施，综合治疗效果难以保证。多学科协作治疗模式与肿瘤传统诊治模式不同，是实现有计划地、合理地应用现有治疗手段进行肿瘤综合治疗的组织保障。

以专科医师为依托，在患者就诊之初，邀请疾病治疗相关多学科的专家坐在一起，进行圆桌讨论，就疾病诊断、治疗选择、方法利弊、风险与获益、反应与应对、预后及转归等进行面对面的讨论与碰撞，最后拿出一个适合患者的诊治方案，以达到一个"量体裁衣"式个体化最适治疗的效果；并跟踪患者治疗的全过程，在病情需要时再度进行讨论，实现对患者治疗的全程管控；最大限度让患者在诊断和治疗中获益，同时确保了治疗的科学性、一致性，避免过度治疗、随意治疗，减少误诊误治。

肿瘤治疗需要多学科的参与，需要不同学科对肿瘤学的共同认识，更需要学科之间的团结协作。多学科协作模式已成为肿瘤治疗的模式和发展趋势，肿瘤治疗从单一治疗向多学科综合治疗转变。

三、临终关怀跨团队服务案例

上海市第一福利院宁养服务的跨团队合作主要通过 3 种形式进行。第一种形式是个案会议,由园长主持,由责任社工召集,由责任医师、责任护士、责任护理员及区内其他管理人员参加,由医师、护士、社工、心理咨询师就评估的情况讨论及制订服务老人的初步计划。若有需要,也可邀请营养师、康复师甚至老人的家属参与会议,共同评估老人的情况,制订服务计划,并且做好个案会议记录。构建一个平台让各个专业的工作者充分地沟通,了解、分析老人的情况并做出个性化的服务计划。个案会议一般每 3 个月进行一次,对园区内所有老人的情况都给予评估并沟通情况。对于新入院的老人,要求 2 周内为他们召开第一次个案会议。而如果老人的情况发生重大变化,需要及时进行沟通时,社工也可以针对该老人召集个案会议。

第二种形式是跨专业查房。跨专业查房是由社工、医师、护士、心理咨询师、护理员一起到每位老人的房间巡查,探访每位老人,了解老人的相关情况,并及时进行沟通。跨专业查房一般每周 1 次,完成后各专业人员根据各专业的要求填写查房记录。第三种形式是交班会议。交班会每天 8:30~9:00 进行,要求所有员工参加,沟通晚班的区内情况及日班需要跟进的事情。通过这 3 种形式的跨专业合作,基本构建了一个比较完善的各个专业沟通的平台。各个专业的工作者都能够比较全面、及时地了解每位老人各方面的情况,在提供服务的时候就能够更切合老人的个性化需求。

第十一章　当代人类学视角中的性别与医学实践

健康的社会决定因素很多,包括经济、政治、文化,以及资源的分配等都直接决定了人们的健康状况,在医学中这些可以归为风险因素和易感性等个体层面上的因素。这些社会性风险因素直接受制于公共政策,并反过来影响公共政策的制定。2003年,世界卫生组织认为影响健康的社会原因包括社会分层、焦虑、早期儿童的发展、社会排斥、失业、社会支持系统、依赖、健康食品的可获得行以及健康交通方式的可获得性。医疗领域中,人们越来越意识到决定健康的因素很多,但是大多取决于人们生活和工作的社会环境,而性别不平等是全球威胁妇女儿童健康重要的社会因素,比如女性在很多社会的弱势地位,决定了她们对抗疾病风险的脆弱性。在非洲艾滋病的受害者中,相对于男性来讲,女性获取食品、教育和医疗帮助的途径和机会要少很多。不仅如此,在父权社会中,女性对自己的生育权利也很少有发言权,所以我们发现在有些地区,世界卫生组织推广的避孕套的使用很难推行,妇女依然暴露于艾滋病传染的风险下。本章将介绍作为健康的社会决定因素之一的性别,从性别与医学的关系,性别差异视角的提出,以及性别医学研究领域的起源、发展和所面临的挑战等角度进行介绍。

第一节　性别与医学的关系

一、什么是性别

生物性别(sex)指的是男女之间的生理性区别;社会性别(gender)是社会科学领域中用于描述基于生理性别的不同而产生的一系列社会角色的期待以及制度的不平等。很多情况下,生物性别被认为是不变的、普世的;而社会性别则是社会的、情景化的并基于不同的文化而变化的。当提及生物性别时,人们通常谈论的是男女不同的生殖系统,生殖功能,不同的性激素,基因层面上的 X 和 Y 染色体等身体的生物性;而当人们谈及社会性别的时候,通常会指个体的行为和生活方式。

这种社会科学领域内流行的对于生物和社会文化的二元认知的实质是为了理解现实生活中存在的"不同":如何看待这些不同? 如何理解不同与不平等的关系? 不同是否就构成了不平等存在合法化的基础? 等等。但是,在现实生活中,两者之间的界限并不分明,两者之间存在着持续的相互作用。同时,社会性别也不是一成不变的,他们随着事件、地点、文化的变化而变化。随着认识的加深,这种二元视角的局限性也日益明显。即使在医疗领域内,社会性别和生物性别的区别也并不是孑然分离的,我们强调社会性别和生物性别的相互依赖性。一方面,个体的生物性别会通过其特定的行为方式而影响到他或者她的健康,比如,一些人认为睾丸素会导致攻击性行为的行为模式,这种行为模式直接导致其更愿意选择风险,而无视个人健康,而非寻求外界的专业的帮助。相反,女性的就医行为会有不同,威廉(Williams)对患有哮喘和糖尿病的在校女中学生患者进行研究时发现,相对于男生,她们会更愿意主动公开自己的病情,并在公共场合实施治疗方案,即使用吸入剂和注射胰岛素。而男性则选择淡化自己的病情,并拒绝公开实施治疗措施,甚至采用有害于健康的其他替代方式,比如做额外的运动来降低血糖水平等。另一方面,基于社会性别的不同而产生的不同的行为模式也会改变一个人的生物性别从而影响到健康的状况。比如,长时间暴露于紧张的状态、污染的环境中,此外营养不良等生活方式的选择也会导致个体基因层面上的改变。而这种改变在不同的生物性别的个体也存在着差异,因为 DNA 的修复机制受制于性激素的影响。因此,这种社会和生物性别的二分法在实践中不是截然分开、泾渭分明的。在医学领域中,我们更应当致力于超越这种二分法,同时关注生物性别和社会文化性别,以及他们对男性和女性在现实生活中的影响,从而真正改善医疗服务和提高健康水平。

二、社会性别作为文化视角对医学知识生产的再认识

生物医学体系的基础是西方启蒙运动对"科学"的赋权。科学的力量来源于其通过一整套方法论和认知论生产出一系列客观的普世的知识,超越任何文化界限,指导所有的人认识世界和各种不同的生物、非生物存在。政治、社会、文化等诸多因素,在这样的认知体系中被当作杂物杂声在实验室中被过滤掉了,人们逐渐习以为常地认为科学知识是一种价值无涉的体系,科学知识的产生不因地域、人种、阶级和性别的变化而变化。社会的不平等不影响科学知识的内容和通过科学实验证明的真理。性别不平等是属于社会科学、人文研究的领域,科学家、科学研究于此,完全不搭界。但通过女权主义学者的努力,一次次证实了这些我们习以为常的"客观现实"和不平等的社会关系绝对影响着科学知识的生产和再生产,科学并非价值中立。

我们不妨首先从历史的纬度切入,看看18世纪的自然分类学,这也是所有医科学生都必修的生物学常识。卡尔·林奈(Carl von Linné),现代生物分类学之父,奠定了现代生物学命名法的基础。他的二名法是至今生物学界普遍采用的命名法。他对自然界动物的分类更是生物学基础知识。他认为动物分为软体动物、昆虫、鱼类、两栖动物,鸟类和哺乳动物。这种分类和命名,林奈基本沿袭了亚里士多德的分类法,但是他的创新在于,将后者笔下的四足动物改为了哺乳动物。和其他几类动物不同的是,哺乳动物是唯一一类以雌性动物的乳房的功能来命名的。为什么? 是因为这个名称更加科学吗? 更加普世吗? 还是因为林奈本人尊重女性? 历史学家郎达·席宾格(Londa Schiebinger)所著 *Nature's Body* 一书在大量史料的基础之上为我们提供了性别理论视角的洞见。林奈要解决的问题是如何将人放在自然的体系内? 换而言之,人在自然界的位置是什么? 和其他生物如何关联? 西方历史上,女性一致被认为更加接近自然,而哺乳行为被林奈视为人和动物的连接点,也就是说女性更加接近于动物。那么人是如何区别于动物

呢？林奈用了另一个词汇，即 *homo sapiens*，智人，是男性的理性特征标志了人和动物的分离。林奈生活在 18 世纪的欧洲，有很多亟待解决的社会问题。其中之一便是婴幼儿的高死亡率。林奈认为导致婴幼儿死亡的直接原因和当时流行乳母喂养相关。当时欧洲很多城市的中产以及上流社会的女性都普遍把自己的新生儿交给乳母喂养，而大多数乳母来自乡下贫困的农民家庭。这种社会现象和当时流行的完美的乳房标准相关。完美的乳房应该是圆润的，适合哺乳的。作为医师的林奈是母乳喂养的积极倡导者。而当时的性别政治中，欧洲各国政界面临的问题是女性的社会位置到底在哪里？法国大革命的时候女性被当作自由的代表，而此时女性在公共领域中逐渐变为一个忠于职守的母亲，尽管经过大革命时期，社会结构和制度发生巨大变化，女性的合法地位最终被定于非公共领域的家庭中。这个例子展示了科学知识并不是价值无涉的，而是产生于复杂的文化情景之下。正如作者所说："历史实践能够很明确地显示性别是如何无声地组织着科学理论和实践的。它能够确定优先的事项并决定研究结果。"

社会规范中对性别的理解和规制对生物学、生物医学知识生产的复杂关系不仅仅从历史的角度可以清晰可见，从语言文化的角度分析，也颇具醍醐灌顶的功效。1991 年，美国医学人类学家埃米莉·马丁（Emily Martin）在女权主义杂志上发表了题为"精子和卵子"的文章，她通过自己在医学院长期的实地调查，搜集了美国各个知名大学所使用的医学教科书，观察纪录医学院课堂讲课实况，采访了医学院教授、临床医师、医学科研人员和医学院学生，发现大家对性别的文化理解和性别角色的刻板印象都直接反映在医学院的经典教科书中，并作为"真理""规律"和"事实"传授给学生，并"性别"在医学职业者中被认为是没有文化的客观现实。比如，我们经常说的生殖过程，就是精子遇到卵子，形成受精卵。而在这个叙事中，教科书中都会使用精子穿透卵子这样的表述方式，穿透英语为"penetrate"，马丁指出这是一种沉睡着的隐喻（sleeping metaphor）。这种隐喻直接形塑了人们对生殖过程，精子卵子角色的认知：精子是主动的，活跃的，充满能量的；而卵子是被动的，毫无选择性的，等待精子的穿透。这种男性主动，女性被动的意识正是流行在社会上的对性别角色的刻板印象的反映。科学知识体系离不开语言系统的表达，只要有语言，这样的隐喻就无处不在。它们之所以是沉睡的，是因为如果我们没有性别分析的视角，就很难看出其文化性，而把它们所表达的现象当作客观事实。

由上可见，性别视角有效地验证了生物医学的文化性是不争的事实。所以，在科学领域中引入性别角度是重要的，因为这种视角让我们时刻警醒，我们习以为常的一些生物医学知识是嵌入在特定的社会文化政治情境中。它们同样需要文化的视角，进而可以推定现代医学模式应该也一定要向生物-心理-社会-文化统一的模式发展。

三、性别差异对于医学实践的重要性

性别视角不仅仅让我们对既有的生物学知识的产生过程及其社会文化属性有了清晰的再认识，在医学界也逐渐被多数医师、学者所认同，即长期以来缺乏社会性别视角的医学是不完整的，它直接影响到临床实践。长期以来，现代生物医学体系默认一个放置四海皆准的普世的"身体"观，是以白人男性为中心、为标准而发展起来的。而和女性相

关的部分仅仅局限于生殖医学,临床上也是妇科、产科为主。这种发展,导致我们忽略女性身体,女性健康就被简化为生殖健康,而如上所示,即使是生殖科学的发展中,也隐藏着相当多的社会性别规范,严重阻碍了我们对相关现象的观察、知识的更新以及医疗资源的分配。

事实上,不同的社会性别之间在生理、行为上都存在着诸多不同,可以说性别的差异存在于人体的每个细胞中。每个细胞中性染色体的存在决定了在细胞的层面上,不同性染色体的存在都会产生不同的结果,从细胞系中对基因表达的调节到药物在人体内的功效和毒性等都会有不同的影响。进而这些不同直接影响到许多疾病的表现、其流行病和病理学分析以及治疗方法的选择。在医疗领域中,这些基于生物性的性别差异其实并非新的发现,但是当代医疗体系的设置却让我们很多情况下对这些遗漏熟视无睹,进而阻碍了针对这些不同的有效地更具有针对性的医疗保健措施。但是现实中诸多原因,将女性群体单独作为临床试验的情况还是凤毛麟角。因为普遍认为,这种做法存在一个成本与收益的计算问题,将女性作为临床试验的对象,意味着我们要考虑更多的生物因素,比如荷尔蒙周期,而且这种周期还有可能因为避孕药的使用而变化。因此高异质性这一特点使得女性在很多医学研究和临床测试中,从理想的测试样本中被排除出局。本来这种排除异质性样本是出于节约成本的考虑,但是在实践中,导致了一些药物对女性健康的伤害,对男性安全的药品对女性却产生了很多不良反应,危及其健康甚至是胎儿的健康,以至于最终被召回,导致大量资源的浪费,也完全有违初衷。

20世纪90年代,当社会性别的视角引入医学领域后,性别意识的提高也让我们对很多疾病有了进一步了解。比如,女性冠状动脉心脏病,历史上,医学界对于心脏病的理解主要是男性疾病,很多防止措施成功地挽救了很多男性患者的生命。但是女性的患病风险却一直被忽视。在很多女权主义学者和医师的呼吁下,女性冠心病的研究日益剧增。大家逐渐意识到,女性相对于男性心脏病患者来讲,有很大的不同,尤其是女性在临床上的表现和男性不同。女性通常的表述比较委婉,而且,经常是喘不过气、胸闷,而不是剧烈的疼痛。因为这样的表述,使得很多临床医师否定了心脏病的可能性,从而错过抢救的最佳时机。不仅如此,有研究指出医患的沟通更趋向一种男性气质的商业文化,主要聚焦在直接的因果关系和解决问题的方案,而女性气质的沟通方式,则是要把具体的症状放置于具体的社会情境中去。所以很多男性医师非常容易将冠心病的女性患者漏诊。这样的临床实践后果就是在男性心脏病患者病死率逐渐减少的情况下,女性心脏病的病死率却逐年上升。在1983年的一部电影之后,由于"男性"或"女性"疾病的形象而在异性中错过疾病的现象被称为"Yentl综合征"。这就意味着在某些时候,为了得到同样的医疗照顾,女性必须伪装成男性就医。与之相似,因为缺乏对性别差异的理解而导致危害女性的案例还有对降低胆固醇药物斯达汀(statin)类和预防性治疗药物阿司匹林(aspirin)方案的推广。为了降低冠心病的发病率,美国心脏协会会推荐对高风险成年人进行阿司匹林预防性治疗,但是研究阶段,只有20%的受试者是女性。结果当这种预防性治疗方案被普遍采纳之后,人们发现阿司匹林只能降低男性心肌梗死的风险,该建议仅仅适用于男性,实际上对女性有害,因为使用阿司匹林会增加女性出血事件发生的风险。但因为缺乏性别差异的研究,这项预防方案被医学界广泛推荐。

缺乏社会性别视角同样屏蔽了我们对某些疾病对男性的影响,比如骨质疏松症和抑郁症的研究。20世纪八九十年代,女性的更年期被高度医疗化,而骨质疏松症被认为是更年期综合征的症状之一。更年期医疗化是在世界大的医药公司大量销售激素替代疗法的背景下产生的,激素替代疗法当时被认为是女性绝经引起的所有疾病的预防的最佳方案,包括冠心病和骨质疏松。而20年后,Women's Health Initiative(WHI)的研究结果却表明这种激素替代疗法有致癌的风险性。与此同时,事实上科学研究领域就骨质疏松的真正病理生理学原理也并未达成共识。但是,由于社会性别的偏见,时至今日,很多人仍然错误地认为骨质疏松是一种女性特有的疾病,而忽视了对男性骨质疏松症的研究。这种做法的隐藏文化预设是男人没有更年期。这种理解直到20世纪80年代后期才开始受到挑战,对男性骨质疏松症的研究也才正式开始。

近些年来,由于性别差异角度的引入,人们开始注意性别因素的影响。比如,诸多临床证据指向不同性别对于癌症的发病率、侵袭性和预后都有影响,但是由于长期对性别差异的忽视,这种重要变量的缺失,直接导致了无可估量的损失。因此,很多医学界学者提出非常有必要对性别差异的每种类型肿瘤的所有已知数据进行系统化和编码,从而辨别这个重要变量对预后、治疗方案的选择和用药的毒性评估的影响。临床数据还表明,女性和男性在流行病学和某些肝脏疾病的进展方面表现出一定的差异:比如自身免疫疾病、遗传性血色素沉着症、非酒精性脂肪性肝炎和慢性丙型肝炎等。

从诸多案例可以看出,性别视角对我们未来针对不同人群提供更有针对性的医疗服务不可或缺,传统的“一刀切”的做法必将被针对性更强的医学知识所取代。社会性别视角的引入是第一步。在医务人员中提高性别意识,增强性别敏感力在很多国家已经被列为医学培养体系的重要目标之一。

第二节　性别医学研究路径的开拓和发展

医学研究和临床领域,将这种性别视角的引入的理论和实践统称为“性别医学”(gender medicine)。性别医学主要的研究对象是“性别”,包括生物性别、社会性别与健康之间的复杂关系,力求在相关科研和临床实践上能够充分地认知、理解并讨论女性以及男性的健康问题。这部分我们将追溯性别医学的起源和发展,以便在历史的情境中充分讨论性别医学这一崭新领域的崛起。

一、起源

20世纪80年代,当人文领域中,历史学家、哲学家、社会学家和人类学家开始对科学的中立性进行反思和重新认知的历史时期,美国提出了新的医学研究路径,将健康与各种疾病的风险和因性别因素决定的不同社会、文化和经济力量相关联。这也是医学在人文科学的影响下,对自己学科的重大发展。如果没有后者提供的性别意识,根本无法想象，占一半人口的女性在日常医疗系统中居然没有得到足够的照料；也只有性别意识的唤醒，大家开始对现代生物医学体系赖以生存的"白种人年轻成年男性身体"的文化预设开始反省。很多研究人员都开始将女性纳入临床试验，开始弥补医学和科学知识领域中的这一大空隙。

起源于 1970 年的妇女健康运动，寻求的是贯穿于全球的所有基于共同身份所产生的一种跨地域、跨种族、跨文化的共性，他们强调女性的共同生命健康体验，希望产生一种姐妹的连接。而 20 世纪 90 年代，女权主义者开始重视女性共同体内部的差异性，比如，黑种人女性相对于白种人女性来讲，患有高血压、卒中和急性心脏病的风险更大；尽管黑种人女性乳腺癌的发病率比较低，但是致死率却明显高于白种人女性。西班牙裔女性相对于非西班牙裔女性得宫颈癌的风险要高 2 倍之多，而非西班牙裔白人女性却更容易患有骨质疏松症，但骨质疏松症在美国被当作一种白种人疾病对待。也正是在这些不同面前，女权主义学者开始反思以往的将女性作为一个身份单位所带来的种种弊端，这样的路径遮蔽了人们对人类多样化的认知。不仅如此，大家还逐渐意识到，种族、族群、阶层等其他社会科学理论中经常实用的变量是相互交叉影响的。比如，一位亚裔女性的大学教授和一位亚裔女性的家庭妇女的健康状况都是不一样的。

综上所述，女性角度的加入，推而广之，就是"他者"视角的引入，人们开始致力于趋于针对性更强的个体化医疗的研究，分析更多不同的导致疾病的原因，并且将社会文化和政治因素综合考虑来解决全球面对的健康问题。

二、发展

性别角度引入医学领域启动了医师职业群体的重新建构，女性健康中心作为当下诸多医学院组成的重要部分得以确立，医学界开始致力于弥补女性健康中生殖医学和其他各个专科之间的空隙，比如 20 世纪 90 年代，妇科泌尿学作为新兴的专科弥补了以往妇科和泌尿科之间的断档。而女性健康中心的成立，也进一步为女性寻医问药提供了方便，她们再也不需要同时看 2 位医师来进行日常的健康检查和咨询：普内科和妇科医师，前者是为了一种性别中立部分的健康，后者是服务于生殖健康。这种 1 个身体 2 个部分，即生殖及其他的怪现象。1985 年，美国国立卫生研究院首次发布了专门针对女性的健康报告。1991 年，"女性问题"（women question）第一次在医疗领域中被正式提出，《新英格兰医学杂志》（*New England Journal of Medicine*，*NEJM*）第一次发表了美国国立保医疗科学院（National Institute of Public Health，HIPH）主任伯娜丁·希利（Bernadine Healy）有关 Yentl 综合征的研究（如上所述）。1993 年，美国国立卫生研究院的相关指导原则中就明确规定确保"女性和少数族裔成员及其亚人群应该包含在所有的以人体为对象的研究中；对于临床试验第三期，确保女性和少数族裔成员及其亚人群必须被包含在内，才能够将干涉的有效性进行分析；不许将成本作为排除上述团体的理由"。从此，美国国立卫生研究院成为世界上第一个将性别角度引入了其资金支持政策中的医学研究组织。要求所有的研究必须有女性受试者的加入，并且要求有关性别差异的数据必须予以报告。从此，我们看到了在医学领域中有关性别差异报道的增加，其中包含对女性风险和收益的评估。

2000 年,世界卫生组织首次给予社会性别以定义"特定的社会中为男性女性指定的,社会建构出的适合的角色、行为、行动和其他特征"。而且明确指出社会性别区别于生物性别。性别角度逐渐被世界很多国家和地区接受成为制定卫生政策的指导原则之一。但是,这些性别角度的原则在实践中的应用和执行,还是不尽如人意的。很多国家在医学研究领域的预算投入上并没对女性问题的重视。在临床实研究中继续维持有关性别的偏见。临床试验中,对女性的排斥除了因为女性特殊的荷尔蒙周期,被视为不稳定的因素之外,大家也存在对其不良反应的担心,因为女性的身体会直接影响生育和儿童。但是这种长期对女性的排斥的代价也是沉重的:首先,针对同一种药物,有一些女性会显示出非常不同的疗效。其次,女性身体发生不良反应的频率较男性高(通常是男性的 1.5～1.7 倍),这些"不良反应"有时会产生严重的后果。严重的不良反应时间,也阻碍了将女性作为临床试验对象的发展。比如,始终让大家心有余悸的 20 世纪五六十年代的沙利度胺(thalidomide)(商品名反应停)和己烯雌酚(diethylstilbestrol)事件成为阻止女性参与临床试验的原因之一。沙利度胺用于预防恶心和减轻孕妇的孕吐。最初被医学界认为是安全的,它甚至一度在 1960 年左右成为德国的一种非处方药。然而,在药物销售后不久的德国,5 000～7 000 名婴儿出生时患有肢体畸形(phocomelia)。这些孩子中只有 40%存活下来。统计数据显示,50%有畸形儿童的母亲在怀孕的头 3 个月服用了沙利度胺。据报道,在整个欧洲、澳大利亚和美国,有 10 000 例患有肢体畸形的婴儿,其中只有 50%幸存下来。同样,作为一种抗流产的药物,己烯雌酚投放市场后,被发现具有致癌性,尤其是对儿童。这些历史上的事件表明,将女性作为受试者这样的议题,在实行过程中,受到诸多阻力。所以针对女性的临床试验,必须有对不良事件的特殊处理这项措施,这些措施被认为是卫生系统要支付的一项成本,单纯从经济学角度来看,女性的加入会使成本增加。但是,这不应该成为排斥女性、女性健康和研制针对特殊群体的药物的合法理由。

2002 年,性别医学,基于男女生物性差异的新的健康医疗的研究路径在纽约哥伦比亚正式建制;与此同时,欧洲有关社会性别的主流化(gender mainstreaming)行动策略的产生,要求将性别的角度融入所有相关政策制定、组织、执行和评估的各个阶段中。20世纪 90 年代中后期,社会性别以及性别角色逐渐成了社会科学领域内分析与女性相关的社会、机构、和结构性的不平等的重要变量,大家对性别不平等的认知逐渐加强,并意识到如果不彻底改变医疗服务体系的结构性因素,全方位正视并阐述有关性别不平等的问题,所有的改革都只是徒劳无益。从此之后,性别视角在联合国和国际卫生组织中成为主流,并迅速波及全世界很多国家政府和非政府组织以及社会机构中。

三、现状

将源于性别研究领域中的性别分析和批判理论转化为可以应用于其他科学技术领域内的研究方法。2009 年,斯坦福大学科学史教授席宾格率先发起合作研究项目在科学、医学和工程领域中推行性别创新(gendered innovation),该项目获得美国和欧盟的联合资助。研究者开展一系列工作坊,共同探索在科学技术和医学领域中如何将性别分析作为一种实用的工具提供给科学家、技术人员和医师。这是一个多国合作项目,其成员包括来自美国和欧盟的不同领域的专家,包括性别研究学者。2013 年 7 月,该项目向欧洲会展示其成果,并发表题为"性别创新:性别分析如何贡献于研究"的文章。医学人类学家萨拉·理查森(Sarah S. Richardson)揭示了当性别批判成为科学实践后,对于基因理论中生物性别决定论模式在 20 世纪 90 年代后期转型的贡献。20 世纪 80 年代,基因学家普遍认为人的生物性别是由单个"主基因"(master gene)模型决定的,也即单基因控制了整个生殖系统器官的发育。不仅如此,他们将 Y 染色体视为一个触发点来解释两性的形成。在这样的解释模式中,男性决定"性别",女性是处于一种默认状态。这种性别决定的生物学理论模式在 20 世纪 90 年代受到了女权运动的猛烈抨击,科学界开始废黜这种"主基因"决定性别说,而换之为睾丸和卵巢互动说。因此,现在生物学界普遍意识到产生性别差异的原因是一个高度复杂和互动的过程。从单一的"主基因"模式到互动模式的转变不可否认,性别批判理论为科学项目的实施和科学知识的产生提供了不可或缺的理论工具。近年来,性别医学,被一些国家的医学院所接受,直接把性别医学融入了医学生的课程培养方案,比如柏林大学夏洛特医学院(Charité-Universitätsmedizm Berlin)设立了性别医学中心并将性别医学类为医学院学生的常规课程。提高医学院学生的性别意识,是医学体系发展中的重要一环。医学界逐渐达成共识,性别研究是医学生培养的必不可少的重要环节。一定要把研究中获取的可信、有效的信息和结果,通过制度化的培训教授给新生代的临床医学生。只有这样,才能确保未来发展和知识创新能够真正地为所有男性、女性提供更好的医疗服务。

四、面临的挑战

综上所述,性别视角的缺乏,使得医学研究领域内长期以来都是以白种人男性的身体作为普适的统一而存在,因而导致了相关知识的片面性甚至缺失,并在临床实践中导致无法弥补的损失;女性健康问题长期仅仅局限在生殖健康领域,而忽视了很多男性和女性不同的地方。20 世纪 80 年代,在女权主义的推动下,人们的性别意识有了广泛的提高,性别医学也悄然兴起,不仅将女权主义理论引入了医疗领域,充分论证了生物、医学知识的文化性、社会性和政治性;更为可贵的是,很多女权主义科学研究者、医学实践者都积极参与到这种文化批判中,扩大女性在科技领域的从业人数,改变对女性不友好甚至歧视的机构设置和工作环境,同时开始积极地尝试将性别理论引入到医学知识的创新过程中,采用新的研究方法,并取得了显著的成绩。20 世纪 90 年代后期和 21 世纪初,欧洲和北美多国的卫生管理部门先后颁布指南,将性别差异问题列为生物医学领域的主流研究,这标志着"男性范式"一刀切时代的结束,性别和性别概念已经成为主流研究的必不可少的部分,是健康的决定因素之一。性别医学的发展,极大补充了以往生物医学知识的不足,不仅改善了女性健康,也对男性健康相关问题的认识有了极大的提高和发展。性别医学有着广阔的发展前景,但是也面临诸多挑战。中国相对于欧美发达国家来讲,由于自身的诸多国情所限,比如,医疗卫生科研的资金投入不足,基础卫生服务的缺口大，严重的城乡两极分化，医疗资源高度集中等，导致在现阶段视野仍然局限在女性生殖健康、母婴健康这些问题上。但是，可以预期，在卫生全球化和诸多国际健康研究合作的背景下，性别医学在中国提出和发展也将是必然的趋势，因为性别医学不是简单的女性健康问题，而是从根本上动摇了原有的医学知识体系和结构，它涉及的是技术创新和知识再生产问题。

第十二章 全球健康的"哈佛模式"

▌第一节 缘起

2012 年 3 月,美国总统奥巴马提名时任美国特茅斯学院院长金墉(Jim Yong Kim)为世界银行行长候选人,引起中外媒体关注。由于金墉是世界银行成立以来首位非经济学专业出身的掌门人,其资质和履历一度成为众说纷纭的焦点。外界普遍认为:作为一名来自全球健康领域的医学专家,金墉难以领导一个以促进经济发展为宗旨的国际性组织。然而质疑者对金墉的学术训练和职业生涯缺少必要的了解。金墉同时拥有哈佛医学院医学博士学位和哈佛大学研究生院的人类学博士学位。正是由于金墉在哈佛文理研究生院进行的人类学博士课程修习、田野体验和考察经验,才使他获得了日后从世界卫生组织担任干事到世界银行担任行长所需要的眼界、才能和胆识。金墉之所以成为奥巴马提名世界银行行长的不二人选,离不开他在哈佛医学人类学教研体系中受到的严格锤炼,尤其是来自他在哈佛的良师益友当代医学人类学的代表人物凯博文和法默(P. Farmer)的持久激励。如果说凯博文是为金墉打开医学人文之窗的启蒙者和引路人,那么法默则是金墉求学时代的同窗和创业伙伴。

作为哈佛医学人类学和全球健康领域的杰出代表,凯博文、法默和金墉 3 人之间有着中国式的师生情谊,同时又分别在学理探讨、教学、诊疗和政策实践不同层次扮演着重构学科体系的不同角色。师生 3 人都在不同时段哈佛医学院担任过全球健康和社会医学部主任。他们合力创造的全球健康的"哈佛模式",为全球化时代有志于发展行动医学人类学的中国学者提供了极具想象力和感召力的学科发展范例。在将近半个世纪之前,人类学就为凯博文重新审视西方医疗体系提供了认识论和方法论的工具,而且始终是他将人文和伦理全面引入哈佛医学院社会医学部教研体系的动力源泉。对于医患理念、疾痛体验和道德正义的反思是贯穿凯博文、法默和金墉进行学术、诊疗和政策实践的轴心线。凯博文以临床医学、精神病学和人类学三重视角对医患理念和病痛体验所进行的跨文化讨论和系统阐述,医学人类学在哈佛和美国其他院校成为一门紧密连接社会人类学、心理学与公共卫生,并且贯通学理探究和应用诊疗环节的桥梁性学科。与此同时,凯博文创设的横跨医学和人类学的双博士训练体系,也使他阐发的医患理念在象牙塔内外都得到更为充分的表达和弘扬。在凯博文的引导之下,以法默和金墉为代表的新一代领军人物不但对医学实践的文化层面以及西方医疗范式进行质疑和反思,而且还尝试将医学人类学的观念应用于全球健康实践,为许多发达国家和发展中国家卫生政策的制定提供了坚实的学理基础和实证依据。

第二节 凯博文:"克莱曼范式革命"的发动者

医学人类学作为一门发展迅猛和深入人心的当代人类学分支学科,在打通应用实践与理论探索方面,具有深远和有效的跨界影响力。除了来自社会各界对于人类健康和疾病预防及诊疗问题日益关注这一客观因素以外,医学人类学能在较短时间内崭露头角,其动因来自由凯博文从 20 世纪 70 年代初主导的一场针对学科范式的"克莱曼革命",使哈佛大学的医学人类学从成型之初就具备了一种人文情怀和批评精神以及综合人类学、社会学、历史学、宗教、艺术、精神医学、心理治疗和伦理学理论的全观视野。

凯博文于 1973 年发表的题为"医学的符号现实"的期刊论文,是一篇引起医学人类学同行重视的力作。在文中凯博文用维特根斯坦的日常生活语言来隐喻"由新旧楼房所组成的街道和广场迷宫",用科学语言来隐喻"笔直规整的街道和千篇一律的房屋"。针对 2 种语言之间的对比反差,凯博文提出了极具前瞻性的观点,即:正在学界出现的对于科学、医学和文化之间关系的兴趣,将彻底地改变学界对医学的认识。凯博文认为:有关现代医学的社会和文化维度的研究在很大程度上展示了医学现实的符号特征。而医学体系的比较研究又为我们提供了医学作为人文科学的普遍模式。从历史和比较文化的角度来看,医学是一个被构建起来的文化体系,其中符号意义在疾病的组成、病痛的分类和认知管理以及疗法方面扮演着积极的角色。医学的符号现实也在文化和心理生理现象之间搭起了一座桥梁,成为医学理论和医学哲学的一个中心问题。

从 20 世纪 70 年代起,包括古德(Good)在内的人类学者以不同的方式回应凯博文的提议,对不同情境中组成医学文化和实践的"街道和广场迷宫"进行了深入细致的研究,在此过程中,"阐释医学人类学"的理论体系得以逐渐完善。在论文中,当时还是外科医师的凯博文提出在今天看来仍然具有学理和实践意义的研究议题:什么是个体、社区或者某一人群的真正健康需求? 临床护理的目的何在? 临床解释和知识的本质是什么? 医学愈疗是什么? 医学的意识形态是如何建构的? 它与政治的意识形态和社会现象又有什么关联? 权力的社会资源是如何被发掘并未为解释和疗法所用? 凯博文在发表此文之后,一发不可收拾,走上了重构医学人类学学科并最终创立哈佛学派的荆棘之路。

在近 40 年的医疗和学术实践中,凯博文以一种对人类苦痛经历的体恤心态和对文化差异的敏感度,以一种全观视野,对不同语境和条件下不同人群的疾病体验进行深刻体察,用心领会人生中无所不在的病痛和苦难。凯博文的研究主题包括神经衰弱、忧郁症、疾患体验、求医行为、临床交流、医疗伦理、慢性周期疾病诊治的社会过程以及跨文化视野中的自杀、社会苦难、老龄化、护理关爱实践及其隐含的道德意义。凯博文的成功经验,在一定程度上使得医学人类学避免了发展人类学领域常见的学术探索与应用实践脱节的"后现代尴尬"。

可以说,如果没有凯博文发动的"克莱曼范式革命",那么医学人类学在今天很可能还只是传统意义上的一门民族医学,一门服务于医学实践的应用人类学分支学科,或者是一部后现代人类学知识生产的纯学术机器。

第三节　法默:穷苦人的健康伙伴

凯博文创设的横跨医学和人类学双博士训练体系(MD-PhD),也使他阐发的医患理念在象牙塔内外都得到更为充分的表达和弘扬。在凯博文的学生中,那些选择攻读医学和人类学双料博士的候选人不但有天分,更有那种完成不可能任务的勇气。与一般的MD-PhD项目不同的是,凯博文主持的医学和人类学双轨制培养计划,要求修课学生穿梭于文理研究院、医学院和实习医院之间,在完全不同的专业语境里,运用不同的思维方式和"跨界"工作手段,来修成一门门课程。法默和金墉作为凯博文主持的医学和人类学双博士项目最富传奇色彩的学生,从担任住院医师起就尝试以社会科学理念,对医学实践的文化性以及西方决定医患关系本质的诊疗模式进行了质疑和反思。在内心人文理想的驱动下,法默与金墉于 1987 年成立了健康伙伴(partners in health)。这个以社区为基础的非营利健康组织的服务对象是在美国、海地、秘鲁和墨西哥的缺医少药的穷人。作为融学术探索与医药服务为一体的平台,健康伙伴成功地将凯博文的医患理念从精神病和慢性病引入急性流行病的救治过程,同时也为长期以来困扰当代人类学者的理论——应用二元论展示了一种可能的解决方法。普利策奖获得者基德尔(T. Kidder)所著的《越过一山,又是一山》(*Mountains Beyond Mountains*:*From Harvard to Haiti*:*the Remarkable Story of One Man's Mission to Cure the World*)(注:中文译本《越过一山,又是一山》由四川文艺出版社出版,该译本书名取原著的主书名,笔者在此处将原著的副书名一并列出)一书中,详尽、生动地记述了健康伙伴从无到有并成长壮大的故事。

值得注意的是,在法默刚入人类学门槛时,就已经形成了对这门学科所应具备的现实意义和功用的独特见解。法默在阅读马尔库斯和费希尔《作为文化批评的人类学》一书时,特别注意到两位作者极易被人忽视的一个观点,即:诠释人类学尚需担当起对历史和政治经济学全面负责的重任。长期在拉美加勒比海做研究的明茨(S. Mintz)是除了凯博文和古德之外对法默最具影响力的资深人类学者。明茨于 1985 年出版的《甜蜜与权力:现代史中糖的地位》一书以历史唯物主义者的敏锐洞察力勾画了蔗糖这一寻常食品从生产、分配、交换到消费的轨迹,并且分析蔗糖在西方人社会和文化生活中的功能和意义的演变过程,突出了糖的商品化本身与殖民主义和垄断资本主义的发展扩张之间紧密关联性。在法默眼里,明茨就是一位值得他效仿的对政治经济学和历史负责任的诠释人类学家。

自从首个艾滋病病例被确诊和报道以来,流行病领域对这一全新顽症的科研发现可谓汗牛充栋。而与此同时,如何从社会、经济和政治等决定因素来对艾滋病流行趋势和特征获得真正的跨学科洞见,仍然是一项未竟的使命。从这个意义上来说,出版于1992年的《艾滋与责难》(*AIDS and Accusation*)是法默在当代医学人类学和全球健康领域内所贡献的第一部接地气的民族志"跨界"之作。在北美公共卫生权威机构的专家和官员的眼中,源自非洲的艾滋病病毒——人类免疫缺陷病毒(human immunodeficiency virus,HIV)在1985年进入海地,随后传向美国。这似乎是一条合乎常理的流行病传播的必经之路。然而,法默以大量流行病数据为立论基础,确证艾滋病病毒实际上是从美国输入海地,其携带者多半是以游客身份来海地享受性产业服务的美国人、加拿大人和海地裔美国人。他们在一个叫"家乐福"(Carrefour)的贫民窟以极其低廉的价格卖淫嫖娼。一直承担HIV传播"中转国"恶名的海地不但是替罪羊,更是由于全球不平等所造成的艾滋泛滥成灾的受害者。欧美对海地的不公责难对海地经济和贫民造成了难以估量的伤害。作为哈佛最著名的国际非政府组织"健康伙伴"的主要创始人,法默毫不犹豫地以此为探究议题,综合来自田野民族志、历史、流行病学和经济学的数据,撰写一部"以苦难遭遇为阐释对象的人类学"博士论文,即《艾滋与责难》一书的初稿。

法默结合他在海地十多年的亲身体会,在书中提出了颇具争议性的观点,即:我们不能把艾滋病在海地的传播归咎于所谓的"文化因素"(尤其是巫毒信仰)。事实上,艾滋病在海地难以杜绝的根源来自社会和经济方面:极其普遍的贫困现象以及大众医疗保健体系的严重缺失,使得海地在受到以服务美国游客为目标的性旅游产业的冲击之后,毫无招架之力。法默的确注意到当地人在解释艾滋病因时对巫术效应的指控。然而,他认为是贫穷而不是巫术信仰才使得村庄在肆虐的艾滋病前显得脆弱不堪。

当然,法默也不同意那种将艾滋病在非洲的蔓延怪罪于非洲传统文化的观点,因为那不过是西方为了逃避自己在非洲艾滋之祸中的责任,故意使用的一种托词和烟幕而已。同时,他认为与所谓传统医师合作抗癌的做法,也为西方拒绝为全球穷困人口提供合格的科学医疗服务提供了借口。法默毫不客气地指出:"西方人可以阻止艾滋病在非洲的蔓延,但没能做出,因为不想花钱。"法默对于传统医学在阻击像艾滋病这样的现代流行病中的作用持保留态度。他从不反对在治疗中与传统愈疗者的合作。然而,他不像多数民族医学研究者那样,把传统愈疗者看作某一文化宝库中医学智慧的继承者。在"健康伙伴"的日常工作中,法默亲眼看见令他感慨万千的诊疗现实:传统的巫医得病是找他这个西医看病,而且他们也不见得"传统",因为他们在诊疗时还常常使用抗生素。法默更加倾向于把传统愈疗者看成是现代性和全球化经济共同催生的一种奇特的混合物。

通过在实践中运用凯博文和古德倡导的疾病解释模式(explanatory models,EMs),法默以案例分析手段,揭示出令人深思的田野现实:在海地、秘鲁、卢旺达和墨西哥等地接受救治的那些缺医少药的患者是他称之为"结构性暴力"的受害者。"结构性暴力"一语出自挪威社会学家加尔通(Galtung)以及拉美解放神学家,泛指以贫穷、种族主义和性别不平的为特征的"罪恶"社会结构所施加的制度性暴力。法默认为:要理解其苦难(suffering)根源,不仅仅要考虑包括性别、种族和社会经济等级等西方学者津津乐道的因素,必须将他们的病痛体验置于全球化的广阔语境之中,并且在深邃的历史维度中审视大规模经济社会结构性的力量在殖民掠夺、战争、饥荒、暴乱等事件对于生命个体造成的惨绝人寰的未可预期的后果。

在建设"健康伙伴"实践过程中,法默的医患理念变得日益明晰:对于医疗人员来说,罹患艾滋恶疾的穷苦患者是"结构性暴力"的受害者,也应该是得到健康救治过程中必须信赖的伙伴(一如其组织的字面含义)。如果说药品价格是患者得到有效治疗最大障碍的话,那么健康伙伴就会在一些项目同时提供医药、食品和基本社会服务。法默把"健康伙伴"所实施的政策前提简述如下:这些人病了,我们是健康照护的提供者,医药治疗是全球经济的一部分。而正是这样的全球经济创造了海地这样一个向欧洲提供蔗糖、咖啡和其他热带作物的殖民地。如果艾滋病成为海地成人死亡的主要流行病因,那么它也将是海地和世界其他地方无法回避的公共卫生挑战。因而,任何权威势力(尤其是发达国家和国际组织)都应该把艾滋病的防治视为公共产品,而不是资源占有者才能购买的商品。

第四节　金墉:具有人类学情怀的政策企业家

在良师凯博文和益友法默的眼里,金墉无疑是一位恪守"健康伙伴"理念并且擅长贯彻和执行(deliver and implement)的同道。与多数亚裔美国人相比,金墉同时具备学术造诣、医疗水平和领导能力(以及自然流露的幽默感),实属罕见。作为"健康伙伴"的共同创始人,金墉在不到 20 年的时间内从住院医师和讲师成为哈佛医学院全球健康和社会医学研究院院长、世界卫生组织艾滋病防治事务主管、著名常青藤盟校达特茅斯学院首任亚裔院长和世界银行行长[注:笔者在 2012 年 5 月上海哈佛中心年会期间与凯博文和法默私下交流时得知:获提名之前金墉在白宫与总统会面时,曾以奥巴马已故母亲安·邓纳姆(Ann Dunham)的人类学博士论文(Dunham,2009)为例],讨论人类学者进行民族志研究的现实意义。毫无疑问,他是凯博文领导的当代医学人类学"哈佛学派"走向公共领域的成功代表。然而,如果他当年没有成为凯博文创立的医学人类学 PhD-MD 双博士项目的候选人,很难想象他会有如此精彩的人生体验和职业生涯。

金墉在 2012 年由奥巴马总统提名并就任世界银行行长之所以引起争议,是因为他不但缺少经济学的专业背景,甚至还主编过一部名为《为增长而死:全球不平等者与穷困者的健康》(*Dying for Growth: Global Inequality and the Health of the Poor*)的专著。如果仅看书名,常人不免会心生诧异:一个如此质疑经济增长的批评家,怎么能够以管理家的身份来领导一个以促进发展为使命的国际组织呢? 的确,从表面上来看,此书符合"针对发展的人类学"(the anthropology of development)的一大特征,即力求通过对"发展"话语的解构和发展过程的剖析,提供旨在对发展理论和实践进行重新思考的批评性文本。

经济"增长"是否正在杀死穷人? 全书所收录的从美国到海地的 14 个案例对此给出了肯定的答案。《为增长而死:全球不平等者与穷困者的健康》所抨击和揭露的是一个以新自由主义(发展主义)为信条的制度,是如何出于自身的利益,使得全世界 1/5 的人口过着每天不足 1 美元的贫病交加的生活。书中所有篇章的作者都是金墉领导的健康与社会公正研究院的成员。他们以国际经济重构战略和跨国公司对于全球健康的控制和穷困者生活影响为着眼点,试图戳穿一系列有关全球资本主义的神话。如:对发展中国家多增贷款就可治愈贫困顽疾;改变"大政府"的格局就能提高生活水准;只有自由市场才是灵丹妙药。

在序言中,金墉和他的合作者们指出:书中的所有案例"不仅仅是用来显示政治经济政策和健康后果之间的内在关联性,并以此来衡量贫困者的健康状况"。更确切地说,本书所探讨的是全球化时代新自由主义与不同国家内穷人健康问题之间的关系。该书第一部分的 3 篇论文针对试图从宏观层面来理解地方健康问题的经济学路径,展开尖锐评述。在新自由主义者自以为是的增长设想蓝图中,企业盈利的涓滴效应所带来的社会经济和贫困者健康状况的改善。世界银行所推行的"结构性调整"政策在促进社会和健康服务私有化的同时,对全球穷人带来的却是负面的影响。作者们还解构了几个与发展话语紧密相关的关键词,如"贫困""新自由主义""自由贸易"和"增长"。本书第二部分的议题为"增长策略、政府重构和贫困者的健康"。4 位作者在各自的章节中阐述了新自由主义和结构调整政策对海地、撒哈拉以南非洲地区、秘鲁和俄国穷困人口所产生的健康影响。在以"弄权者和不良后果"为题的第三部分,作者分别探讨了跨国公司对贫穷者健康造成的伤害以及其国内外的政治影响。如,1984 年印度博帕尔市化学气体泄漏事故的悲剧性后果和美国墨西哥边境外资公司开设的组装工厂内工人的健康状况。

与"针对发展的人类学"学者一样,该书的所有作者都以各自的方式讲述身陷增长机器之中痛苦挣扎的穷困者的故事,并促使读者认识到不平等的根源不是资源贫乏或者效率低下,而是权力。然而与"针对发展的人类学"学者不同的是,该书作者并不满足于在福柯或者格兰西话语的框架下玩弄解构话语的智力游戏。全书的最后一部分的主要议题就是如何寻找现有标准化模式之外的增长之道,其中以"来自良好范例的威胁"为题的篇章就客观地谈到了古巴健康和革命的经验,以"实事求是的团结:你能做什么"为题的一章几乎就是行动计划的阐述。值得注意的是,金墉在就任世界银行行长之后,并没有忘记自己作为《为增长而死:全球不平等者与穷困者的健康》一书主编的公共使命。将消灭疾病与扶贫帮困紧密相连来开展工作正是金墉与其前任的最大不同点。

毫无疑问,世界银行这一沉疴难返的国际官僚机构亟需像金墉这样的跨界能人("政策企业家")来主导完成转型和变革要务。此外,金墉的功成名就,也使学界人士有理由期待:哈佛医学人类学的医患理念能够最终走出象牙塔,通过有效的健康服务传递,运用于全球性的疾病预防和治疗以及反贫困实践过程之中,并为决策部门提供坚实的学理基础和实证依据。在这个意义上来说,让一个发展的批评者来当领导,应该是走向变革的世界银行之幸。人们有理由期待,日益得到公众关注的哈佛医学人类学的教研体系及其政策实践经验,会对国际医学人文、全球健康和人类学学科的同步发展,起到可资借鉴的作用。

参考文献

[1] 王晓刚,叶本模,刘华英.应用 LCSAS 和 SP 评估院内青年医生医患沟通能力的探索[J].中华医学教育探索杂志,2017,16(4):375-380.

[2] 王彪.某市医调委近 3 年调解的医疗纠纷状况分析[J].现代医院,2018,18(8):1137-1139,1144.

[3] 卢仲毅,唐时奎.实施医患沟通制,改善医患关系[J].中华医院管理杂志,2002,18(12),726-728.

[4] 刑沫,王凤玲,王丹.我院建立肿瘤多学科诊疗模式的探讨[J].中国医院管理,2015,35(6),29-31.

[5] 朱素翠,谭小芳,严谨.慢性阻塞性肺疾病多学科合作模式的研究进展[J].中国全科医学,2015,18(4),476-478.

[6] 任军.跨学科团队合作下的危机干预[J].中国社会工作,2018,(9):36-41.

[7] 向艳.跨专业团队合作模式中社工角色的探讨——基于 X 老人院糖尿病患者的个案介入[D].武汉:华中科技大学,2014.

[8] 庄晓平.中国医患关系的伦理困境——基于 Emanuel 医患模式的反思[J].学术研究,2018(8):32-36,177.

[9] 刘丹,陈治,傅翔.医患关系紧张的成因及对策分析[J].当代医学,2013,19(9):17-19.

[10] 刘洪雷,袁江帆.24 例无明显医疗过错产科医疗纠纷案件医患沟通因素研究[J].中国医院,2018,22(9):71-73.

[11] 苏春艳.当"患者"成为"行动者":新媒体时代的医患互动研究[J].国际新闻界,2015,37(11):48-63.

[12] 杨晓东,吴建杰,白丽娟,等.多学科视角下社会工作介入精神障碍患者的再社会化[J].中国民康医学,2016,28(12),51-53.

[13] 杨晓娟,丁汉升,杜丽侠.美国老年人全面照护服务模式及其启示[J].中国卫生资源,2016,19(4),354-357.

[14] 李正关,冷明祥.医患关系研究进展综述[J].中国医院管理,2009,29(3),40-43.

[15] 李映兰,欧阳玉燕.我国的临终关怀模式探讨[J].现代护理,2002,8(11):880-881.

[16] 宋华,宋兰堂,黄涛,等.对医患关系现状的多维思考[J].中华医院管理杂志,2003,19(9),517-519.

[17] 宋岳涛.老年病的多学科整合管理[J].中国现代医生,2012,50(22),118-120.

[18] 张晶.正式纠纷解决制度失效、牟利激励与情感触发——多重面相中的"医闹"事件及其治理

[J]. 公共管理学报,2017,14(1):61-74,156-157.

[19] 陈王华,沈春明,韦嫚. 防御性医疗行为的分类探讨[J]. 医学与哲学(人文社会医学版),2010, 31(5):32-33.

[20] 岳冬梅,王佳贺,刘畅. 关于提高儿科住院医师医患沟通能力的思考[J]. 中国中医药现代远程 教育,2018,16(17):52-54.

[21] 周坤. 基于结构方程模型的患者信任度影响因素研究[J]. 西部中医药,2018,31(8):44-47.

[22] 威廉·科克汉姆. 医学社会学[M]. 杨辉,张拓江,译. 北京:华夏出版社,2000.

[23] 姚泽麟,赵皓玥,卢思佳. 医疗领域的暴力维权及其治理——基于 2002~2015 年媒体报道的 内容分析[J]. 社会建设,2017,4(1):49-63,30.

[24] 姚泽麟. 在利益与道德之间:当代中国城市医生职业自主性的社会学研究[M],北京:中国社 会科学出版社,2017.

[25] 徐嶤,陈红,周庆环,等. 基于社区环境的医学生医患沟通能力评价研究[J]. 中国医学伦理学, 2014,27(1),67-69.

[26] 徐婷,董恩宏,刘威,等. 利物浦医生沟通能力评价量表中文修订版的信效度检验[J]. 中国心 理卫生杂志,2013,27(11),829-833.

[27] 黄伟坤. 宁养服务中的跨专业合作技巧[J]. 中国社会导刊,2008(24):42.

[28] 黄丽英. 从医患关系的现状看医务社工在医患沟通中的作用[J]. 医学与社会,2004,17(1), 29-30.

[29] 曹晓颖. 对我国当前医患关系的认识和思考[J]. 中国卫生产业,2018(25):194-195.

[30] 梁子君,吴超,郭洪宇,等. 我国暴力伤医事件成因的政策分析及应对[J]. 中国医院管理, 2014,34(11):59-61.

[31] 梁仟,陈茂怀,罗益镇,等. 新形势下医德现状调查及教育对策思考[J]. 中国医学伦理学, 2017,30(1):53-57.

[32] 董昉. 试论医患关系报道中媒体的职责与策略[J]. 科技风,2018(28):229.

[33] 景军,主持人言:作为行动人类学的医学人类学[J]. 思想战线,2014(2):10.

[34] 鲁昕瞳. 医务社会工作者处理医患关系的视角及途径分析[J]. 华人时刊旬刊,2015,(8):46-48.

[35] 温信学. 医务社会工作[M]. 台北:红叶文化事业有限公司,2014.

[36] 裴艳,吴蓓雯,袁长蓉,等. 乳腺癌病人全人照护模式的发展与思考[J]. 护理研究,2014,28 (16),1926-1928.

[37] 缪妙,马玲,张婷,等. 全人照护模式对老年膀胱癌患者术后生命质量及心理社会适应的影响 [J]. 现代中西医结合杂志,2018,27(6),669-671.

[38] 潘天舒. 新任世行行长在哈佛的良师益友:医学人类学者的公共使命散议[EB/OL]. (2012-4-26)[2018-10-12]. http://blog. sina. com. cn/s/blog_6593f65301011zjs. html.

[39] Andersen R, Lewis SZ, Giachello AL, et al. Access to medical care among the Hispanic population of the southwestern united states [J]. J Health Soc Behav, 1981,22(1):78-79.

[40] Bates DW, Gawande AA. Improving safety with information technology [J]. N Engl J Med, 2003,348(25):2526-2534.

[41] Beckman HB, Markakis KM, Suchman AL, et al. The doctor-patient relationship and malpracticelessons from plaintiff depositions [J]. Arch Intern Med, 1994, 154 (12):

1365 – 1370.

[42] Berger JS, Roncaglioni MC, Avanzini F, etal. Aspirin for the Primary prevention of cardiovascular events in women and men: a sex-specific meta-analysis of randomized controlled trials [J]. JAMA, 2006 ,295(3): 306 – 313.

[43] Braunstein JJ, Toister RP. Medical applications of the behavioral sciences [M]. Chicago: Year Book Medical Publishers, 1981.

[44] Broom A. Virtually he@lthy: the impact of internet use on disease experience and the doctor-patient relationship [J]. Qual Health Res, 2005,15(3):325 – 345.

[45] Bryant CA, Bailey DFC. The use of focus group research in program development [J]. NAPA Bulletin, 1991, 10(1): 24 – 39.

[46] Byrne P, Long B. Doctors talking to patients [M]. London: HMSO, 1976.

[47] Cartwright A, O'Brien M. Social class variations in health care and in the nature of general practitioners consultations [J]. Sociol Rev Monogr, 1976(22):77 – 98.

[48] Conrad P. The medicalization of society: on the transformation of human conditions into treatable disorder [M]. Baltimore: Johns Hopkins University Press, 1988.

[49] Douglas M. Purity and danger: an analysis of the concepts of pollution and taboo [M]. London: Routledge, 1966.

[50] Dunham SA. Surviving against the odds: village industry in indonesia [M]. Durham: Duke University Press, 2009.

[51] Durkheim E. Suicide: a study in sociology [M]. London: Routledge, 1951.

[52] Emanuel EJ, Emanuel LL. Four models of the physician-patient relationship [J]. JAMA, 1992,267(16):2221 – 2226.

[53] Farmer P. AIDS and accusation [M]. Berkeley: University of California Press, 1992.

[54] Farmer P. Partners to the poor [M]. Berkeley: University of Californian Press, 2010.

[55] Farmer P. Pathologies of power [M]. Berkeley: University of California Press, 2003.

[56] Fisher S, Todd AD. The social organization of doctor-patient communication [M]. Norwood N. J. : Ablex, 1990.

[57] Foster GM. Applied Anthropology [M]. Boston: Little, Brown, 1969.

[58] Freidson, Eliot. Doctoring together: a study of professional control [M]. New York: Elsevier, 1975.

[59] Freidson, Eliot. Profession of medicine: a study of the sociology of applied knowledge [M]. New York: Dodd Mead, 1970.

[60] Geusens P, Dinant GJ. Integrating a gender dimension into osteoporosis and fracture risk research [J]. Gender Med, 2007, 4: 147 – 161.

[61] Haug MR, Lavin B. Practitioner or patient-who's in charge? [J]. J Health Soc Behav, 1981,22(3):212 – 229.

[62] Haug MR, Lavin B. Public challenge of physician authority [J]. Med Care, 1979,17(8): 844 – 856.

[63] He, Alex, Jingwei. The doctor-patient relationship, defensive medicine and overprescription

in chinese public hospitals: evidence from a cross-sectional survey in Shenzhen City [J]. Soc Sci Med, 2014,(123):64 - 71.

[64] Healy B. The yentl syndrome [J]. N Engl J Med, 1991,325(4): 274 - 276.

[65] Hobbs J, Wald J, Jagannath YS, et al. Opportunities to enhance patient and physician e-mail contact [J]. Int J Med Inform, 2003,70(1):1 - 9.

[66] Ineke K, Claudia W. Sex and gender in biomedicine [M]. Akron: University of Akron Press, 2010:15 - 32.

[67] Jr SR. Information-giving in medical consultations: the influence of patients' communicative styles and personal characteristics [J]. Soc Sci Med, 1991,32(5):541 - 548.

[68] Kidder T. Mountains beyond mountains: from Harvard to Haiti: the remarkable story of one man's mission to cure the world [M]. New York: Random House, 2003.

[69] Kaba R, Sooriakumaran P. The evolution of the doctor-patient relationship [J]. Int J Surg, 2007,5(1):57 - 65.

[70] Kim YJ, Joyce VM, Alec I, et al. Dying for growth: global inequality and the health of the poor [M]. Monroe: Common Courage Press, 2002.

[71] Kleinman AM. Medicine's symbolic reality: on a central problem of the philosophy of medicine [J]. Inquiry, 1973,(16):206 - 213.

[72] Kleinman AM. Patients and healers in the context of culture [M]. Berkeley: University of California Press, 1981.

[73] Kleinman AM. Rethinking psychiatry: from cultural category to personal experience [M]. New York: Free Press, 1988.

[74] Kleinman AM. The illness narrative: suffering, healing, and the human condition [M]. New York: Basic Books, 1988.

[75] Lipkin MJ, Quill TE, Napodano R. The medical interview: a core curriculum for residencies in internal medicine [J]. Ann Intern Med, 1984,100(2):277 - 284.

[76] Madsen, William. The Mexican-Americans of South Texas [M]. 2nd ed. New York: Holt, Rinehart & Winston, 1973.

[77] Malinowski B. Argonauts of the Western Pacific [M]. New York: EP Dutton & Co, 1961.

[78] Marcus G, Michael F. Anthropology as cultural critique: an experimental moment in the human sciences [M]. Chicago: University of Chicago Press, 1986.

[79] Martin E. The egg and the sperm: how science has constructed a romance based in stereotypical male-female roles [J]. J Women Cult Soc, 1991,(16):485 - 501.

[80] Mead N, Bower P. Patient-centredness: a conceptual framework and review of the empirical literature [J]. Soc Sci Med, 2000,51(7):1087 - 1110.

[81] Mechanic D. Changing medical organization and the erosion of trust [J]. Milbank Q, 1996, 74(2):171 - 189.

[82] Mills CW. The sociological imagination [M]. New York: Oxford University Press, 1959.

[83] Mintz SW. Sweetness and power: the place of sugar in modern history [M]. New York: Penguin Books, 1985.

[84] Parsons T. The social system [M]. New York: Free Press, 1951.

[85] Peck BM, Conner S. Talking with me or talking at me? The impact of status characteristics on doctor-patient [J]. Sociol Perspect, 2011,54(4):547 - 567.

[86] Pendleton DA, Bochner S. The communication of medical information in general practice consultations as a function of patients' social class [J]. Soc Sci Med Med Psychol Med Sociol, 1980,14(6):669 - 673.

[87] Potter SJ, Mckinlay JB. From a relationship to encounter: an examination of longitudinal and lateral dimensions in the doctor-patient relationship [J]. Soc Sci Med, 2005,61(2): 465 - 479.

[88] Richardson SS. When gender criticism becomes standard scientific practice: the case of sex determination genetics. Gender innovations in science and engineering [G]. Stanford: Stanford University Press, 2008: 22 - 43.

[89] Rogers C. On becoming a person: a therapist's view of psychotherapy [M]. London: Constable, 1967.

[90] Ross-Lee B. Proceedings of the national Conference on Women's Health [C]. Women's Health, 1987:142 - 144.

[91] Ryan M. Agency in health care: lessons for economists from sociologists [J]. Am J Econ Sociol, 1994,53(2):207 - 217.

[92] Scheper-Hughes, Nancy. Death without weeping: the violence of everyday life in Brazil [M]. Berkeley: University of California Press, 1992.

[93] Schiebinger L. Has feminism changed science? [M]. Cambridge & London: Harvard University Press, 1999:152.

[94] Schiebinger L. Nature's Body: Gender in the making of modern science [M]. Boston: Beacon, 1993.

[95] Sehnert, Keith, Howard Eisenberg. How to be your own doctor (Sometimes)[M]. New York: Grosset& Dunlap, 1975.

[96] Slack WV. Patient power [J]. Lancet ,1977,310(8031):240.

[97] Szasz TS, Hollender MH, A contribution to the philosophy of medicine: the basic model of the doctor-patient relationship [J]. Arch Intern Med, 1956,97(5):585 - 592.

[98] Tylor EB. Primitive culture [M]. New York: Harper Torchbooks, 1958.

[99] Van Esterik P. In advocacy and anthropology [C]. St. John's: Institute for Social and Economic Research, 1986: 59 - 77.

[100] Wilkinson RG. Unhealthy societies: the afflictions of inequality [M]. London: Routledge, 1996.

[101] Williams C. Doing Health, doing gender: teenagers, diabetes and asthma [J]. Soc Sci Med, 2000,50(3):387 - 396.

[102] Zborowski M. Cultural component in responses to pain [J]. J Soc Issues, 1952,8(4):16 - 30.

第三篇 | 医学生命
伦理学

第十三章　医学生命伦理学的兴起

医学生命伦理学[medical-bioethics,又称生命医学伦理学(biomedical ethics)]是应用伦理学的分支,是关于现代医学和生命科学发展中带来的伦理问题的哲学反思和规范研究的科学。一般来说,医学伦理学虽然与生命伦理学有重叠,但却主要关注医学实践中医师的职业伦理问题,而生命伦理学[又称生物伦理学(bioethics)]的问题域更广。在1994年出版的《生命伦理学百科全书》中,生命伦理学被定义为一门"运用各种伦理学方法,在跨学科的条件下,对生命科学和医疗保健的伦理学维度,包括道德见解、决定、行动、政策等方面进行系统研究的学问"。随着医学科学与技术的发展和生命科学在医学上的广泛应用,医学伦理学与生命伦理学也在逐步走向融合和汇聚。尤其是在精准医学时代,医师同样面临着现代医学和生命科学技术带来的伦理挑战。在这样的背景下,我们认为,使用医学生命伦理学这一概念更能表达这一学科的内涵。

现代意义上的医学生命伦理学作为一门学科诞生于20世纪60年代末70年代初。但有关医师这一职业的道德要求或伦理思想却源远流长。在距今3 800年前的《汉谟拉比法典》中就已经包含了与医学伦理相关的内容。我们甚至可以说,医学伦理思想一直以某种形式伴随着医学的历史发展。

在本章中,我们将首先回顾古典时期东西方的医学伦理思想,追溯医学生命伦理学的思想渊源;在此基础上,追溯医学生命伦理学诞生的社会历史背景与建制化进程。

▌第一节　古代医学与伦理学

一、希波克拉底誓言与古希腊的医学伦理

医师是最古老的职业之一。在原始医学中,疾病被认为是超自然的因素所导致的结果,医者与巫者往往合一,指的都是"那些有能力控制疾病的具备超自然因素的人们"。而现代西方医学理性的、科学的传统则可以上溯到古希腊的希波克拉底——"医学作为一门技术、一门科学以及作为一种具有重大价值、令人尊敬的职业而得到确立,是与希波克拉底的生活和工作分不开的"。故而,希波克拉底也被西方医学尊称为"医学之父"。希波克拉底留下的50~70篇文章和教科书被认为是西方医学的奠基石。其中最著名的当属《希波克拉底誓言》。这部被誉为"西方医学道德标准核心"的誓言对后世乃至今天仍然有着深远的影响。誓言内容详见本书第一篇第一章。

尽管《希波克拉底誓言》寥寥数言,但是其中包含的思想不仅涵盖了对医师这一特殊

职业的美德方面的要求,而且还包含了类似尊重人的隐私,平等待人等在现代社会仍然被作为核心价值的普适性伦理思想。虽然也有史书提到《希波克拉底誓言》并非是医师对患者的承诺,以及誓言中提到不分男女贵贱,但在大多数情况下,还是把奴隶当作牲口一样去治疗,或者仅仅是让医师的仆人去治疗等。由于历史悠久,许多史实难免被误传,也不可排除《希波克拉底誓言》被美化、修饰和重新编辑的可能性。有些内容确实也已经过时。但是这并不能改变从古希腊或者西方文明传统中一直流传下来的人们对医师保持美德和善待患者的期待。

在古希腊,从苏格拉底到柏拉图再到亚里士多德,美德一直被看作实现美好生活的重要方面。平等、友爱、善意等也是《尼各马可伦理学》中关注的重要对象。而医师在古希腊一直被看作一种高尚的职业,医学伦理正是起源于医师这一职业的行为准则。与其他职业道德相比,人们对医师的个人美德的要求更高,因为这一职业的特殊性在于,它承载的是生命。因此,要成为一位好的医师,不仅要具备高超的专业医疗技术,更要有对生命的敬畏之心和为患者谋福利的仁爱之心。

医学也是"人学",医学史是人类历史的一部分。医学伦理也随着医学的进步和人类历史的变迁而发展。尽管《希波克拉底誓言》中有些内容略显陈旧,但是它所倡导的美德是人类共同追求的美好价值。这恐怕也是《希波克拉底誓言》能够流传至今并且成为现代医学伦理学的重要理论来源的原因所在。

二、儒医与儒家美德伦理

事实上,不仅在古希腊,在古老的东方,从最早的古巴比伦《汉谟拉比法典》到犹太-阿拉伯医师的《迈蒙尼提斯祷文》都包含了深厚的医学伦理思想。而在有着悠久文明的中国,医学伦理的思想也是中国古代伦理思想的重要组成部分。

中国医学伦理思想的历史可以追溯到远古时代。传说中的"神农尝百草"可以被看作医师用自己的身体做实验的典范,体现了一种自我牺牲精神。据《周礼》记载,中国早在周代就有了专门从事医疗活动的医师。所谓医师者,"掌医之政令,聚毒药以供医事"。《黄帝内经》被称为最早的中国医学典籍之一,包括《素问》《灵枢》2 部。它以生命为中心,从宏观角度论述了天、地、人之间的相互联系,是一部围绕生命问题而展开的百科全书,包含了丰富的医学道德思想。

中国古代医学伦理思想亦如中国古代医学思想一样博大精深。它深深植根于中国文化传统和中国古代哲学。其中儒家的思想对其产生了尤其深刻的影响。早在春秋战国时期,医学伦理的思想与儒家的仁爱思想就有了相当的发展。"医乃仁术",要求医家应成为仁人贤士,是儒家对医师的道德修养提出的具体要求,也是儒家医德思想的核心。"仁"是儒家思想的最高原则,在孟子看来,人皆有恻隐之心——"恻隐之心,仁也""仁者爱人"。从恻隐之心出发,要求医师重视人的生命,要以"无伤"为原则。《孟子·梁惠王上》说:"无伤也,是乃仁术。""医乃仁术"也由此成为中国古代医学伦理的核心思想,贯穿于全部的医德内容之中。在某种意义上,中国古代医学伦理思想是儒家伦理思想在医疗实践中的体现。

秦汉时期，我国医学理论体系已初步形成。汉代杰出医学家张仲景所著的《伤寒杂病论》是我国医学发展史上影响最大的著作之一。他提出医师应该"精究方术"，以求"上以疗君亲之疾，下以救贫贱之厄，中以保身长全，以养其生"，明确了医学的目的是治病救人。为此，他批评当时"居世之士""不留神医药，精求方术"，提出医师不仅应当"勤求古训""博采众方""留神医药""精察方术"，而且还应"知人爱人"。即不仅要有高超的医学技能，还要善于观察，尤其是要有爱人之心。

在中国医学伦理思想史上，比较全面系统地阐述医家道德规范的医师，当属唐代著名医学家孙思邈。孙思邈的《备急千金要方》和《千金翼方》，堪称集唐代以前医学之大成。《备急千金要方》开卷的"论大医习业第一"和"论大医精诚第二"，对后世医德发展产生了深远的影响。"精"与"诚"完美地概括了孙思邈医学伦理的核心思想：医术要精湛，待患者要至诚。他在《备急千金要方》中提出，作为医师首先应该有慈悲之心、恻隐之心。"凡大医治病，必当安神定志，无欲无求，先发大慈恻隐之心，誓愿普救含灵之苦。"其次，"若有疾厄来求救者，不得问其贵贱贫富，长幼妍媸，怨亲善友，华夷愚智，普同一等，皆如至亲之想。"即对待患者要无论贵贱贫富、长幼亲善，应一视同仁，平等相待。再次，"夫大医之体，欲得澄神内视，望之俨然，宽裕汪汪，不皎不昧。省病诊疾，至意深心，详察形候，纤毫勿失，处判针药，无得参差。"即要求医师的仪态要端庄，举止要检点、得体；诊治患者要专心，精益求精。这些思想成为后世医师的医德准则，孙思邈也可称为医德规范的开拓者。明代的裴一中继承了先人的医德思想，他在《裴子言医》中论述了行医原则、医德及医风，强调博学、审问、慎思、明辨。他的名言"学不贯今古，识不通天人，才不近仙，心不近佛者，宁耕田织布取衣食耳，断不可作医以误世！"早已成为学医者的座右铭。而陈实功的《医家五戒十要》、龚廷贤的《医家十要》也都包含了流传甚广的医道箴言。龚廷贤写道："医道，古称仙道也，原为活人。今世之医，多不知此义。每于富者用心，贫者忽略，此固医者之恒情，殆非仁术也。以余论之，医乃生死所寄，责任非轻，岂可为贫富而我为厚薄哉？"可见，在中国古代医学的发展史上，尊重生命、仁爱、平等、肩负责任等已经作为医德或医学伦理的核心。

第二节　医学生命伦理学的诞生与建制

一、医学生命伦理学诞生的历史背景

尽管我们认为在古代东西方的医学理论和医学实践中已经孕育和包含了医德和医学伦理的思想，但真正现代意义上的医学生命伦理学却是诞生于 20 世纪中叶。现代医学和生命科学的发展与应用改变了医学和医疗实践的形态，医学从传统的直接面对患者的经验医学，转变为借助于科学技术手段进行诊治的循证医学并逐渐走向精准医学。特别是 1953 年沃森和克里克发现了 DNA 双螺旋结构、揭开了遗传的秘密以后，遗传学和分子生物学获得了迅速发展。与此同时，药物学的突破、外科技术特别是器官移植技术

和神经技术的发展,带来了"治疗学革命",可应用的医学手段大大丰富。然而,器官移植、肾透析以及有关脑死亡的定义等也带来了空前的伦理挑战,对医学研究和临床监管提出了新要求。

医学生命伦理学诞生绝不是一个孤立的现象。20世纪60年代末70年代初,各种公民运动,如民权运动、反越战运动、环保运动、女权运动、患者(残疾人)权利运动等相继展开。人们开始挑战权威、挑战制度,也对科学技术发展的目的和方向产生了质疑。回顾这段历史可以发现,至少有几件重大的事件对医学生命伦理学的诞生产生了重要的影响。

（一）纽伦堡审判和《纽伦堡法典》的诞生

第二次世界大战结束以后,国际军事法庭在德国纽伦堡对纳粹战争罪犯进行的审判中,揭露了部分纳粹科学家和医师以科学实验之名,在集中营中以犹太人、吉卜赛人、波兰人以及俄罗斯和其他国家的战俘为实验对象,开展了惨无人道的人体实验(涉及人的生物医学研究),致使大量无辜生命受到伤害甚至死亡的犯罪事实:例如,将囚犯赤裸地放在极冷的环境中研究低温环境对人体的影响;不给囚犯提供食物,而让他们只饮海水以进行有关海水对人体影响的试验;在高空进行的脱氧实验;实验者暗中在实验对象的食物中施加毒药,受害人被毒死或直接被杀害后进行验尸,以测试各种毒药的效果;以及斑疹伤寒和疫苗试验、磺胺药、骨移植试验;等等。审判中揭露出来的纳粹科学家和医师的罪恶行径,让国际科学界大为震惊。科学技术的目的是促进人类幸福、发现宇宙真理,然而人们没有预料到,竟然有人以如此不人道的方式进行所谓的科学实验。这些纳粹科学家和医师丧尽天良,置无辜的受害者于死地。虽然纳粹人体实验(涉及人的生物医学研究)得出了很多所谓的"科学数据",但这样的人体实验严重违背了人类的基本伦理原则,导致了大量无辜生命受到伤害甚至死亡。这与科学的宗旨完全是背道而驰的,没有任何科学可以为这样的罪恶辩护。

1946年,纽伦堡国际军事法庭颁布了《纽伦堡法典》(Der Nürnberger Kodex)作为国际通用的涉及人的生物医学研究行为规范。这部法典成为后来生命伦理学原则的重要来源,其主要内容包括10条。

（1）受试者必须绝对自愿同意:这意味着接受实验的人有同意的合法权力;应该处于有选择自由的地位,不受任何势力的干涉、欺瞒、蒙蔽、挟持,哄骗或者其他某种隐蔽形式的压制或强迫;对于试验的项目有充分的知识和理解,足以做出肯定决定之前,必须让他知道实验的性质、期限和目的;实验方法及采取的手段;可以预料得到的不便和危险,对其健康或可能参与实验的人的影响。确保同意的质量的义务和责任,落在每个发起、指导和从事这个实验的个人身上。这只是一种个人的义务和责任,并不是代表别人,自己却可以逍遥法外。

（2）实验应该收到对社会有利和富有成效的结果。

（3）实验应该立足于动物实验所取得的结果,实验将证实原来的实验是正确。

（4）实验必须避免受试者肉体和精神上的痛苦与创伤。

（5）不得进行发生死亡或残障的实验。

（6）实验的危险性不能超过实验所解决的问题。

（7）必须排除受试者的创伤、残废和死亡的可能性。

（8）实验只能由合格的专业人士进行。

（9）受试者完全有停止实验的自由。

（10）受试者出现创伤、残障和死亡的时候，实验必须中断等。

《纽伦堡法典》创造性地提出的对涉及人的生物医学研究的规范原则，不仅对于揭露和审判纳粹医师所犯下的反人类罪行具有重要价值，而且对于建立符合人性、有益于社会的涉及人的生物医学研究的指导性原则，对于医学生命伦理学的诞生，同样具有重要的历史意义。《纽伦堡法典》强调了对人的自由和基本权利的尊重，特别强调了提出和实施涉及人的生物医学研究者的责任以及受试者的知情同意等，对涉及人的生物医学研究的具体条件进行了严格的规定。为后续国际社会制定更加翔实的涉及人的生物医学研究规范性文件，以及医学生命伦理学基本原则的制定，提供了基本的框架和指南。

（二）原子弹爆炸与战后关于负责任的科学的讨论

1945 年 8 月 6 日和 9 日，在日本失败已成定局的情况下，美国在广岛和长崎投下了 2 颗原子弹，彻底摧毁了日本法西斯的军事力量，也带来了大量平民的伤亡。原子弹爆炸战后不久，爱因斯坦在写给美国"科学的社会责任协会"的信中写道："在我们这个时代，科学家和工程师担负着特别沉重的道义责任。因为发展大规模破坏性的战争手段有赖于他们的工作和活动。虽然我们赢得了战争，但是没有赢得和平"。由此也引发了关于科学和科学家的社会责任的讨论。德国科学家玻恩认为，原子弹爆炸以后，"科学的作用和科学的道德方面已经发生了一些变化"，以为科学绝不可能导致任何邪恶的美梦，"被世界大事惊醒了"。当时科学们也对生物医学和生物技术的进步感到担忧，认为开启基因的力量可能会引发同发现原子一样的道德困境，应该从核能的经验中吸取教训。科学家意识到有责任向社会宣传科学研究的进展，寻求公众参与对道德风险的咨询。一些公共知识分子，如刘易斯·芒福德、赫伯特·马尔库塞、京特·安德斯等，通过对技术社会的分析，认为原子弹的发展和部署揭示了科学技术并非中立的，他们开始全面质疑科学发展的方向和目的。

二、生命伦理学概念的提出与医学生命伦理学的建制

医学生命伦理学的发展很大程度上得益于它的制度化建构。

纽伦堡法典的诞生和战后关于科学的社会责任的讨论，进一步催生了社会对生命和医学伦理相关问题的关注。1947 年 9 月，世界医学协会第一届全体会议在巴黎召开，27 个国家医学组织的代表采集了会议。第二年，第二届世界医学协会在日内瓦召开，通过了著名的《日内瓦宣言》（*Declaration of Geneva*）。1961 年 9 月，《人体试验伦理准则草案》被提交到第十五届世界医学协会全体会议。1964 年 6 月，在芬兰首都赫尔辛基召开了第 18 届世界医学协会大会上，通过了该草案并命名为《赫尔辛基宣言》。这也是第二个医学研究伦理的国际性文件。

《赫尔辛基宣言》第一版即明确了医师的天职是保护人民的健康，医师应奉行其知识

和良知,履行此任务。宣言分为三大部分:第一部分,基本原则;第二部分,与专业医疗相结合的临床治疗;第三部分,非治疗性的临床研究。在第一部分的第 1 条,宣言就指出,临床研究必须遵守道德和科学原则,应建立在实验室和动物实验的基础上,或是其他在科学上确立的事实。在第三部分非治疗性的临床研究中,指出医师应当向受试者解释临床研究的性质、目的和风险。该部分第 1 条和第 3 条明确要求受试必须有受试者的自由同意,且通常应获得书面同意。

尽管在医学界内部国际上已经有了基本的行业准则,但医学生命伦理理念的落实还需要外部的监督。在 1966 年美国第一届全国医学伦理和专业精神大会上,一位与会者指出,"'当代措施'造成的问题不是医学上的,而是神学、社会和法律上的:医师和神职人员与患者和家属一起工作的团队方式是解决这个问题的理想方案。有时,其他职业可能会有所贡献,比如律师、社会工作者或护士"。事实上,在美国,从 20 世纪 60 年代早期开始,科学家和神学家在科学研究、卫生保健、公共政策、文化伦理 4 个任务领域便开始了管辖权(jurisdiction)之争。这场争夺分为 3 个阶段,总的来说,在前 2 个阶段神学相对于科学处在下风。到了第三个阶段,神学反击方法上的改变、政府在决定哪方具有管辖权上的决策权的凸显,以及原则主义方法的兴起这 3 个因素,使哲学家获得了某些领域的管辖权。

一般认为,美国肿瘤学者波特(Van R. Potter)在 1971 年出版的《生命伦理学:通向未来的桥梁》一书中,最早使用了生命伦理学 bioethics 这个概念。然而近年来德国学者的研究证明,bioethics,德文 bio-ethik,最早出现在 20 世纪 20 年代德国学者的讨论中。1926 年,德国学者弗里茨·雅尔(Fritz P. M. Jahr)出版了《生命科学与伦理学》(*Wissenschaft vom Leben und Sittenlehre*)一书。在这本书中,雅尔指出,生命伦理学是道德思考从人到动物和植物的扩展,尊重每个生命原则上就是将其作为目的的存在物,并且尽可能地将其作为目的来对待。1927 年,雅尔在德国科学杂志《宇宙》(*Kosmos*)发表的一篇题为"生命伦理学:关于人类和动物、植物的伦理关系的回顾"(Bio-Ethik:Eine Umschau über die ethischen Beziehungen des Menschen zu Tier und Pflanzen)的文章中再次提到了生命伦理学这一概念。然而,在当时这一概念的出现并没有引起很多关注。真正使得生命伦理学这一概念得以传播并推动了这一学科发展的还是波特以及他的同时代人的共同努力:1969 年,由丹尼尔·卡拉汉(Daniel Callahan)和威拉德·盖林(Willard Gaylin)在纽约建立了海斯汀中心(Hastings Center);1971 年,由海尔格斯(A. Helleghers)在乔治敦大学建立了肯尼迪伦理研究所(Kennedy Institute of Ethics)。一方面,他们使用 bioethics 这一术语来称呼这一新的医学伦理学;另一方面,中心与研究所的建立,吸引了许多跨学科的研究人员,在医学与伦理学之间构建起一座桥梁,以共同解决医学和生命科学所遇到的新的伦理问题。当时主要聚焦在包括器官移植、肾透析、遗传筛查、体外受精等新的医学技术所带来的伦理问题。由此,生命伦理学开始从概念走向实践并得以迅速传播。

1972 年,美国公共卫生署(Public Health Service)在亚拉巴马州塔斯基吉进行的塔斯基吉梅毒实验(Tuskegee syphilis experiment)的丑闻被媒体曝光。这项实验开始于

1932 年,由美国公共卫生署和塔斯基吉大学合作研究。600 名受试者为来自亚拉巴马州梅肯县的非洲裔美国佃农。在这些男性中,有 399 人曾在研究前感染了梅毒,而 201 名患者没有这种疾病。这些人被告知这项研究持续 6 个月,但实际上持续了 40 年。根据美国疾病控制中心的报告,这些男性被告知他们正在接受败血症治疗。实验之初(1932 年),梅毒还是无药可医的绝症。但 1943 年,医学界发现青霉素可有效医治梅毒后,研究人员为了使该实验继续进行,故意不对患者施以有效治疗手段,甚至企图阻止参与实验的梅毒患者接受有效治疗。当 1972 年研究结束时,只有 74 名受试者还活着。在最初的 399 名受试者中,29 名直接死于梅毒,100 名死于梅毒并发症,40 名受试者的妻子感染了梅毒,有 19 名受试者的子女出生即患有梅毒。

　　1972 年,彼得·布克斯顿(Peter Buxtun)向《华盛顿星报》和《纽约时报》揭露了塔斯基吉实验的内幕,引起了全国的关注。公众对于塔斯基吉梅毒实验的批评与讨论直接促使美国政府成立了世界上第一个关于生命伦理政策制定的国家机构——保护生命医学与行为学研究中人体受试者国家委员会(National Commission for the Protection of Human Subjects of Biomedical and Behavioral Research)。该委员会由来自医学、法学、伦理学、宗教学、生物学、行政管理和公共事务等多个领域的 11 名专家组成。委员会的任务是为涉及人体试验的生物医学与行为学研究制定相关伦理原则,并确保这些原则被贯彻落实。1979 年,委员会发布了《贝尔蒙报告:保护参加科研的涉及人的生物医学研究对象的伦理原则和方针,1979》(*Belmont Report*:*Ethical Principles and Guidelines For the Protection of Human Subjects of Research*,1979)。报告首次明确了 3 项生命伦理准则,即尊重、有利和公平原则。尊重原则意味着尊重人的自主性和尊严,特别是对于不具备完全自主能力的人,例如,老人、儿童及残障人士等,社会应给予更多的保护。不伤害是《希波克拉底宣言》中医疗道德的基本原则,也是有利原则的基础。在此基础上,有利原则是以实现科学研究风险最小化和利益最大化为目标的。公正原则要求将责任和利益根据个人需要、所付出的努力、对社会的贡献及功绩来公平分配。这些原则在具体应用时表现为公平的选择受试者,保证试验对象的知情同意(将试验项目的具体情况以及可能存在的风险和利益准确完整地告知试验对象,在受试者完全理解信息后自愿参与试验)等基本权利。《贝尔蒙报告:保护参加科研的人体实验对象的伦理原则和方针,1979》堪称是生命伦理学方面的奠基之作。

　　20 世纪 70 年代是生命伦理学学科从奠基到逐步发展完善的 10 年。世界上最早的生命伦理学"智库"机构,海斯汀中心和肯尼迪伦理研究所先后亮相,第一个连续的联邦系列生命伦理学委员会于 1974 年召开。1978 年,《生命伦理学百科全书》出版。一些大学开设了生命伦理学的课程,相关的讨论越来越多。与此同时,反核运动、环境保护运动兴起;与生命伦理学相关的其他应用伦理学分支学科,如环境伦理学、工程伦理学、技术伦理学、信息伦理学等也几乎在同一时间发展起来。1985 年,美国哲学家汤姆·比彻姆(Tom L. Beauchamp)和詹姆士·邱卓思(James F. Childress)出版了《生命医学伦理原则》(*Principles of Biomedical Ethics*)[注:中文译本《生命医学伦理原则(第 5 版)》由北京大学出版社出版],进一步明确提出了生命医学伦理的四大原则:尊重自主、有利、不伤害和公正原则。尊重自主即是尊重每个人的基本自由权利。不伤害意味着避免任何不必要或不合理有害的事情。有利不仅要确保不会受伤害,还要确保能够很好地对待患者。公正既包括公正地对待患者,也包括公共资源的合理和公平分配。"四大原则"被发表后,很快得到了广泛的响应和热烈的讨论。《生命医学伦理原则》也被翻译成多种文字并在世界范围内得到了广泛传播。至此,医学生命伦理学作为应用伦理学的一个分支领域逐步走向系统化、理论化和制度化,并在世界各国广泛开展。

第十四章　医学生命伦理学的基本原则与方法

伦理学是关于道德的哲学反思。当我们说某人的某种行为是道德的或不道德的,表示这一行为符合或不符合我们业已接受并内化的道德观念:包括道德原则、道德规范或者传统的道德戒律。在一个多元价值的社会里,有许多不同的道德原则在影响着我们的道德判断。这些道德原则也为我们在医学生命伦理学的判断提供了理论基础。在本章中,我们将首先介绍作为医学生命伦理学理论基础的美德伦理学和包括义务论与功利主义在内的规范伦理学理论,并详细阐述医学生命伦理学的"四项基本原则"。

第一节　医学生命伦理学的理论基础

医学生命伦理学的理论基础主要来自美德伦理学、义务论伦理学和功利主义伦理学。其中,美德伦理学聚焦于对人的美德的培育,而义务论伦理学和功利主义伦理学则主要关注对人的行为的规范。但这三者之间并非泾渭分明而是相互交织的关系,对人的美德的培育有助于对人的行为的规范,规范人的行为也对培育人的美德有重要作用,它们共同的目的乃是对善的追求。

一、美德伦理学

美德伦理学是伦理学理论中最古老的一种理论形态。早在古希腊,从苏格拉底到柏拉图再到亚里士多德,他们都将美德看成是能够指导人们获得美好生活的重要因素。"美德"一词的希腊文是 arête,本意是指自然事物的特长、用处和功能,例如,马的 arête 是奔跑,鸟的 arête 是飞翔等。Arête 与人的社会生活方面的品性、优点和才能联系在一起,与善的行为相联系,就可以用来表示城邦中公民表现出的优秀品质或美德,指代高贵的美好的行为。在亚里士多德那里,美德是一种使得事物趋于好和卓越的品质。对于个人来说,美德是实现幸福的重要保障。亚里士多德认为,美德既是道德德性,也是理智德性。一方面,美德起源于习惯;另一方面,美德又取决于人们在实践中是否适度、恰到好处的发挥一个人的内在品质。因此,它的养成与实践智慧相关。比如,节制是一种美德,它的特点在于既不是放纵欲望,也不是完全禁欲;勇敢也是一种美德,它指的是既非怯弱,也非鲁莽。也就是说,美德既是一种美好的品德,也是一种实践智慧,在行动中表现为一种在过度和不及之间的"中道",既不过多,也不过少,在合适的时间在合适的场所对合适的人做合适的事。

由此可以看出,美德伦理学不是要求行动者按照特定的规则去做,不是去规范行动者的行动,而是针对行动者本身的品质提出十分严苛的要求。如果我们要在每次行动中做到恰到好处,就需要自己塑造和养成美德。反之,有美德的人自然就会在每次行动中做到恰到好处。

20世纪下半叶以来,美德伦理学得到了复兴。一个重要的标志是安斯库姆的《现代道德哲学》的发表。安斯库姆在这篇文章中对基于规则的康德主义和功利主义进行了系统批判,率先提出了要重返亚里士多德并以美德理论解释道德现象。在她的倡导下,美德伦理学迅速发展,成为当代道德哲学中的一支最有活力的学术思潮。然而,美德伦理学的复兴首先还是缘于规范伦理学在解决社会生活中的道德冲突时所面临的困境。诸如医学生命伦理学中所遇到的许多问题,很难用统一的规则来解决。特别是当两种甚至两种以上的规则发生冲突的时候。比如,麦金太尔曾经以堕胎问题为例,阐述了权利论者在人工流产问题上的困境:基于每个人都有的对自己的身体的自主权利,母亲有权利决定自己是否流产;但是另一方面,从胎儿的权利出发,母亲就没有权利决定他人的生命权。面对这样的实践中的问题,无论是义务论还是功利主义都很难从规则出发做出统一的回答。而美德伦理学在这个问题上将会诉诸实践智慧,进而具体考察实践中的语境,而不是笼统地从原则出发做出可以或不可以堕胎的决定。

此外,有人认为,规范伦理学过于关注"我们应该做什么"这一问题,而忽略了"我们应该成为什么样的人"这一更为本质的问题。也有人认为即使仅仅将规范伦理学作为行动的道德标准,也是有缺陷的。因为规范伦理学将日常生活抽象化,仅仅使用"正确""错误""义务"等词来评判一个行为,这使得我们的道德词汇变得贫瘠。而美德伦理学则不然,通过使用"勇敢""无情""诚实""公正"等评价术语一方面丰富了我们的道德词汇,另一方面提供了一种更丰富、更精细的评估可能性。但是需要指出的是,将美德伦理学与规范伦理学进行对比可能会产生一种误导,即美德与道德规范彼此对立。事实上,美德伦理一定程度上是可以包容道德规范的。

美德伦理学提出的最基本的主张是,一个行为是正确的,是因为有美德的人选择这么做。诚然,正如它所表述的,这一主张是非常空泛的,如果美德伦理学能够指导和证明某一行为的正当性,那么这个主张就需要一个关于具体德性的描述作为补充。此外,不仅规范伦理学会遇到两种原则之间的冲突。例如,在是否告诉一个心理素质极差的癌症患者病情真相时,规则伦理学会遇到要求尊重患者的知情权与要求不伤害两者原则之间的冲突;美德伦理学也会遇到两种美德之间发生冲突的情况:在上述案例中,仁慈似乎要求不诚实,诚实似乎又要求不仁慈。但是,美德伦理学可以兼容这两种行为,因为它们都是出于某种美德。在美德伦理学看来,在某些情况下,并非所有的拥有美德的人都必须以同样的方式行动。因此,美德伦理学对"道德模范"的关注不仅强调了内在动因在正确的行动中的重要性,关注了"我们应该成为什么样的人"的问题,而且也证明了在美德冲突的多元价值观的情况下"道德模范"可以做出正确的道德判断。

当然,对于美德伦理学同样存在着许多批评的声音。其中一个批评是,美德的概念是否是足够清晰和详细,以至于它可以作为一个正确的标准。一些人认为,美德的定义太过于模糊,不能成为一种可接受的道德判断的标准。美德的种类有很多,不同的人可能具有不同的美德,在一组特定的环境中,正确的行为是由诚实的人还是善良的人或者是公正的人来做? 这个问题并不是很清晰,的确,美德伦理学并没有提供正确行动的"算法",而美德伦理学的道德评价标准可能也不那么精确和容易应用。但是,通过取消"唯一答案"使得道德判断在多元价值观冲突的环境中成为可能恰恰是美德伦理学的重要价值之一。

二、义务论伦理学

作为规范伦理学的典型代表之一,因其理论强调人的行为应当出于义务,故而被称为义务论。代表人物是德国哲学家康德(I. Kant)。康德从人是理性存在物出发,提出善良意志是一切道德价值的出发点和必要条件。在他看来,善良意志之所以是善良的,不是因为它能够带来快乐或幸福或者其他功利,或是它有助于实现所追求的目标,而是因为它本身就是善的、是无条件的、绝对的。康德认为,在这个世界上,甚至在世界之外,除了善良意志,不可能设想一个无条件的善的东西了。康德把按照出自善良意志的、具有普遍必然性的道德法则行事谓之按照义务行事。康德提出,一个人的行为不仅必须符合义务,而且必须是出于义务。这是因为,首先,义务是道德价值的根据和标准,只有出自义务的行为才有道德价值。只有为义务而义务的行为才可以被称作是道德上善的行为。其次,出自义务的行为的道德价值,并不是取决于它所要达到的目标,而是取决于它所遵循的道德法则。法则是可以普遍化的规则。最后,义务是对规律的尊重,规律来自理性的立法,理性的普遍性决定了义务所要求的行为是尊重规律的行为。在此基础上,康德提出了他的绝对命令:不论做什么,总要做到使你的意志所遵循的准则永远同时能够成为一条普遍法则。或者换言之,"按照能够作为普遍道德律令的法则去行动"。这一绝对命令,可以分解为3条内容。

(1) 无论你做什么,你的意志所遵循的准则必须同时能够成为普遍法则。也就是说,一个道德的行为必须是其行为意志自觉依照普遍法则的结果。

(2) 你须这样行动,你始终把人当作目的,而不是只当作手段。

(3) 每个理性存在者的意志都是制定普遍法则的意志。

以自杀为例:康德说,假设有人因为生活绝望而意欲自杀,但理智尚存,那么自杀的人所遵循的准则就应该是:当活着很可能带来更多的坏处而无其好处,那么,为了自爱自尊,我应当结束我的生命。然而,康德又说,自爱自尊的理性驱使人们使自己活得更美好,这与结束自己的生命显然是矛盾的。因此,从道德上这是不合逻辑的,这一准则不能普遍化,因此自杀是不道德的。

康德哲学的核心是肯定人是自由的理性存在物。人是目的所表达的是意志的自由和自律。在康德看来,自由是一切有理性的存在物的属性,是人的本质。只有承认意志自由,道德才是有意义的。而人的尊严和价值就是来自人是自由、自主、自律的存在物,是自己为自己立法。

从人是目的这一命题出发,我们可以得出至少以下几点。

首先要尊重生命,尊重每个生命存在物。生命权是人与生俱来的基本权利,生命存在也是人类道德行动的起点和条件。其次,要尊重个体的自主权和决策权。每个理性存在者都有权决定自己的命运。再次,人与人是平等的,因此要平等地对待每个人。这些思想对于医学生命伦理学来说,非常重要。虽然医学生命伦理学的基本原则并不是直接来自康德的理论,但是毫无疑问,这些理论为医学生命伦理学的形成起到了重要的奠基作用。

三、功利主义伦理学

规范伦理学的另一重要理论为功利主义。古典功利主义的代表人物是边沁和密尔,其主要原则是,判断某一行为是否是善的,关键在于这一行为是增多还是减少了当事人的幸福。如果这一行为能够增进当事人的幸福,那就是善的;反之,则此行为则会被认定为不善的行为,也就是说,判断一个行为的善与否,最终依据的是这个行为能否在所有可能的选择中产生最大的幸福总量。因此,这一原则也经常被简述为"最大多数人的最大利益"原则。边沁从感觉论的经验论出发,认为人是追求快乐的,快乐是人存在的目的,因而也是判断善恶的依据。能够带来快乐或幸福的感觉的,就是利益。因此,以快乐为判断的依据就是以利益作为依据。边沁还认为快乐是可以量化的。在这个问题上,他和密尔有所分歧。边沁认为快乐只有量的差距,而密尔对边沁的思想作了修正,提出快乐不仅在量上有区别,同样在质上也有区别,高级的快乐(例如精神上的快乐)比低级的快乐(例如,肉体上的快乐)更值得去追求。

功利主义又称为结果论。结果论是指,判断一个行为在道德上是否能够得到辩护,不是像义务论那样看动机,即行为是否出于善良意志,而是看行动结果是否为大多数人带来了最大幸福,是增加了所有相关者的利益还是减少了所有相关者的利益。功利主义又可以分为行为功利主义和规则功利主义。前者是指在判断一个行为是否符合道德的时候,以该行为是否能产生最大利益为标准进行判断。而后者则认为人们若能因为遵守某种规则而达到最大利益,则遵守该规则情况下做出的行为就会是符合道德的;反之,则是不能得到道德辩护的。两者的共同点在于都以功利作为价值判断和行为选择的依据,不同点是行为功利主义直接用功利来衡量行为本身,而规则功利主义则用功利来衡量指导行为的准则。以闯红灯为例,行为功利主义可能会认为闯红灯可以节省时间、进而减低废气排放,故在遇到红灯且保证不发生交通事故时,不仅可以而且应该闯红灯,这样才能达到效益最大化;但若以规则功利主义来看,如果每个人能够遵守交通规则,则能大大降低交通事故的发生率,因此遵守交通规则才是合乎伦理规范的行为,我们不应该闯红灯。

值得注意的是,功利主义所讲的利益最大化或幸福最大化,并不是个人的利益和幸福最大化。功利主义不等于个人主义或利己主义。恰恰相反,由于功利主义考虑的是所有当事人或整体的社会利益和幸福的最大化。因此,有人认为功利主义带有整体主义或集体主义色彩。功利主义在这个意义上也被称之为"利他主义的经验主义伦理思想"。

功利主义与经济学关系十分密切。边际效用理论的创始人杰文斯认为,他之所以毫不犹豫地接受功利主义,是因为"经济学的目的是使幸福达到最大程度 X……"而福利经济学的概念就来自于功利主义。在应用伦理学领域,功利主义也有很大的影响。当代英美国家的环境伦理学和动物伦理学的主要代表彼得·辛格(Peter Singer),德国应用伦理学的主要代表迪特·毕恩巴赫(Dieter Birnbacher)等人都公开声称自己的功利主义立场。在涉及研究伦理中的风险与效益的权衡、公众健康政策中的资源分配和公正等问题时,功利主义与其他伦理学理论相比,有着更强的可操作性且更容易被理解和接受。

第二节　医学生命伦理学的"四项基本原则"

医学生命伦理学是研究医疗保健和生物医学科研中道德规范和理论的学科,它既是规范伦理学的一个分支,同时也是生物医学的组成部分。在生物医学实践活动中,医患之间、实验者与受试者之间、医务人员之间、科学共同体和社会之间充满了利益关系。在处理这些关系时,应当遵循医学生命伦理学的基本原则。这些基本原则反映了某一医学发展阶段及特定社会背景之中的医学道德的基本精神,是调节各种医学道德关系必须遵循的根本准则和最高要求。目前,影响最大并被广泛认同的医学生命伦理学的基本原则为有利原则、自主原则、公正原则和不伤害原则。

一、医学生命伦理学的最高原则——有利原则

在英语中,"beneficence"意味着仁慈、善良的行为。有利原则曾经是美国《贝尔蒙特报告:保护参加科研的涉及人的生物医学研究对象的伦理原则和方针,1979》提出的生物医学研究中保护受试者的三大原则(尊重人、有利和公正)之一。后来美国生命伦理学家比彻姆和邱卓思在其合著的《生命医学伦理原则》一书中将第二大原则分解为"有利原则"与"不伤害原则"。

有利原则有时也被称为"行善原则",即把有利于患者健康放在第一位,切实为患者谋利益。有利就是行为能够带来客观利益、好处,作为行动主体的医师而言就是为患者行善事。为患者做好事、行善事,有利于患者是古今中外优良的医学传统。我国古代医家认为,医学是一门"救人生命""活人性命"的技艺。"医乃仁术"不仅体现了医学的人道主义精神,而且反映了医学的社会职能和医师的职业道德特点,它贯穿于全部医德的内容之中。《希波克拉底誓言》突出强调了"为病家谋利益"的行医信条。时至今日,有利原则成了医学生命伦理的首位的、最高的原则。《日内瓦宣言》明确指出,"在我被吸收为医学事业中的一员时,我严肃地保证将我的一生奉献于为人类服务""我的病人的健康将是我首先考虑的"。《中华人民共和国医务人员医德规范》第 1 条规定:"救死扶伤,实行社会主义的人道主义。时刻为患者着想,千方百计为患者解除病痛。"我国医院体制改革第一原则就是"以病人为中心"。

有利的典型形式包括利他、仁爱和人性,它涵盖一切意图有利于他人的行为。有利指一个有利于他人的行为;仁爱指倾向于为他人利益而行动的性格特征或美德。有利原则是指一个为了他人利益而行动的道德义务。很多有利的行为都不是义务性的,但有利

原则强调了行动主体维护或增进他人利益的义务。这种义务可以分为积极的和消极的2个方面。作为积极义务的有利原则，要求行动主体应在他人现有利益的基础上，使此种利益最大化；作为消极义务的有利原则，要求行动主体应该使他人的现有利益不受破坏，不被减损。当有利原则进入医学生命伦理领域，其消极含义方面被不伤害原则所承担。因此，作为医学生命伦理原则的有利原则仅指其积极义务，即帮助他人促进他们重要的和合法的利益。所以，有利也是医学生命伦理的一项基本义务。有利原则可以具体化为确有助益原则和效用原则。

"确有助益原则"是指确能有益于技术接受者的健康和福祉的原则。以下情况，可以认为有利于技术接受者，对他确有助益：①当技术接受者确有疾病并能够通过该项技术得到根治或缓解，且患者受益的同时不会给他人造成太大的损害；②技术接受者无疾病，但可通过该项技术增进健康，提高生活质量，且在他受益的同时，不会给他人、社会和环境带来危害；③如果技术接受者作为受试者，他们并不能从实验直接获益，但该技术获得成功后，他们及其家属也能从中受益。这时的助益，也包括对人类、对社会、对发展医学科学技术确有助益。

"效用原则"要求权衡行动主体的行为利弊得失，能够带来最大的好处，产生最小的害处。因此，不能片面地理解"效用"。"效用"既指行动主体的个体利益，也包括人类的整体利益；既有经济效益，也有社会效益；既有短期效益，也有长期效益；既有生理效益，也有心理效益；既要考虑效益，也要考虑风险。"效用"是综合权衡效益、伤害和风险之后得出的结果。因此，运用效用原则要求通盘考虑，兼顾各方，在各种复杂的利害关系中找到一个最大好处和最小害处的平衡点，做出大多数人能够接受的道德抉择。

总之，确有助益原则要求当事人提供利益，效用原则要求行动主体权衡利弊得失，以达到最佳结果。效用原则是确有助益原则的延伸。效用原则不同于传统的功利主义的实用原则，它并不意味着一定要为了社会利益而牺牲个人利益。例如，以为了社会利益的名义中止治疗可以治愈的患者，或要求患者作为受试者参加高度危险的研究。因为除效用原则外，还有自主原则、公正原则和不伤害原则等。所以效用原则既不是伦理学的唯一原则，也不凌驾于所有其他原则之上，如果破坏了其他原则，效用原则本身也得不到实现，社会利益会受到更大的损害。

对医务人员来说，有利原则只是方向性的价值指导，还不能提供具体的行为指南。有利原则在临床医学行为中所指示的准确、有效、择优要求，也需要在具体情境中由医师结合患者的价值观念进行具体的权衡后进行行为抉择。在此种过程中，医患之间的充分沟通与协商对于最佳诊疗方案的选择十分重要。

二、充分体现对人的尊重——自主原则

民主的社会规定了人身自由的权利，这是自主原则的法律来源。自主原则承认每个成年的、具有健全思维能力的人都有权决定其自身的行为。在医学实践中，自主原则就是指患者对医疗活动有独立的、知情的、自愿的做出理性的决定的权利。医务人员在履行义务的过程中，除了要遵循对患者的不伤害原则外，还应该把诊疗方案，可能产生的结

果,可能出现的问题等如实地告诉患者,让患者在充分知情的基础上,自主决定是否采用这些手段和方法。因为一切医疗活动的结果,最终都是落实在患者身上,无论结果怎样,或好或坏,或利弊兼有,或不可预测,患者对是否采用这些医疗手段和方法有自主决定的权利。

自主原则要求在通常情况下,医务人员有义务主动提供适宜的环境和必要的条件,以保证患者充分行使自主权,尊重患者及其家属的自主决定,保证患者自主选择医师或医疗小组,治疗要经患者知情同意(狭义自主),以及保守患者的秘密、保护患者的隐私、尊重患者的人格等(广义自主)。

在医学实践中,医务人员在为患者提供医疗活动以前,先向患者说明医疗活动的目的、意义以及可能的结果,然后征求患者的意见,由患者自己做决定,这是病方自主。医方做主是医务人员代替患者做主,具体实行时有 2 种类型,即全权做主和半权做主。全权做主是在选择重大医疗决策时,事先不征求(不能征求或不宜征求)患者意见,而由医师全权代替患者做决定。半权做主是在选择重大医疗决策时,先征得患者或其家属同意,或者先征得患者或其家属授权,然后由医方代替患者做原则性决定。患方做主的自主与医方做主不是对立的,患者为使自己的决定更合乎理性,需要医务人员的帮助。有时两者会发生矛盾,但在许多情况下是相容的。因此,在强调患方做主的同时,医方做主仍有继续存在的价值。自主原则还体现在患者有权选择愿意接受或拒绝医师制订的诊疗方案。医师尊重患者的选择权利,不仅有利于正确诊疗方案的形成和保障诊疗活动的合理、正常进行,而且具有心理、伦理、法律意义。而医师尊重患者的选择权利,绝不意味着放弃自己的责任,因为医师拥有医学知识和技术,在诊疗方案的制订、实施中具有一定的权威性,必须向患者提供正确的选择信息,还要帮助、劝导甚至限制患者的选择,使患者的选择权与医师的责任有机统一起来。

自主原则充分体现的是对人的尊重,包括狭义尊重和广义尊重。"狭义尊重"主要是对人格的尊重,如礼貌待人,不侮辱人,不损害他人人格等。"广义尊重"包括尊重人的权利,如生命权、健康权、身体权等。对人的尊重是古今中外的人道主义思想最基本的内容之一。人是世界上唯一有理性、有情感、有建立和维持社会关系能力、有目的、有价值、有信念的实体。儒家说:"天地之性,人为贵。"马克思主义经典著作中也指出:"人是世界上最宝贵的东西。"尊重患者人格,维护患者的权利,是现代医学模式的必然要求和具体体现,也是医学人道主义基本原则的必然要求和具体体现。对患者来说,受到医务人员的尊重是一个绝对的无条件的道德权利;对医务人员来说,尊重患者是一个绝对的无条件的义务。说它是"绝对的",因为它是无例外的;说它是"无条件的",因为它不受任何条件制约;说它是"道德权利"或"道德义务",因为它是自主原则所要求的,但又不能用法律来规定一个人去尊重另一个人。医务人员对待患者态度和蔼,语言亲切,热情礼貌,患者就感到自己受到了尊重。这种愉悦、满足的心理,对建立和谐的医患关系,促进患者早日康复是十分重要的。反之,如果医务人员对患者态度冷漠,语言生硬,甚至恶语伤人,患者必会产生人格被侮辱、被蔑视的感觉,他们的自尊心受到伤害后,就会产生痛苦、气愤和抵触等情绪,导致难以建立融洽的医患关系。

自主原则在临床中的表现除了要尊重患者及其家属的人格权、自主权和决定权,治疗要得到患者的知情同意之外,还体现在医疗活动中为患者保密。这里所谓患者的秘密是指医务人员在采取病史、体格检查和诊疗过程中所获得的有关患者家庭生活、个人隐私、生理特征、某些疾病(如性病、精神病、生理缺陷)、不良诊断(如恶性肿瘤)和预后等。临床医疗的特点决定了患者的秘密或隐私无可奈何地要提供给医师。如何对待患者的隐私,是医学生命伦理的一个最基本的职业道德问题。《希波克拉底誓言》就特别指出:"凡我所见所闻,无论有无业务关系,我认为应守秘密者,我愿保守秘密。"《日内瓦宣言》明确规定:"凡是信托于我的秘密我均予以尊重。"这是建立和谐医患关系的必要条件和可靠基础,也是保障患者根本权益的必要条件和可靠基础。自主原则实现的关键是医方对患方的尊重,当然同时也要有患方对医方的尊重。如果患方对医方缺少应有的尊重,良好的医患关系和医疗秩序就难以建立,并将给医疗过程及其效果带来严重影响。

三、强调人际的公平正直——公正原则

公正的一般含义是公平正直,没有偏私。这个古老的伦理范畴,作为一个最基本的道德原则,在中国从春秋战国时代开始,在西方从古希腊开始,就被写入了社会的道德法典之中。古希腊最博学的哲学家亚里士多德把公正分为狭义与广义2种。"广义公正"是依据全体成员的利益,使行为符合社会公认的道德标准。"狭义公正"主要是调节个人之间的利益关系。亚里士多德提出公正的形式原则,即相同的人同样对待,不同的人不同对待。在临床医疗实践中,形式上的公正原则即指将有关类似个案以同样的准则加以处理,将不同的个案以不同的准则加以处理。公正的内容原则主张同等需要的人,在满足其需要时应同等对待;对不同需要的人则不同对待,并根据个人的地位、能力、贡献、需要等给予相应的负担和收益。《日内瓦宣言》规定:"在我的职责和我的患者之间不允许把宗教、国籍、种族、政党和社会党派的考虑掺杂进去。"公正原则要求对患者的人格尊严要同等地予以尊重,要以同样热忱的服务态度对待他们每个人,绝不能厚此薄彼。要以同样认真负责的医疗作风平等地对待每个患者,任何患者的正当愿望和合理要求(包括住院、转诊、会诊等)应予尊重和满足。在现实卫生资源有限的情况下,应区别基本的医疗保健需要和非基本的医疗保健需要。应尽量使每个公民享受公正的基本医疗保健权利,对非基本的医疗保健需要如医疗高技术可以根据个人的支付能力和其他情况而定。

公正原则也是卫生资源分配中调节各种利益关系的基本准则。卫生资源是提供卫生保健所需的人力、物力、财力。卫生资源的分配可分为宏观分配和微观分配。"宏观分配"是在国家能得到的全部资金或资源中应该拿多少分配给卫生保健,以及分配给卫生保健的资源在卫生保健内部各部门如何分配。现有的卫生保健费用也必须做到公正分配,如城乡之间、预防与治疗之间、基础医学与临床医学之间、高精尖技术与普及性技术之间等,既要兼顾各方面的发展,又要考虑社会的公正。"微观分配"是医务人员、医院和其他机构决定哪些人可以获得及获得多少卫生资源,尤其涉及稀有资源。卫生资源的微观分配要做到2点:一是在患者个体和社会群体之间,既要考虑患者个体的利益,更要考虑社会群体的利益和子孙后代的利益。二是在患者之间,谁先谁后,谁多谁少。要依次

按医学标准、社会价值标准、家庭角色标准、科研价值标准、余年寿命标准综合权衡，在比较中进行优化筛选，以确定稀有卫生资源优先享用者资格。其中，医学标准主要考虑患者病情需要及治疗价值；社会价值标准主要考虑患者既往和预期贡献；家庭角色标准主要考虑患者在家庭中的地位和作用；科研价值标准主要考虑该患者的诊治对医学发展的意义；余年寿命标准主要考虑患者治疗后生存的可能期限。在这些标准中，医学标准是必须优先保证的首要标准。

四、医学生命伦理的底线原则——不伤害原则

不伤害原则是指一种研究、治疗不应对受试者、患者造成身心伤害，包括不允许有意伤害和任何伤害的危险，而不管动机如何。这是一系列医学生命伦理原则中的底线原则。一般地说，凡是医疗上是必需的，或是属于医疗适应证范围，所实施的诊疗手段是符合不伤害原则的。不伤害原则不是绝对的，只是相对而言，因为许多检查和治疗，即使符合适应证，大多也会给患者带来某些身体上或心理上的伤害。例如，使用腔镜为患者做体内检查，可以有助于确诊病情，但同时也会使患者出现不适、痛苦，患者甚至还会随时承受某种风险。就此而言，医疗伤害常有一定的必然性，是诊疗疾病过程中必须付出的合理代价。但是，这并不暗示医师可以任意加以忽视，而应该防止各种可能的伤害，或将伤害降至最低程度。

医疗伤害大致可分为道德性伤害和技术性伤害。"道德性伤害"是由于医师缺乏医德而造成的，如不负责任、马虎、粗疏，态度冷漠，出言不逊，恶语伤人，行为不端，动作粗野等，都会不同程度地对患者造成心理、精神乃至人格的伤害。"技术性伤害"一般是用药不当或手术操作不慎，对患者造成身体、心理的伤害，包括一切本可以避免，但由于医师违反操作规程或诊疗制度所致的责任事故和因技术问题而造成的技术过失事故。不伤害原则主要就是针对这些伤害而提出的。

作为职业性伤害，医疗伤害是临床实践的伴生物，历来受到医学伦理学的高度关注。《黄帝内经》中"征四失论""疏五过论"等医德戒律的基本精神就是不伤害患者。《希波克拉底誓言》更是明确指出："检束一切堕落及害人行为，我不得将危害药品给予他人，并不作该项之指导，虽有人请求亦必不与之"。这一不伤害患者的古老行医规则成为传统的医学人道主义的核心，影响极其深远，后经充实和提炼，成为现代医学生命伦理的底线原则。

为了预防对患者的伤害，或为了使伤害降到最低限度，医务人员必须培养为患者健康利益服务的正确动机，尽最大可能提供最佳医疗和护理，对有危险或伤害诊疗措施，做出危险和利益、伤害和利益的综合评价，要选择利益大于危险或利益大于伤害的医疗决策，采取"两利相权取其重""两害相权取其轻"的原则。

医学生命伦理的"四项基本原则"为现代生命科学研究提供了一个伦理框架，它指出在医学实践中不做不应该做的事以及做应该做的事，强调对患者仅仅做到"不伤害"是不够的，还要尊重患者的自主权、知情同意权、保密权和隐私权等。对患者应该一视同仁，不论性别、年龄、肤色、种族、信仰、身体状况、经济状况或地位高低，决不能区别对待。每个人都生活在一定的社会关系中，兼顾个人、集体、社会的利益，兼顾代内、代际人的利

益,社会才能稳定发展。

医学生命伦理的"四项基本原则",作为一种抽象化和理想化的标准,同其他许多原则一样,虽然不是在一个统一和一贯的理论框架内提出,各个原则有着自己的相对独立性,因而在具体应用于医学实践中难免出现相互碰撞和冲突,但是这"四项基本原则"并非纯理性的东西,它既汲取了历史上医学生命伦理经典文献的精华,又采纳了多个国家、多个民族、多个学派公认的伦理学的宗旨和原则。它面对现实,适应了现代医学和生命科学实践的需要以及人类文明发展的趋势,因而作为一种普遍性原则,在世界范围内被广泛地接受,并成为医学教育和研究的伦理指导。在医学实践中,在不同情境下,面对道德难题的困境时,我们要善于将这"四项基本原则"有机地联系起来、统一起来,同时结合具体情况,而不能做机械的理解和处理。

第十五章　医学生命伦理学的研究维度

医学生命伦理学以医学和生命科学技术所带来的伦理问题为研究对象。它的研究范围非常广泛：既涉及对生命伦理学基础理论的反思、建构和发展，也涉及研究和临床中所涉及的规范应用条件的权衡和程序的探讨；既涉及对待受试者和患者的伦理规范，也涉及群体和公众健康的政策的制定和辩护。而医学和生命科学的研究也离不开动物实验，如何对待动物，如何保障动物的福利，也是医学生命伦理学的一个重要内容。本章我们将从研究伦理、临床伦理和公众健康伦理 3 个维度来讨论医学生命伦理学的研究内容。

第一节　研究伦理

医学生命科学的研究伦理大体上包括 3 个方面：①涉及人的生物医学研究的伦理规范。②动物实验的伦理规范。③科研诚信问题。前 2 点涉及对待研究客体的道德规范，而第三点关乎研究者对待科学的态度以及对待自己和同行、公众是否诚实的问题。

一、涉及人的生物医学研究的伦理规范

涉及人的生物医学研究是医学和生命科学研究中的重要组成部分。远古的"神农尝百草"就可以看作已知最早的涉及人的生物医学研究。著名的诺贝尔生理或医学奖获得者屠呦呦就曾经在自己身上试用过青蒿素。随着经验医学向循证医学和精准医学的转换，生命技术在医学领域中的应用越来越广泛，而每次新技术、新药的应用都离不开涉及人的生物医学研究。通过涉及人的生物医学研究人们可以更深刻地认识生命现象、了解和理解疾病发生发展的原因、规律和本质，进而采取更好的方法治疗疾病、提高人类的健康水平。可以说，涉及人的生物医学研究是医学和生命科学进步的助推器，也是医学和生命科学造福人类的重要环节。

涉及人的生物医学研究的伦理问题主要涉及受试者的选择、风险与利益的权衡、受试者的知情与同意、受试者生物信息的保护等。第二次世界大战期间，纳粹医师假借科学的名义所施行的惨无人道的涉及人的生物医学研究，严重践踏了人的尊严，摧残了大量的生命，也践踏了医学造福人类的承诺，受到了全世界人民的审判。对纳粹医师施行的反人道、反人类罪行的审判催生了第一部对涉及人的生物医学研究进行规范的国际性文件——《纽伦堡法典》。该法典对涉及人的生物医学研究的条件进行了严格规范，特别强调了涉及人的生物医学研究必须建立在人类受试者自愿同意的基础上。1964 年，世

界医学协会大会在《纽伦堡法典》的基础上,形成了更加详尽的保护人类受试者的《赫尔辛基宣言》。该宣言经过多次修订、补充和完善,基本上实现了从涉及人的生物医学研究的原则到具体操作的规范和程序的全覆盖。

涉及人的生物医学研究作为医学和生命科学研究的一个部分,必须以促进和维护患者的健康、幸福和权利、推动医学和生命科学的健康发展为目的。必须遵循医学生命伦理学的四项基本原则:尊重自主性,不伤害,有利和公正;遵守国际通行的伦理规范和我国相关的法律法规。除了《赫尔辛基宣言》以外,国际上针对涉及人的生物医学研究的还有医学国际组织理事会(Council for International Organizations of Medical Science, CIOMS)和世界卫生组织于1982年共同制定的《涉及人体受试者的生物医学研究的国际准则提案》等规范。我国卫生部也针对涉及人的生物医学研究制定了一系列法律法规和伦理原则,如《涉及人的生物医学研究伦理审查办法》《人胚胎干细胞研究伦理指导原则》《药物临床试验伦理审查工作指导原则》等。这些准则和原则在进一步重申国际上通行的、保护人的生命和健康,维护人的尊严,尊重和保护受试者的合法权益等基本原则以外,还对具体的适用范围和操作程序等进行了详细规定,特别强调了要尊重和保障受试者是否参加研究的自主决定权,严格履行知情同意程序,防止使用欺骗、利诱、胁迫等手段使受试者同意参加研究,允许受试者在任何阶段无条件退出研究;明确提出受试者的人身安全、健康权益高于科学和社会利益;应当公平、合理地选择受试者;切实保护受试者的隐私,如实将受试者个人信息的储存、使用及保密措施情况告知受试者,未经授权不得将受试者个人信息向第三方透露;受试者参加研究受到损害时,应当得到及时、免费治疗,并依据法律法规及双方约定得到赔偿;对儿童、孕妇、智力低下者、精神障碍患者等特殊人群的受试者,应当予以特别保护等六项基本原则。

涉及人的生物医学研究的核心问题,是风险和利益的管控与权衡问题。因此,涉及人的生物医学研究必须立足于实验室实验和动物实验有效的基础上。所有涉及人类受试者的医学研究开始前,都必须仔细评估对参与研究的个体和群体带来的可预测的风险和负担,并将其与受试者以及受所研究疾病影响的其他个体和社区带来的可预见受益进行比较。同时,涉及人的生物医学研究必须经过伦理委员会的评估和批准方可实施。人体实验的研究者必须向伦理委员会提交申请并详细说明人体实验项目的目的、意义和实施过程,不经过相应的伦理委员会的审批,医师和研究者不可擅自进行涉及人类受试者的研究。伦理委员会根据国家法律法规和有关规定,对实验的内容进行审查,包括人体实验项目的设计与实施的动机和目的、受试者的招募,人体实验的途径、方法的科学性和合理性,风险与受益比以及人体实验的结果等4个方面。人体实验的动机必须体现出以人为中心的思想,体现出医学伦理学的生命价值原则和无伤害原则,其目的应该是受试者利益与医学发展利益的一致,医师实验目的与受试者期待结果的一致。一切违背医学需要,因政治目的、经济目的等进行的人体实验,都是不道德的。任何有伤受试者尊严、未经受试者的知情同意,带有强迫和欺骗性质的人体实验,无论后果如何,都是不道德的,严重情况下相关人员必须承担法律责任。人体实验要求不造成、尽量避免或减少对受试者的伤害。有明确的实验目标、符合普遍认可的科学原理、实验前有充分的动物实验作依据,具有可信的预期好处,对潜在危险的估计及其预防措施有充分科学说明的人体实验,可以说是符合道德的,具有道德价值,否则是非科学的人体实验,必须禁止。对人体实验的评价还必须看其结果的道德价值。既要考虑医学发展的利益,又要考虑受试者的损伤程度及其对社会产生的影响。从结果来看,人体实验的结果存在着得大于失、得小于失、得失不明这几种情况。凡是得大于失的,具有较大的道德价值的试验,应积极努力去实施;凡是得小于失的,或有失无得的,对受试者损伤较大,没有积极的社会意义的试验则应禁止或暂缓实施。凡是得失不明的试验,即使动机纯正,出于治病救人,或有极大的医学价值,但由于科学依据不足,后果难以确定,也应慎重选用。

伦理委员会在项目实施之前对涉及人的生物医学研究的相关材料的审核,以及在项目实施过程中的监督和管理,是涉及人的生物医学研究项目规范化进行的重要保障。伦理委员会必须有对人体实验项目独立进行审核的权力,一旦发现实验带来了未预测到的风险或对受试者的伤害超过预期的风险评估时,伦理委员会可以立即叫停实验。伦理委员会的权威来自它所代表的机构,它具有这一机构所赋予的权力。

二、动物实验伦理规范

动物实验是指利用人类以外的动物进行科学实验,以检验个别因素对接受测试的动物在生理上或行为上的影响,以此获得有关生物学、医学或药学等方面的新知识或解决具体问题。比如,为了寻找治愈疾病的方法,检验某种新技术、新药或新的治疗方案等。

在经验医学时代,人们主要是通过人体自身实验进行药物筛选,通过经验积累来改善治疗方法。进入实验科学和循证医学时代,动物实验被广泛应用于医学、生物学的研究和新药的研发中。人们利用动物实验开展解剖学、病理学和生理学等方面的研究,通过对动物本身生命现象和动物生命体的功能与结构的认识,增进人类对生命的了解,探索生命的奥秘,最终造福人类。医学和生命科学从此获得了快速发展。

在医学和生命科学领域,比较常见的是人们用动物作为人类的替代品或特殊疾病模型。比如,我们经常利用小鼠、兔子甚至猕猴等高等动物作为实验模型。由此需要牺牲大量动物的生命。这也引起了动物保护主义者们的抗议和反对。随之而来的是有关动物道德地位、动物权利的讨论。1973 年 4 月 5 日,澳大利亚学者辛格在《纽约书评》上撰文,首次提出"动物解放"(animal liberation)一词,1975 年,辛格的《动物解放》(*Animal Liberation*)(注:中文译本《动物解放》由青岛出版社出版)一书发表。该书引起了学术界包括公众的广泛关注。在某种意义上,该书可以被看作动物权益保护的宣言,开创了现代的动物权益保护运动。辛格用了物种歧视(speciesism)这个词,把对动物痛苦的漠视与种族歧视和性别歧视联系起来,将人道地对待动物的运动比作女性和黑人解放运动。辛格从功利主义的感觉论出发,认为动物也有感受痛苦的能力(the capacity for suffering),因为动物也有与我们极为类似的神经系统,认为如果一个存在物能够感受苦乐,那么拒绝关心它的苦乐就不具备道德的合理性。因此,提出应该将凡是具有感受痛苦之能力的生物纳入人类道德考量的对象。辛格的"动物解放论"思想在世界范围内引起了广泛的关注,催生了动物伦理学的诞生,也促使人类人道地对待实验动物。

在善待动物的问题上，以汤姆·雷根(Tom Regan)等为代表的"动物权利论"思想也产生了很大的影响。雷根认为，我们对待动物方式的错误源于把动物当作资源的制度。为避免这些错误，人们应改变自身观念。他把那种认为我们对动物不负有直接义务，仅负有与它们相关义务的观念称为"间接义务论"。雷根批评间接义务论、契约论和功利主义等传统道德观念之不足，从人权角度证明了动物拥有权利，并区分了道德权利和法律权利。道德权利保护我们的生命、身体和自由，使得他人不能伤害我们，不能任意干涉我们的自由。这些道德权利的基本主题就是尊重。如果否认动物拥有权利(不管我们如何细心地加以限定)，那么，人们就会以为，我们可以对动物做出我们想做的任何行为，只要我们不侵犯任何人的权利。在这种情况下，主张动物拥有权利，可能是说服人们认真考虑"不虐待动物"这一诉求的唯一方式。

在辛格、雷根等的倡导和努力下，越来越多的人开始关注动物的感受和利益问题，提出在设计涉及动物的实验时应当考虑动物的利益。美国生命伦理学家巴鲁克·布罗迪(Baruch Brody)提出了"动物研究的合理立场"。布罗迪认为，动物的利益会受到对它们的研究或它们在研究之前、期间和之后的生活条件的不利影响。在决定一个特定的动物研究项目是否合理时，必须考虑到这一点。对于那些会对动物产生不利影响的动物实验，被允许实施的理由是人类可以从研究中得到的好处。在考量某项动物实验是否合理的时候，人类的利益应该比动物的利益更重要。

事实上，为了促进世界范围内对实验动物的伦理关怀、规范实验动物使用，全面提升人类和动物健康，早在 1956 年，联合国教科文组织(United Nations Educational, Scientific and Cultural Organization，UNESCO)、国际医学组织联合会、国际生物科学联合会(International Union of Biological Science，IUBS)就共同发起了实验动物国际委员会(International Committee on Laboratory Animals，ICLA)；1958 年 12 月 4 日，在联合国教科文组织于法国巴黎召开的一次咨询会议上正式成立；1979 年，改名为国际实验动物科学理事会(International Council for Laboratory Animal Science，ICLAS)。动物伦理学和动物解放运动、动物权利运动一起从理论和实践层面上进一步推动了对实验动物的保护。在部分国家，已经立法保障动物权利。1992 年，瑞士从法律上确认动物为"生命"(beings)，而非"物品"(things)。2002 年，德国将动物保护的条款写入宪法。今天，国际、国内的许多医学和生命科学研究机构都成立了动物伦理委员会。委员会参照国家相关法律和惯例、规则等，对包括研究者的资质、动物的选择、实验目的、方法和条件、动物的处死等方面进行审查。研究者资质主要是指主持以及参与动物实验的人员接受动物实验专业训练的情况以及所达到的程度。实验动物伦理审查的首要内容是判断该研究是否符合使用实验动物的 3 R 原则：①替代(replacement)，即是否存在替代的可能性，如，能否以非生命的方法替代动物实验，能否以进化上的低等动物替代高等动物进行实验。②减少(reduction)，即在动物实验时，能否使用较少量的动物获取同样多的试验数据或使用一定数量的动物能获得更多的实验数据的科学方法。③优化(refinement)，即在必须使用动物进行有关实验时，是否尽量减少非人道程序对动物的影响范围和程度，是否可通过改进和完善实验程序，避免或减轻给动物造成的疼痛和不安，或为动物提供适宜的生活条件，以保证动物的健康和康乐，保证动物实验结果可靠性和提高实验动物福利的科学方法。此外，对实验细节的审查还涉及动物的分组、日常饲养管理、动物实验处理、观察指标的选择、观察终点的确定等，以确保该研究有明确的实验目的并且具有深远的科学价值，研究中动物都能得到人道的对待和适宜的照料，在不与研究发生冲突的前提下保证动物的健康和福利。如果实验结束后动物仍能存活，则还须审查安乐死的必要性和方法。

三、科研诚信

科研诚信是研究伦理的核心内容之一，也是医学生命伦理学和所有科学研究伦理的重要组成部分。2004 年，韩国克隆之父黄禹锡（Hwang Woo-suk）的干细胞造假事件；2005 年，美国免疫学研究新星范·帕里耶斯（L. van Parijs）的陨落；2014 年，日本学术女神理化学研究所小保方晴子（Haruko Obokata）的 STAP 细胞论文造假；2018 年，哈佛医学院布列根与妇女医院再生医学中心主任、哈佛大学终身教授、心肌再生领域的知名专家皮耶罗·安佛萨（Piero Anversa）的心肌干细胞再生修复方面的 31 篇论文被曝造假等，震惊学术界。2017 年，施普林格·自然出版集团宣布撤回 107 篇发表在期刊《肿瘤生物学》上的论文，而这 107 篇医学论文的主要作者均来自中国。研究伦理与科研诚信问题，特别是在医学和生命科学研究中的大范围的学术不端问题被推到了聚光灯下，引起了国内外学术界的广泛关注。

科研诚信主要指科学研究人员在研究方案的设计、实验、数据采集和分析以及成果发表过程中，弘扬以追求真理、实事求是、崇尚创新、开放协作为核心的科学精神，遵守相关法律法规，恪守科学道德准则，遵循科学共同体公认的行为规范。科研诚信的英文为 scientific integrity 或 research integrity，其中诚信（integrity）一词最初的含义主要是指完整性，引申到道德领域是形容在道德上的纯洁性，后被引申为诚实（honesty）。美国医学会编写的《科学研究中的诚信》一书中明确提出："研究中的诚信对于保持科学的卓越性和保持公众的信任至关重要。诚信特征既属于个体研究人员也属于他们工作的机构。然而，研究中的诚信概念不能简化为一行为定义。对于科学家个人来说，诚信首先体现的是个人对科学知识的诚实和对个人责任的承诺。这是道德品质和经验层面的东西。对于一个机构来说，它是一种致力于创造一种环境，通过接受卓越、可信和合法的标准来促进负责任的行为，然后评估研究人员和管理人员是否已经创造了一个高度完整的环境。"

国外对科研诚信的研究与对伪造（fabricated）、作假（falsification）和剽窃（plagiarism）等科研不端行为的治理相伴而生。大致经历了孕育、萌芽、发展、成熟和国际化等几个阶段。期间涌现出大量著名学者和重要著作。如《科研不端行为：神话还是事实?》（F. G. Abdellah，1990）、《盗版：欺诈、剽窃和科学出版业中的不端行为》（E. J. Huth，1993）、《科研不端行为》（M. C. LaFollette，1994）、《科学、诚信和调查者权利：当前的挑战》（W. E. Daniel，1996）、《科学协会在提高研究诚信与防范科研不端中的作用》、（M. S. Anderson，J. B. Shultz，2003）、《学术中的不诚信与认知中的不和谐》，（E. J. Vinski，2007）等。20 世纪 80 年代开始，美国设立了专门应对违背科研伦理、违反科研诚信行为的独立行政管理机构——研究诚信办公室(Office of Research Intergrity，ORI)。ORI 于 1995 年对科学不端行为进行定义：盗取他人知识产权或成果、故意阻碍研究进展、损坏研究记录或危及科研诚信等严重不轨行为。美国的预防和治理制度体现为"制度化"，即通过美国国会和政府部门的立法调控与行政干预，将带有主观随意的、柔性的特点的、通过自律才能发挥作用的职业伦理规范，提升为普遍有效的、刚性的、通过他律起强制性作用的政策规范甚至法律法规。如，作为指导方针的《对于处理可能的科研不端行为的临时政策和程序》，发表在 1986 年 7 月 18 日的《对于(项目)资助和合同的NIH 指南》上并于 1989 年成为最终规则，即《受奖者和申请者机构对于处理与报告可能的科研不端行为的职责》的联邦法规——42 CFR Part 50，Subpart A。此外，1987 年 7月 1 日，美国国家科学基金会(National Science Foundation，NSF)独立发布了《科学和工程研究中的不端行为》政策，并成为 45 CFR Part 689 的联邦法规(2002 年最新修订)。德国、丹麦、挪威、芬兰、奥地利、瑞士、日本等国也在随后的 10 年间陆续建立起对违背科研伦理、违反科研诚信行为进行预防和治理的制度。德国在 20 世纪 90 年代末连续出台了 3 个应对行为的重要法规：德国联邦最高行政法院制定的《处理科学不端行为的法律规范》(1996)，马普学会的《质疑科研不端行为的诉讼程序》(1997)，德国研究联合会的《关于提倡良好科学实践和处理涉嫌科研不端行为的指南》(1998)，成为德国各研究与教育机构应对科研不端的依据和范本，各研究与教育机构设立的专门审查委员会为应对科研不端提供了组织保障。

我国政府也高度重视科研伦理与学术诚信建设。2018 年 1 月 31 日，国务院发布了《关于全面加强基础科学研究的若干意见》。该意见强调加强科研诚信建设，坚持科学监督与诚信教育相结合。并要求有关部门抓紧制定对科研不端行为"零容忍"、树立正确科研评价导向的规定，加大对科研造假行为的打击力度，夯实我国科研诚信基础。2018 年5 月 21 日，中共中央办公厅、国务院办公厅印发了《关于进一步加强科研诚信建设的若干意见》。强调要健全完备的职责清晰、协调有序、监管到位的科研诚信制度，提高和增强广大科研人员的诚信意识，弘扬科学精神、恪守诚信规范。

第二节　临床伦理

临床伦理或临床伦理学旨在将医学伦理学的重心导向日常的临床实践，强调临床决策中技术层面和规范层面相互依存的关系。临床伦理在这个意义上是一种关乎实践的伦理。因为临床中的情况复杂多变，在处理与患者之间的关系、临床道德两难的决策以及与患者沟通方面，不同的理论模式导致不同的实践路径，也对医患关系带来不同的影响。

一、医患关系模式

医患关系简单地说就是指医师和患者之间的关系。广义上讲，医患关系中的医者不仅指医师,还包括护士、医疗管理与行政人员、医疗技术支撑和服务系统的人员等。而患者也不仅仅是患者本人,还包括患者家属、亲属和朋友等相关人员,"是以医生为主体的人群和以患者为中心的人群之间在医疗实践过程中所建立起来的关系"。

　　医患关系首先涉及的是医疗实践中医疗方案的选择和决策由谁主导的问题。美国生命伦理学家伊曼纽尔夫妇在《医患关系的四种模式》一文中,将医患关系分为家长主义模式(paternalistic model)、信息提供模式(informative model)、解释模式(interpretive model)和协商模式(deliberative model)4 种类型。家长主义模式指的是在医患交往和涉及医疗方案的决策中,医师按照自己认为对患者最好的方式处置,患者将决策权转交给医师,患者的参与仅仅局限在同意医师提出的治疗选项。家长主义医患关系模式由来已久,其理论预设是医师是专业的,而患者是非专业的,医师总是为患者着想,为患者谋福利的。信息提供模式指医师只需提供医学信息和治疗选项,其后由病患选择及同意。解释模式是指医师主要扮演一个咨询者或指导者的角色,帮助病患了解自己的病情和偏好,协助病患选择符合其最佳利益的治疗选项。而在协商模式中,医师主要与患者进行价值观的讨论,但治疗选项的选择权仍在病患手中。4 种模式中,除了家长主义模式由医师主导医疗决策外,其他都可以被看作患者自主模式的细化,因此,4 种模式又可以简化为以医师为主导的家长主义模式和以患者为主导的患者自主模式。

　　患者自主模式的提出发生在纽伦堡审判以后。基于对家长主义模式的批判和对医师侵害患者自主权的防范,"受试者必须绝对自愿同意"和受试者"应该处于有选择自由的地位"等 10 条被写进《纽伦堡法典》。《赫尔辛基宣言》和《贝尔蒙报告:保护参加科研的涉及人的生物医学研究对象的伦理原则和方针,1979》等再次重申和强化了患者或受试者在临床试验或诊疗中的知情权和自主权,并由此逐渐发展成为患者自主的医疗模式,通常通过"知情同意"程序来体现。然而,在实践中人们发现,患者自主模式往往演变成患者责任模式,即成为医师去责任化的借口,导致患者的利益受到损失,在极端情况下,甚至有患者为此付出了生命的代价。医患关系并没有因为患者主导了医疗过程的决策而改善,反而加剧了医患之间的不信任甚至产生对立情绪。

　　在这样的背景下,美国总统医学和生物伦理问题研究委员会于 1982 年在《医患关系中知情同意的伦理法律意涵》这一报告中提出了"医患共享决策"模式。委员会认为,家长主义模式和患者自主模式都将道德主体、伦理智慧和决策权集中于医病中的一方,而将另一方置于一个从属的地位,因而都有失偏颇。委员会建议针对实践中的多样复杂的医疗情境,有必要促成一种医患之间共同参与、互相尊重、共享决策的医患关系。因为一个正确的医疗决策过程,实际是医师与患者主、客体相互交错的过程。

　　然而,医患关系并不仅仅由医者和患者在医疗技术和医疗方案设施中的决策模式所决定,医患关系也是一种社会关系。它更多地包括医患交往中的非技术性关系,诸如交往方式、交往用语、服务态度、工作作风等。而医患之间的矛盾和对立往往也是由这些非医疗性的因素所导致。因此,在讨论医患关系的时候,必须从医患双方的权利与义务的统一出发,一方面医师要履行自己作为专业工作者的救死扶伤的责任和义务,在保护患者利益的前提下,享有独立自主的权利;另一方面,患者也要尊重医师、信任医师,积极接受和配合医师的治疗。

进入 21 世纪以来,医学和生命科学技术发展迅猛。随着基因技术,影像技术,代谢、蛋白质等组学技术的发展,精准医疗逐渐进入人们的视野。精准医疗不仅关注疾病的诊治,而且将医疗的概念扩展到对疾病的预防和健康管理。医患关系呈现出新的变化,患者不再仅仅是医疗的对象或客体,而是医学研究和临床实践中更加积极的参与者。这一医学模式的转变,不仅对传统医患关系中的知情同意模式提出挑战,而且带来了新的问题,包括隐私保护问题、自主和责任关系问题、医疗资源的公平分配问题,特别是其中包含的医患关系的市场化问题等。因此,如何构建一种新型的、适应精准医疗模式的医患关系还有待于深入研究和探讨。

二、临床伦理的核心原则

临床伦理的核心原则,是在临床诊断与治疗中,坚持专业精神和职业道德。医师承载着患者的生命之托,医师的专业水平和职业道德对于临床医疗至关重要,在某些时刻甚至决定了患者的生与死。

临床伦理的核心原则可以概括为患者至上原则、最优化原则、尊重原则和保密原则。其中患者至上原则可以表达为在临床诊疗中,以患者和患者的利益为中心,尊重患者的自主性和决策权。所谓最优化原则,即在临床诊断与治疗中始终秉持以最小的代价换取最高收益的理念,也被称为最佳诊疗方案原则。事实上,在医学临床诊断与治疗中经常会爆发医学生命伦理四原则之间的冲突,此时就需要医务人员以最优化原则为指导对患者进行诊断和治疗。最优化原则还可以具体化为以下四点。

第一,效果最好。所谓效果最好就是指医务人员的诊断和拟定的治疗方案应当是在现有的技术条件下效果最好的、最显著的。关于效果是否最好的判断必须着重注意以下2 个问题:一是医务人员的诊断和拟定的治疗方案应当是学界所普遍认可的,与此同时也是最适合具体患者的检查、药物、手术等措施;二是医务人员所选用的治疗方案所预期产生效果应该是学界共识,与此同时也是现有医疗条件能够提供的患者也能接受的最佳方案。

第二,伤害最小。所谓伤害最小是指在临床诊断与治疗中,在治疗效果相差不大的情况下,医务人员应当选取其中安全度最高、不良反应最小、风险最低、对患者的伤害最小的医疗方案。因为在临床诊断与治疗中,任何治疗方案都具有二重性,一方面有助于患者的康复,另一方面也必定会给患者带来一定的伤害,因此,在这其中如何权衡利弊就显得尤为重要。医务人员应当谨记自己的天职使命,始终以患者的利益为优先考虑,选取利大于弊的诊疗方案。

第三,痛苦最低。所谓痛苦最低是指在保证医疗方案的有效治疗效果的前提下,在临床诊断与治疗中尽可能地减少患者所遭受的痛苦。痛苦最低与伤害最小不同,痛苦是在患者就医诊疗之前便已存在的,而伤害往往是伴随着医疗方案的实施所产生的。因此,将患者的痛苦降到最低的要求是贯穿于整个临床诊断与治疗过程之中的。这里的痛苦不仅仅是患者所遭受的肉体上的疼痛,也包括患者在精神上所遭受的折磨。在必要的时候,针对特殊人群,医务人员在诊疗方案中甚至可以牺牲一部分的疗效以更好地减轻患者的痛苦,例如对部分晚期癌症患者和临终患者所施行的姑息疗法目的就是要尽可能地减轻患者的痛苦。

第四,消耗最少。消耗最少主要体现在两个方面:一方面是指患者的花费要尽可能少。今天,随着医疗行业的市场化,医疗费用问题越发成为患者就医时所考虑的重要因素。看病难、看病贵也是导致医患矛盾的重要原因。医务人员在临床诊断与治疗中,在保证治疗效果的前提下,应当给患者制订花费尽可能少的治疗方案,这也是最优化原则在临床工作中的体现。另一方面是指对于医疗资源,尤其是稀缺医疗资源的消耗要尽可能少。随着我国医保制度的不断完善,患者看病所消耗的不仅仅是个人财力,更多的是政府资金和社会资源,因此医务人员应当严格遵守国家和医院的规章制度,在保证治疗方案的疗效的前提下,尽可能少的消耗医疗资源,禁止出现为了私人或小团体的利益而进行"过度医疗消费"的现象。

尊重原则不只是体现在履行知情同意的程序,尊重患者对于治疗方案的自主选择和决策权。尊重首先是尊重患者的人格尊严。要做到礼貌热情、语言得当、诚实公开。对于有些对医疗方案不能理解、缺乏决策能力,或因为求医心切而产生焦虑和恐惧心理的患者,医师要尽可能地耐心倾听、正确引导。医师可以主动提出让患者参与有关他们的任何决定,与患者的顺畅沟通、建立医患信任关系是构建良好医疗秩序的重要保障。

保密原则指的是为患者保密。医务工作者接近和掌握着患者的健康和生物信息。健康生物信息包括个人诊断和治疗的临床信息、基因和表型信息、影像信息以及其他信息等属于个人隐私。有些生物信息,比如基因信息还是一个人的身份的标识。有些生物信息不仅关系到个人的隐私,还关系到家族甚至族群的隐私。因此,尊重和保护患者隐私,为患者保密是医师职业道德的一部分。尤其是在大数据时代,许多信息可以通过数据叠加获得。因此,医师在与患者沟通的过程中,要更加注意方式、方法,为患者保密。不经过患者本人同意,不得擅自将其本人的信息告知他人。如有需要与治疗团队之外的人共享患者信息,须征得患者本人同意或匿名化处理。披露的信息量应保持最少。

三、叙事医学与关怀伦理

近年来兴起的叙事医学和关怀伦理学,代表了临床伦理学中的一股新的思潮。法国生物学哲学家乔治·康吉莱姆(Georges Canguilhem)指出,医学是且仍将是处于几种学科交界处的一种技术或者艺术,而不是严格意义上的科学,其最根本的还是临床和治疗,即一种建立或者恢复正常的技术,而这是不能够完全或者简单地被降格为一种单纯的知识的。在他看来,恰恰是在现代的生命医学中,生命和知识这两者被混淆了:知识并不摧毁生命,而是取消生命的经验。"叙事医学"概念的提出,恰恰可以被看作是回归生命经验的一种努力。叙事医学强调以患者而不是以疾病为中心,强调不仅要注重对疾病的治疗,注重医学的技术性层面,还要更加关注疾病的精神和文化层面的因素。提出医师、护士和社会工作者应该学习和掌握一种叙事能力,包括吸收、解释、回应故事和他人困境的能力。从叙事医学的概念出发,医师所面对的将不只是疾病和其生物学机制,而是人和人的全部活动与经验。

叙事医学具有五大属性,即时间性、独特性、因果关系(偶然性)、主体间性、伦理性。首先,叙事医学要求医师花时间来倾听患者的叙述,花时间来回应并陪伴患者面对疾病与死亡。尊重患者的独特性,促使医师与患者在医疗实践中互相认识互相理解,产生共情。作为一种新的医学形态,叙事医学充分体现了医学是人学,医学以人为本、重视和关心患者的心理和精神活动,在诊治过程中贯穿尊重患者、关怀患者的理念。强调要培养医务工作者的医学人文意识,理解患者所遭受的疾病痛苦、心理状态、情感诉求乃至于他的生活境遇。

叙事医学在某种意义上体现了一种关怀伦理的理念。关怀伦理学是伴随西方的女性主义运动而出现的一种伦理学理论,它的核心概念是"关怀",即与传统伦理学注重理性、普遍原则和行为规则相反,关怀伦理学强调给情感以道德地位。它并不把道德看作一系列的原则和规范,而将其看作一种植根于具体的生活情境以及人与人的互动之中的实践。因此,关怀伦理学注重具体情境中关系的建立和维系。对关怀者来说,关怀意味着与他人同情共感(feeling with others)。"我完全地与他人同在"。所以,关怀中的双方并不存在主客二分,而是一种共在的关系。

关怀伦理学最早由纽约大学伦理学家、心理学家卡罗尔·吉利根(Carol Gilligan)教授提出。她在 1982 年出版的《不同的声音》(*In a Different Voice*)一书中,说明了女性在自我概念、道德概念以及面对选择和冲突时的体验与男性的不同。与男性关注公平、权利和规则不同,女性的道德观则围绕着对责任和关系的理解展开,倾向于将道德问题视为责任冲突而非竞争权利的问题。因此,女性主义更加关注道德情景的语境性和叙事性。另外一位对关怀伦理学做出重大贡献的是美国哲学家、教育学家尼尔·诺丁斯(Nel Noddings)。在其代表作《关怀—伦理和道德教育的女性路径》(*Caring：A Feminine Approach to Ethics and Moral Education*)及其 2002 年出版的《始于家庭:关怀与社会政策》(*Starting at Home：Caring and Social Policy*)等著作中,诺丁斯指出:"关怀伦理提出了一种可替代主流道德研究的进路,即以道德态度或对善的渴望为起点,而非以道德推理为起点。……在面对道德议题时,女性采取的是一种不同的方式,即并非先罗列原则而后有逻辑地导出结论,而是想要与当事人面对面地交谈,看到他们的眼神和面部表情,询问到更多信息。道德决定是在真实情境中做出的,而非类似于一种几何题的解答。"诺丁斯把"关系"视为存有论意义上人类存在的基础,把关怀关系视为伦理学的基础。诺丁斯说:"人类的相遇、情感的回应,是人类经验的基本事实。"所以,"我视关系在本体论上是基础的,关怀关系就是伦理的基础。为了这个目的,关系就是借着某些原理产生的一组有序的配对,这关系描述了配对成员们的(互相)影响或主观体验。"

关怀伦理学注重情境性和语境性,注重叙事、倾听和沟通,注重关系的建构这一点与叙事医学所关注的完全一致。将关怀伦理学作为叙事医学和解决临床医患关系的理论基础,有助于构建基于信任的新型医患关系,克服以医师为中心的家长主义模式和以患者为中心的患者自主模式的极端和不足之处。

第三节　公众健康伦理

公众健康伦理(ethics of public health)是医学生命伦理学的重要组成部分。公众健康(public health,也被译作公共卫生)指的是通过社会有组织的努力来促进和保护人民健康、预防疾病、延长生命和改善生活质量的重要举措。它利用社区干预、疾病控制、流行病学和生物统计学原理来实现这些目标。公众健康伦理学关注的是在保护群体健康、改善医疗环境过程中所引发的伦理问题。

一、公众健康伦理学的基本原则与研究方法

公众健康伦理学以公众健康政策和实践中的伦理问题为研究对象。公众健康涉及的领域很广。作为一门学科(一般称之为公共卫生学),公众健康学以群体的卫生管理和卫生政策为研究对象,包括重大疾病的预防和控制、流行病监控、食品、药品和公共环境卫生的监督管理、医疗资源的分配及政策研究等。涉及上述领域的实践活动即属于公众健康的范畴。2003 年 SARS 肆虐的时候,疾病预防控制中心的工作人员所从事的工作就属于公众健康的范畴。

公众健康涉及群体的疾病预防和健康改善问题,关系到公众的福祉和国家的安全。但公共利益与个体的利益并不总能保持一致。比如,在 SARS 暴发的时候,由于这一疾病的高传染性和危险性,为了控制病毒的传播和发展,政府不得不采取强制性措施,对可能的传染源进行隔离甚至控制,对潜在的患者的行动自由进行一定的限制。这就带来了个人利益和集体利益、公共利益的冲突。什么样的控制可以得到伦理辩护? 如何平衡个人利益与公众利益? 如何预防群体性健康问题的发生? 这些问题都关系到个人和社会的权利与责任。在我国,由于地区差异、城乡差异和贫富差异,公众健康资源,包括医疗技术、药物研发和就医环境与条件的分布存在着不均衡现象,随着老龄化社会的到来,这些问题将越来越突出。如何调动和分配公众健康资源才能做到既公平公正又兼顾效率和发展? 这不仅关系到社会伦理和制度伦理,还关系到一个社会的稳定和国家的可持续发展。

公众健康伦理学正是在这样的背景下应运而生的。作为应用伦理学的一个分支,公众健康伦理学致力于为公众健康实践中的伦理冲突提供理论分析和指导,因此,公众健康伦理学除了遵守一般的医学生命伦理学的核心原则以外,还必须考虑到公众健康涉及的群体性特征和公共利益。为此,我们在参考和比较了国内外不同的公共伦理卫生原则的基础上,提出基于中国传统和谐思想的基本伦理原则作为面对公众健康伦理时的思考框架。

(一) 公共利益与个体自由兼顾

公众健康致力于促进和提高全社会的健康水平,它的目标群体是社会大众。当公共利益与个体利益发生冲突的时候,首先要考虑到"公共善"的问题。但这并不等于不考虑

个体自由。比如,在 SARS 时期,如果有人被怀疑带有 SARS 病毒需要暂时隔离,这种在特定时间、特定情况下对个人自由的限制是可以得到伦理辩护的。但这种干预当且仅当被证明对于预防或减轻特定的疾病问题是有效的情况下才是可以得到辩护的,也就是说如果公众健康干预行为的后果是不可知或不确定的,我们则倾向于不采取干预行为,以确保个体的基本自由权利得到尊重。

（二）公正与效率并重

社会公正是公众健康政策的伦理基石。公众健康的公正涉及分配公正、程序公正、回报公正和补救公正。分配公正考虑的是如何公正地分配资源、服务、受益和负担。程序公正旨在保护我们所采取的决策和行动的道德正当性。回报和补救公正强调的是对为了公共利益做出牺牲的个体的恰当补偿和回报。但在公众健康中人们最关心的还是卫生资源的分配的公正。比如,在国家医保体系的建构和医保项目的评估中,一方面要考虑到社会公正,兼顾不同群体、不同地区、不同收入的人在优质医疗资源上的可及性;另一方面,也要考虑到经济的可承受能力、社会的可持续发展。

（三）尊重隐私与透明兼顾

传染病是公众健康和个体健康的大敌。一方面,艾滋病、肺结核、乙肝等仍然是威胁人类健康和生存的公共卫生问题和社会问题;另一方面,社会对艾滋病患者和乙肝患者在就医、就学、就业中的歧视也不可忽视。在预防传染病大规模暴发和传播的过程中,一方面,要注重保护患者的隐私,注意不能给患者带来精神上的负担;另一方面,涉及公共卫生的部门要向患者解释报告疾病的必要性,及时掌握疫情并向公众通报,负责任地做好防范与控制。

（四）共享、共济、共存原则

在全球化的今天,公众健康伦理的一个重要维度是必须考虑到在抵抗疾病的过程中,人类属于同一个命运共同体。人类共享着同一个基因组,生活在同一个星球上,遇到重大疾病传播的时候只有共济才能共存。比如,在 SARS 和埃博拉出血热的暴发过程中,各个国家的科学家和世界卫生组织共享科学知识和信息,协作攻关,共同应对。充分体现了人类共享、共济和共存的伦理原则。

在研究方法上,公众健康伦理学属于应用伦理学的分支,它以实践中所遇到的伦理问题为主要研究对象,因此,离不开对实际问题的调查与分析。在这个意义上,公共健康伦理与其他应用伦理学的分支一样属于定位于实践的伦理学,它的目的不是伦理理论原则的探索,而是对发生在公共健康领域中的道德难题进行识别、提炼,对其发生的语境和条件进行解剖,进而在规范的层面进行分析。尽管我们总结了一些分析公共健康伦理问题的基本原则,但是在实际问题的分析中,并不能简单地将其看作伦理原则的应用。由于公众健康的伦理问题涉及的面很广,有些问题涉及不同的学科,因此,需要通过跨学科的合作进行研究。比如,关于医疗资源分配中的伦理问题,不仅需要开展规范分析,还要对具体问题进行定量与定性相结合的研究,有些问题还必须深入到具体的语境和场景中进行案例分析。此外,由于公众健康伦理问题并不是我们国家所特有的,有些问题是全球性的问题,比如严重传染病的预防与控制问题,还需要在研究中考虑到全球健康伦理甚至政治伦理。

二、公众健康伦理关注的主要问题

在围绕公众健康的讨论中,疾病的预防和控制与医疗卫生资源的分配中的伦理问题是人们关注的主要伦理问题。

(一) 预防和控制的伦理问题

预防和控制传染病的发生、发展与传播,是公众健康的重要内容,也是公众健康伦理学关心的重点之一。传染病是人类死亡和残疾的主要原因之一,在人类历史上,传染病经常对人类造成毁灭性的打击,如黑死病、天花、西班牙流感等。但事实上,今天大多数的传染病都是可以治愈的,其中许多更是可以预防的。天花曾经是威胁人类生存的一种烈性传染病,它传染性强、病情重、病死率高。随着现代医学技术的进步,世界卫生组织已经在 20 世纪 80 年代宣布成功消灭天花。但是新的传染病,如埃博拉出血热、SARS 和禽流感的出现,仍威胁到地球上大量的人口,使人们陷入恐慌。目前,对于传染病,我们还是以预防和控制为主要手段。预防和控制传染病不仅对个人的健康水平和生活质量有着至关重要的影响,还对社会的和谐稳定影响深远。但是,由于价值观、原则和利益之间的冲突,预防和控制传染病的过程中,往往会产生一系列的伦理问题。

传染病的可传播性将医务工作者保密的义务与社会责任对立起来,甚至还与相关的法律义务对立起来。医务工作者需要将受感染的患者报告给公众健康部门,以便他们能够调查流行病趋势。医务工作者还要提醒与患者接触者,并安排他们接受诊断、检测和治疗。这种强制性报告显然与患者就诊前对医务工作者的保密义务的期待不一致。在就诊前医务工作者应该向患者解释清楚这些规定,但这种做法也可能会导致患者讳疾忌医。此时,就要求医务工作者一方面要耐心地向患者解释,为什么医师有向上级主管部门报告传染病情况的责任和义务;另一方面,要尊重患者隐私,理解患者的心理压力,保护好患者的相关信息。医务工作者可以提醒患者,可以由患者自己提醒与其接触的人,而不是由公众健康部门或医务工作者来做,以减少或避免尴尬的情况发生。

当疫情不可避免地发生时,对疾病的控制就显得尤为重要了。检疫隔离是控制疫情的重要手段之一。正如之前所提到过的,检疫隔离与个体的自由权利相冲突。某些特殊情况下,检疫隔离还有可能导致对个体生命权的侵犯。因此,在行使检疫隔离的时候,必须遵循下列原则。

(1) 除非检疫隔离是唯一有效的控制疾病蔓延、避免造成更严重后果的方法,否则就不应该采用这种极端措施。在缺乏经验证据的情况下,应该尽可能地避免检疫隔离。

(2) 除非实际需要,否则不得使用强制隔离。如果有替代的、限制性更小的方法可以在公众健康保护方面达到同样的效果,那么就应该采用后一种方法。例如,如果自愿隔离可能和强制隔离一样有效,那么就不应该强制隔离。强制隔离永远只能作为最后的手段。

(3) 认为为了提高社会总体的健康水平就可以侵犯人权和对个人造成伤害的想法是错误的。公众健康利益总量上的最大化不应当成为公众健康伦理的唯一目标。除非面临相当高的风险,否则不允许侵犯个体的权利和自由。

（4）伦理上可接受的检疫隔离,必须是以公平的方式实施。如果检疫隔离仅仅被使用在那些已经被社会边缘化或被剥夺了权利的人身上,是不公平的。正如法律上对那些易受伤害的人给予特殊保护一样,伦理上可接受的检疫隔离也对那些已经被社会边缘化或被剥夺了权利的人给予特殊照顾,对他们实行检疫隔离必须有相当合理的理由。

（5）如果实施检疫隔离,应该尽可能地减少被隔离者的负担。应当为那些被限制的人提供基本的生活必需品,如食物、水和卫生保健。

（6）社会应该给予那些为了社会整体利益而忍受隔离的人适当补偿。例如,如果药品和疫苗的数量有限,那么在对医疗资源进行分配决策时,那些被隔离的人应该得到特别的优先考虑。这是一个互惠的问题。将补偿计划付诸实施的还有一个好处是,这可能会增强人们对公众健康系统的信任,从而加强与公众健康系统的合作。

（二）医疗卫生资源分配的伦理问题

医疗卫生资源分配的核心问题是如何兼顾公平与效率。而无论是公平还是效率的评价,都和人们所依据的理论、选择的指标以及所持的立场相关。

医疗卫生的资源分配问题通常围绕着投给谁和谁决定展开。即便财政投入年年增加,几乎仍然没有任何国家能够拥有足够的资金来满足所有的医疗卫生需求。因此,在医疗资源分配上的优先排序就变得非常重要。理论上,医疗卫生资源的分配方式有很多:有一个由集中的国家卫生服务机构来分配的方式,也有一个由收取服务费的完全私有化的系统来分配的方式,还有一种民主的分配方式。但在实践中,大部分国家的分配方案是混合了这些方法的。各国在医疗卫生资源投入的份额差别也很大。

在医疗卫生资源分配方式中,我国现阶段面临的主要伦理问题包括:①资源配置的不平衡。包括区域资源配置不平衡和城乡资源配置不平衡。从整体来看,各地区的人均卫生财政补贴存在较大的差异,城乡之间的卫生资源分配也存在显著的差异。医疗资源过多集中于城市的大医院,乡镇基层卫生院条件落后,特别是在人力资源方面,缺乏优秀的专业医学人才。②在预防和治疗,也即公共健康体系建设和医疗体系投入分配上的公平问题。究竟应该把有限的资源投入在大型的医疗设备的购置上,还是应该投入到一般性疾病的预防和治疗上,也存在着伦理争议。③对患者稀缺性医疗资源的分配问题。比如在器官移植、重症监护床位的分配等特定的医疗资源的分配方面,按照什么样的规则优先排序的问题。④社会效益与经济效益的矛盾问题。一方面,医院要把治病救人、实行人道主义放在第一位;另一方面,在市场经济的大背景下,医院也不能不考虑经济效益。如何解决两者的矛盾也存在着伦理争议。

第十六章　医学生命科学前沿的伦理热点

20世纪70年代以来,生命科学步入了一个日新月异的崭新时代。以基因工程为主导的现代生物技术,在生物学、医学以及各产业部门不断开拓一个又一个全新的应用领域。然而,任何科学技术都是双刃剑。当代生命科学的发展,一方面,使人类对生命自然界纷繁复杂的现象和高度统一的本质有了更深刻的认识,极大地推动了科学技术的进步和社会经济的发展;另一方面,也提出了许许多多事关人类生存和尊严的重大社会伦理问题,它们足以使人们为之沉思,为之焦虑或不安。许多问题已经不是在传统理论框架内所能够回答的,而是包含对传统伦理观念及其框架的一种超越性要求。只有在重新反思并回答一些基本前提问题的基础上,才能够对它们做出有效的回答。

第一节　"生"与"死"的伦理困惑

一、生殖技术

生物医学技术进步引起的伦理问题主要集中在"生"与"死"的两端。人类作为一种胎生动物,其种族延续,一直都是通过两性的交合,精卵在母体内融合,经过十月怀胎,最后一期分娩,诞生新的生命。这在人们的头脑中早已成定论。作为现代生物医学重大成果的生殖技术,即运用人工手段代替人类自身的自然生殖过程的一部分或全部的技术,既给不育夫妇带来了福音,使患有遗传性疾病或有遗传性疾病家族史的夫妇避免了在其后代中再现相同遗传病的危险,同时也给人们带来了一些必须认真思考的伦理问题。

(一)生殖技术及其发展

生殖技术的历史可以追溯到几个世纪前。早在1770年,英国医师约翰·亨特将一位尿道下裂患者的精液采集后,置入患者妻子体内,成功地解决了他们的生育问题,这大概是人类有文字记载的第一例夫精人工授精。约在100年后,美国医师威廉·潘考斯特声称,他曾秘密地将一位志愿者的精液置入一位男性不育患者的妻子体内,实施了人类第一例供精人工授精。1890年,美国医师杜莱姆逊(R. L. Dulemson)首次将人工授精运用于临床。到1929年,全世界共有185对夫妇实施了人工授精,其中怀孕者65例。第二次世界大战以后,人类在经济状况、家庭结构及伦理道德方面发生了较大的变化,因而接受人工授精的人数逐渐增多。特别是在美国阿肯色大学医学中心任务的谢尔曼(J. K. Sherman)和伯奇(R. H. Burge)发表了题为"人类冷冻精子的生育能力"的论文,成功地利用干冰冷冻人类精子为3名夫妇进行了人工授精,生下的婴儿发育正常,生长良好。这一技术解决了精子的储存问题,开创了人工授精的新阶段。

在人工授精技术发展的同时,体外受精技术也获得了发展。早在1890年,英国的胚胎学家海普在外科医师布克里的协助下,把安哥拉品种白色长毛雌兔体内的2个细胞胚胎,移植到另一品种有色短毛雌兔(已与同品种雄兔交配过)的子宫里,并生育出6只兔仔,其中有2只为白色长毛。1959年,美籍华裔科学家张明觉首次将体外受精的36只兔子胚胎,分别移入6只雌兔的输卵管中,结果分娩出15只活泼健康的"试管兔"。家兔的体外受精与胚胎移植,打开了"试管动物"的新篇章。当然,在人类卵上进行此类实验,会更复杂,要求的条件也会更高。2位研究"试管婴儿"的先驱——英国剑桥大学生理学家爱德华兹(R. G. Edwards)和妇产科医师斯泰普托(P. Stepto)从20世纪60年代起密切合作,经过近20年的风风雨雨,历经了无数的困难和挫折,反复探索,建立了一整套的技术方法,其中有药物诱发排卵、采集卵子、精子获能、人工授精和胚胎移植方法,终于获得了试管婴儿的成功。

用生殖技术造就自己的同类不再是昨天的科学家和科幻作家的浪漫想象,它已经以现实的精神和科学的姿态占据了"人类自然繁衍"这块神圣的领地。这就是依靠现代生命科学的发展,特别是生物工程技术使人类自然生殖过程变成了可以由人工操纵的过程,人类的繁衍已经成为一种技术。人工授精和体外受精是目前人类应用高科技于自身生殖的主要形式,它对解决不育难题和提高人口质量具有重大意义。

（二）生殖技术的伦理问题

对迅速发展的生殖技术,美国一位医学哲学家曾做过一种评价和暗示,生殖技术"不是对自然生殖过程的革命,而是治愈疾病的手段"。然而在对待生殖技术的态度上,人们在某些地方恰恰是把这种技术的用途颠倒了过来,不是用它来治愈疾病,而用它来作为治疗疾病的招牌或用它来干预人类的自然生殖过程,因而对生殖技术的应用也就提出了许多重要的社会伦理问题。

1. 生育与婚姻的分离　自古以来,人类的生育与婚姻就像一枚硬币的两面。生儿育女是婚姻与爱情结合的永恒体现,人们常把孩子比作爱情的结晶。生殖技术的出现,为患有不育症的夫妇带来了希望,克服了他们在生育上的困难,使他们能够享受到生儿育女的权利,体验到天伦之乐。但是,生殖技术切断了生育与婚姻的联系,切断了生育与性行为的联系,由于生殖技术不需要夫妇之间的性行为就可以培育后代,以人工技术操作代替了性交,因而有人提出,人工授精把生儿育女变成"配种",与夫妻之间的结合分开,把家庭的神圣殿堂变成一个"生物学实验室",使妻子认为,无须丈夫和家庭就可以满足生孩子的愿望,从而破坏了婚姻关系。特别是使用夫妻以外的第三者的精子,更加引起传统伦理道德观念的谴责。甚至有人认为,采用供精技术受孕,无论是人工授精,还是体外受精,都是妻子的卵子与第三者的精子结合,这与通奸致孕实际上没有什么区别,并可能会使妻子更倾向于用自然方式(性交)接受供体的精子,从而使生育失去了爱情的基础。在国外甚至还发生了丈夫以妻子在应用生殖技术中接受了供精就等同于和第三者通奸为理由,而要求离婚的案例。

2. 传统家庭模式的崩溃　在传统的家庭模式中,生儿育女是在夫妻关系中进行的。

一旦生儿育女脱离夫妻关系而独立,在夫妻婚姻关系外进行,便会使人类几千年来的稳定的家庭模式发生翻天覆地的变化,出现令人担忧的家庭模式的多元化,如多父母家庭、亲属关系不清家庭、不婚单亲家庭、同性双亲家庭等。有人提出,构成社会的细胞——家庭的这种变化会不会影响人类和社会的发展。

3. 亲子关系的破裂　传统伦理道德的亲子观念非常强调父母与子女之间的生物学联系,即血缘关系,而生殖技术的应用却使父母与子女间的生物学联系发生了分离,使传统的伦理道德发生了动摇。经夫妇双方自愿同意,使用夫精进行人工授精或体外受精产生的子女,就其血缘关系来说,与这对夫妇显然是有着自然的血亲关系,是毫无疑问的亲子关系。由于现代生殖技术的方法已把精子或卵子的来源扩大到了夫妇以外的第三者,使得生物学的父母与社会学的父母发生了分离,遗传学的父母与法律的父母发生了分离,从而扰乱了血缘关系和社会人伦关系,使传统的婚姻、家庭的伦理、亲子观念的道德受到强烈的冲击。

4. 代孕母亲的利弊　作为生殖技术中的一个特殊环节,代孕母亲的出现必然会带来不少新的伦理问题。为了因子宫疾病或子宫切除而不能怀孕的妇女,以及因患有严重遗传病而不愿怀孕的妇女,代孕母亲甘愿冒风险,为她们带来新的生命,帮助她们得到了从血缘关系上讲比领养子更亲的孩子,带来了家庭的快乐。从这一点来看,代孕母亲合乎道德。然而,代孕母亲的出现,势必会影响家庭的稳定性。母爱历来是人类感到骄傲的一种特殊情感,而生育是母爱的基础。代孕母亲经过艰辛的怀孕,最终完成了生育过程,不可避免地会对孩子产生一种出于本能的特殊的爱。这种爱欲有时会驱使代孕母亲想方设法与孩子保持一定的联系,甚至会产生"谁是孩子真正的母亲"的纠纷。代孕母亲的出现还会导致人类生育动机发生深刻的变化,它的出现把生育推向了市场。在西方,愿意"出租子宫",成为代孕母亲的妇女情况比较复杂,有的想体验一下怀孕和生孩子的滋味;有的曾因做过人工流产,抱着"赎罪"的心情想替别人生个孩子。但是绝大多数的代孕母亲是出自经济上的考虑,她们大多是穷人,目的是赚钱。这种靠生孩子赚钱现象的出现,使人类的生殖器官变成了制造和加工婴儿的机器,使婴儿变成了商品。

5. 精子库的功与过　人工授精的成功率随着现代技术的发展越来越高。人工授精成功与否取决于精液的质量和授精的时机。由于要使用供体精子,必然涉及如何储存供体精子以确保精子质量的问题。为此,诺贝尔生理学医学奖获得者马勒(H. J. Muller)建议设立精子库或称"精子银行",在精子冷冻储藏的过程中,由专门的小组对精子捐赠者的性格、健康状况,特别是他的智力和业绩各方面的情况进行审查判断,建立档案,需要者可以从中选优质精子进行人工授精。

"名人精子库"为人工授精提供了更多的选择,但是否可以导致婴儿的优生却一直争论不休,争论的焦点问题在于基因决定论正确还是非基因决定论正确? 人应不应该"改良品种"? 人的基因有无优劣之分? 基因决定论认为,一个人的健康、疾病、特质和行为,乃至以后的社会地位等,似乎一切都是由基因线性决定的,人的基因有优劣之分,名人精子库可以建立,应该"改良品种"。非基因决定论认为,在特定的生理过程中存在着基因与基因、基因与环境的非线性相互作用。基因的表达可因环境的变化发生构象变化,基因的同样序列可能在不同条件下合成不同的蛋白质。目前,在学术界,非基因决定论尽管逐步被接受,但还需要科学的进一步证明。在人类精子库的建立过程中,从隐姓埋名的"捐精",到如今大肆张扬的网上"卖精",人类生殖细胞的商品化倾向日益明显。围绕精液商品化同样存在着伦理纷争。赞成精液商品化的主要理由是:精液和血液一样可以再生,适量地收集一些,对供体并无侵害。既然血液可以商品化,为什么精液就不能商品化? 在精液商品化中,可以通过一定措施,控制好精液的质量。反对精液商品化的主要理由是:提供精液帮助不育症夫妇解决生育困难是仁慈的行为。出于人道主义,供者不应"以精换金"。否则,将使供精者失去人道主义的意义。精液商品化将会促使供精者有可能为了金钱利益而隐瞒自身的某些遗传缺陷和遗传病,进而影响后代,不利于优生。同时,精液商品化可能会促使人体其他组织、器官的商品化,进而亵渎人性。

6. **血亲通婚的危险**　随着生殖技术应用的不断扩展,血亲通婚的问题也引起了人们的关注。所谓"血亲通婚",是指生殖技术而使后代产生了近亲婚配。采用同一供精者的精液授精后代生育的多个后代,由于操作过程的严格保密,供精者、受精者及后代均互盲,这些同父异母兄妹之间互不知情,到了婚龄,可能会相互婚配,生儿育女,这在法律和伦理上都是不允许的。尽管这种情况出现的概率非常微小,但是随着生殖技术的广泛开展,自愿供精者供精次数的增多,其产生的概率也会逐渐增高。因此,对这个问题不能掉以轻心,应采取积极的措施,以杜绝这种情况的发生。目前一般采用的措施是,限制同一供精者供精的次数,控制同一份精液的使用次数,不断更换供精者,在不同地区分散转换供精者的冻精等。

二、安乐死

现代生命科技的迅速发展和广泛应用,不仅涉及人的生,而且涉及人的死。尤其是生命维持技术的发展,救活了许多本来将死亡的患者,同时也使一些处于脑死或持续性、永久性植物状态的人借助于呼吸器和人工喂饲技术维持生命,使一些临终患者长期卧榻病床,死亡虽不可逆,但却可以延长下去。这样就提出了一系列的伦理问题。例如,这种延长是"延长生命",还是"延长死亡"? 这些问题又涉及究竟什么是"死亡"等概念问题。其实,这些问题都涉及医学生命伦理学始终关注的"安乐死"问题。

(一) 安乐死及其历史

安乐死并不是一个只属于现代人的热门话题,它的历史几乎同人类一样古老。远在史前时代,惯于四处漂泊的游牧部落,在他们迁移时,往往把患者和耄耋老人留下,用一些原始的方法,加速他们的死亡。那时抛弃患者、老人是一种习以为常的普遍做法。因为环境的险恶、生存的艰难和文明的低下,都使得他们不得不这样做,以减少患者、老人临终的痛苦,并把这种行为视为是子孙应有的义务。到了人类文明兴盛一时的古希腊和古罗马时代,抛弃老人的做法虽被禁止,但人们还是可以天经地义地处置先天缺陷新生儿,也允许患者自己结束自己的生命,或者由他人帮助死亡。

在中世纪的欧洲,由于基督教的盛行,上帝成了人类的唯一主宰,不论出于什么动机,由人来结束自己或他人的生命都被视为是对上帝神圣特权的侵犯,因而自杀或结束患者生命的行为都被绝对禁止。

在西方文艺复兴运动中,上帝失去了神圣的光环,安乐死似乎也跟着复兴起来。英国唯物主义思想家弗兰西斯·培根(Francis Bacon)曾说:"医生的职责是不但要治愈病人,而且还要减轻他的痛苦和悲伤。这样做,不但会有利于他健康的恢复,而且也可能当他需要时,使他安逸地死去。"培根所说的"安逸地死去",源出于希腊文"euthansia"一词,原意是指"快乐的死亡"或"尊严的死亡"。

17世纪以前,"euthansia"这个词还多指"从容死亡的所有方法"。17世纪以后,"euthansia"则用来表达由医师采用某种方式对患者施以死亡。科尔纳罗(L. Cornaro)在西方首倡"被动安乐死",即"任其死亡"。而早期空想社会主义思想家托马斯·莫尔(Thomas More)的名著《乌托邦》则提出有组织地实施安乐死。到了19世纪,安乐死才作为一种减轻死者痛苦的特殊医护措施被提到议事日程。至此,人类开始了现代意义上的安乐死。

进入20世纪30年代,倡导安乐死的人逐渐增多,也有人以自己的行动来实现这一理念,如精神分析学大师弗洛伊德便是以自愿安乐死的方式结束自己生命的。1936年,英国率先成立了"自愿安乐死协会",并在上议院提出了关于安乐死的法案。这是安乐死走上立法轨道的开端。1937年,瑞典做出了可以帮助自愿安乐死者的法律规定。1938年,美国成立了"无痛苦致死学会"。1944年,澳大利亚和南非也相继成立了类似的组织。

现代医学的发展使得安乐死更为人们所重视,安乐死运动逐渐演变成了一种新的人权运动的内容之一。然而,正当安乐死在欧美各国得到积极提倡的同时,却被德国纳粹分子所利用,并使其遇上了厄运。由于希特勒借安乐死之名,行灭绝异己种族和患有遗传病、慢性病或精神病的患者之实,使得安乐死声名狼藉。人们将它视为一种纳粹主义的主张而加以反对。1937年,美国一项有关安乐死的民意测验中,54%的美国人赞成慈善致死。2年以后,在盖洛普民意测验中,只有46%的人持赞同态度。在第二次世界大战后的1947年的一次民意测验中,只有37%的美国人投了赞成票。在第二次世界大战之后的一段时期内,安乐死的讨论几乎销声匿迹。

到了20世纪六七十年代,安乐死又重新成为人们的热门话题,这在很大程度上是与生物医学的进步,特别是与生命维持技术的发展和人们死亡观念的转变密切相关。早在20世纪初,医师通过心脏按压和心内注射肾上腺素来维持人工的循环。20世纪30年代,各种呼吸器开始投入使用;20世纪50年代,人工呼吸器已相当普及。之后大量资源花费在开展心导管研发等新技术上。20世纪50年代中期,发明了血液充氧器并将其应用于外科;20世纪60年代,发明了心脏起搏器,随后又发明了人工喂饲和高营养等技术。随着生命维持技术的使用越来越广泛,在医师的观念中也越来越认同,应该不惜一切代价,尽可能维持生命。生命维持技术挽救了许多并未死亡但以前无法救治的患者,然而,人们开始对降低人类尊严、花费巨大而又通常无效的延长生命的尝试感到不满。这种不满情绪导致了对安乐死问题的高度关注。1976年,在日本东京举行了第一次安乐死国际会议,会议宣言强调,应当尊重人"生的意义"和"死的尊严",主张人在特殊情况下应当有选择死的权利。宣言将人的生死权利相提并论,标志着人类对生命和死亡的认识进入了一个新的阶段。

目前,安乐死一般指现代医学无法挽救的绝症患者,在危重濒死时,由于精神和身体的极端痛苦,在本人及其家属的强烈要求下,经医师及有关部门的认可,以人为的方法,使患者在无痛苦状态下度过死亡阶段而终结生命的过程。

现行对安乐死最常见的伦理分类是把安乐死分为主动安乐死和被动安乐死两大类:"主动安乐死"又称"积极安乐死",是医务人员或他人在无法挽救患者生命的情况下,采取措施主动结束患者的生命或加速患者的死亡过程。"被动安乐死"又称"消极安乐死",是终止维持患者生命的一切治疗措施,任患者自行死亡。其实,"放弃治疗"在国内外不少医院早已实施。其基本指导思想是:任何医疗措施对很多疾病的晚期都有无能为力的时候,应让这些患者在自然、舒适、尊严中离开人世。

1992 年,美国生命伦理学家卡拉汉站在医学、社会及患者自身的角度对传统的医学目的进行了深刻的反思,提出了新的医学目的,即预防疾病和损伤,促进和维护健康;解决病灾引起的疼痛和疾苦;治愈有病的人,照料那些不能治愈的人;避免早死,追求安详死亡。这一医学目的将死亡视为人类生活的组成部分,为死亡服务,为人类提供安乐与舒适的死亡也是医学服务的内容和目标。这些观点对医学、经济、社会和人类本身的发展都有重要的意义。

(二) 安乐死的伦理症结

1. 死亡概念的转变　安乐死在理论上被越来越多的人所接受,但在实践中却面临着许多棘手的问题,比如,有些患者头脑受损,长期昏迷,对外界和自身毫无感觉和意识,也无自主行为,他们虽有心跳、呼吸,但恢复无望,生命已完全失去意义,即纯属处于植物状态。这类患者是否已经死亡,是否需施行安乐死? 要回答这些问题,又必须要确定人的死亡定义和标准究竟是什么。

从古至今,人们一直把心脏跳动和呼吸视为生命的本质特征,进而把心脏停止跳动和呼吸停止作为死亡的标准。正是由于心脏在生命活动中的重要地位,使死亡标准长期被心肺循环终止这一标准所占据。

随着生命科学的迅速发展,种种维持生命的技术、设备、药物得以应用。已停止心跳、呼吸的人可以靠人工心肺机维持生命;心脏手术中,可以使用体外循环装置人为地阻断,取代人体的心肺循环。1967 年,南非外科医师巴纳德(C. Barnard)首次成功地实施了心脏移植手术;1982 年,美国制造出可以安置在人体胸腔内的人工心脏;今天,心脏移植在发达国家几乎成为常规手术。这些都打破了心肺功能丧失即导致死亡的标准。心脏的可置换性使它失去了作为死亡标准的权威性。

人体是一个多器官、多系统、多层次的有机整体,究竟是什么器官、哪个系统的功能停止后,人的生命才算是终结了呢? 人们经过了多年的研究与争论,最终由病理生理学证明,脑死亡是不可逆的,从而把人的生命的主导器官由心脏转向了大脑。1968 年,美国哈佛大学医学院特设委员会毅然提出了一个大胆又有科学根据的脑死亡概念,认为"脑死亡"就是整个中枢神经系统的全部死亡,即"包括脑干在内的全部脑机能丧失的不可逆转的状态",并提出了相关标准,即"哈佛标准"。现代医学研究证明,广泛的脑细胞坏死一经形成,自主呼吸就不可能恢复,即使心跳、血压仍可继续维持,但患者还是要进入到脑死亡阶段。一旦脑死亡确定,那么它的机体便处于整体死亡阶段。同时,当人的脑功能不可逆地丧失时,尽管心跳仍在继续,但作为社会学意义的人已不复存在。

脑死亡标准已为越来越多的人接受,但脑死亡在多大程度上可以在更普遍的意义上使用仍是个有争议的问题。除了对脑死亡标准持不同意见外,由于各国家、各地区的意识观念、医学水平不同,尽管脑死亡定义是较传统死亡定义更为科学,但是在临床应用中存在着很大困难,在死亡鉴定上也会有很大差异。

无论是传统死亡定义还是脑死亡定义,都是在一定科学技术水平状况下的产物。传统死亡定义盛行了数千年,而新科学、新技术的发展,器官移植的成功应用,使得传统死亡定义逐渐地显露出其不科学性和欠准确性的弊端,丧失了其作为权威的地位。然而这种权威性的丧失并不意味着传统的死亡概念就此退出了历史舞台,它在一定条件下仍将起着很大的作用。脑死亡概念的提出是现代生物医学发展的产物,并在现代医学模式转化的背景下逐步深入,已成为对传统死亡定义的补充,使死亡定义更科学、更准确。然而,科技是不断向前发展的,死亡定义同样也要随着科技的发展而不断地更新。

2. 安乐死的实施对象 实行安乐死措施,制定安乐死政策,首先要确定可实施安乐死的对象范围,国内外研究大多罗列了一些具体的对象,例如,患了绝症且无法医治并处于非常痛苦的患者(如晚期癌症患者);已经没有感觉、自我意识完全丧失、不可逆昏迷的患者(如植物人);严重畸形或患有严重先天性缺陷新生儿(如无脑儿、重度脑积水、严重内脏缺损)。但如此规定是不严格、不准确的,在逻辑上没有揭示其内涵,而是罗列外延的子项,容易造成界限过窄或过宽。为了更加准确,应当改为揭示内涵的方法,可将安乐死的对象简明地规定为:"自愿要求解除死亡痛苦者"。这一规定揭示了安乐死对象的共同本质,这种共同本质有 3 个基本方面:第一,自愿。安乐死必须是自愿的,要坚持自愿原则,不论死亡痛苦如何,没有自愿,不是对象;不是自愿,而是被诱惑、被胁迫,或由他人伪造志愿的,不是对象。第二,要求。安乐死必须明确提出要求,坚持主动要求原则。不论死亡痛苦如何,不论是否已有自愿,只要没有明确提出要求,就不是对象。第三,死亡痛苦。安乐死只适用于存在死亡痛苦者,坚持死亡痛苦原则。死亡痛苦是指在人的死亡过程中出现的身体上、精神上、社会上的痛苦。有痛苦但不是死亡痛苦,不在其列;进入死亡过程但没有痛苦者,不在其列。对于安乐死对象来说,上述 3 个方面是三位一体的、缺一不可的,判断某种具体情况是否属于安乐死的对象,必须同时满足这 3 个基本条件。

许多人认为,临终患者有自己死亡的决定权,有权决定自己的死亡方式和时间。无痛苦地、有尊严地死去是患者的权利。讨论这些问题的一个根本点是,生命虽然是神圣的,但是如果说生命已经完全丧失价值,就已经失去维护它的意义;而且这时如果说患者又遭受极大的痛苦,延长生命只是毫无意义的延长死亡和延长痛苦,是没有必要的。因而在一定的范围内,在一定的条件下,为了解除不可救治的患者的痛苦,对他们实施安乐死的做法,是人类自然死亡的补充。

美国哲学家蒂洛(J. P. Thiroux)说过:"人应尊重生命,也应接受死亡。"人的生命是最有价值的,因而医学道德的主要原则是尊重生命、维护生命、医治疾病和维护健康。但是,当生命价值已经丧失,有意义的生命不再是可能时,放弃治疗、采取安乐死的措施,完成人的死亡过程、解除患者的痛苦,这是符合道德的。2 000多年前,希波克拉底就说过:"不要去治疗那些已被疾病完全征服的人,须知医学对他们是无能为力的。"中国古代医家也说过类似的话。《史记·扁鹊仓公列传》说:"使圣人预知微,能使良医得蚤从事,则疾可已,身可活也。人之所病,病疾多;而医之所病,病道少。故病有六不治:骄恣不论于理,一不治也;轻身重财,二不治也;衣食不能适,三不治也;阴阳并,藏气不定,四不治也;形羸不能服药,五不治也;信巫不信医,六不治也。有此一者,则重难治也。"其中四、五不治,即传统中医视角下的阴阳失调、气血俱亏,病已积重难返,已不可治了。庄子对无疾而终的妻子病逝"击鼓而歌",即对无痛苦的"安乐死"而高兴鼓舞。唐代著名政治家贾敦实90多岁高龄病笃时,他拒绝治疗,不愿继续受疾病折磨,他说:"未闻良医能治死也。"意即老了应该死去,气数已尽,再好的医师也不可能把要死的人能治活了。

随着现代生命科学技术的发展以及人们思想观念的更新,人们对死亡的恐惧心理遇到了人类理智的挑战。人们已更多地从抽象空洞的生命神圣论出发转变到从现实利益出发来判定生命的价值。既树立科学的优生观,又树立科学的优死观,力图注重生命的价值和质量,誓死保持人的尊严。今天,安乐死在伦理上被越来越多的人所接受,但是在实践上依然举步艰难。由于安乐死的实践涉及医学、法学、伦理学、经济学、宗教学、社会学及哲学等多个方面,牵连医师、患者、家庭、社会等多种关系,因此这是一个相当复杂的问题,不可草率从事。当然,这方面的争论将会继续下去。

第二节 "治表"和"治本"医学的伦理困境

一、器官移植

器官移植是现代世界医学走向高精尖的重要标志,随着器官移植的广度和深度的发展以及显微外科技术的提高、免疫抑制剂的改进,大量在过去难以治愈的器官衰竭患者重新获得了生命与健康。作为高新医疗技术,器官移植已经在总体上突破了传统伦理观念的桎梏,为越来越多的社会公众所了解和认可。器官移植虽然成了一些重大疾病的唯一治疗方法,但对于遗传学疾病仍然是"治表"不"治本",器官移植还存在不少伦理难题,比较突出的如器官来源、器官分配等,为医学生命伦理学提供了新的思维空间。

(一)器官移植及其发展

器官移植就是把一个异常而又无法医治的器官,通过手术切除,再移植上一个具有正常功能器官的治疗技术。在器官移植中,"供体"通常指正常器官的提供者,"受体"就是接受器官移植者。一般来说,器官移植根据供受体不同,可分为自体移植、同种异体移植和异种移植;根据移植位置不同,可分为原位移植和异位移植;根据移植器官是否为人工制造,可分为生物器官移植和人造器官移植。

尽管人类产生器官移植的想法和传说源远流长，但是从 18 世纪开始，才陆续有了器官移植实验的零星记录，并且都限于动物实验。到了 19 世纪，由于乙醚麻醉方法和外科无菌操作技术的发明和使用，首先使得皮肤和角膜移植逐步应用于临床，同时人们也开展了肌腱、神经、软骨、甲状腺、甲状旁腺等组织器官的移植实验。不过，从技术看，当时的器官移植大多是属于"种植"，因为并不吻合血管，而是将供体器官切成薄片或小块埋入体内。由于缺乏必要的外科技术，器官移植屡遭失败。

人们从失败中认识到，若要将供体器官植入受体，首先要设法恢复器官的正常血液供应，器官才能存活并发挥其功能。也就是说，必须把供体器官的血管与受体的相应血管对接。1902 年，出生于法国的美国医师卡雷尔（A. Carrel）首次报告了"三线缝合法"的血管吻合技术，一举解决了器官移植中重建供血的技术问题，攻下了器官移植的第一大难关。卡雷尔利用血管吻合技术，不仅做了自体移植，而且进行了异体移植的实验。他在研究中发现了一个重要现象：自体移植与异体移植的结果有很大不同。这就是器官移植在其发展过程中遇到的第二大难关——人体对异体移植器官的"排斥反应"。

进入 20 世纪 40 年代以后，由于英国梅达沃（P. B. Medawar）、澳大利亚伯内特（F. M. Burnet）和美国斯内尔（G. D. Snell）等科学家的努力，促进了免疫学，特别是移植免疫学和免疫遗传学的诞生和发展，器官移植排斥反应的本质——机体对"异己"的免疫应答机制终于得到了阐明，从而使器官移植显露出成功的端倪。

现代器官移植是从肾移植开始的。1954 年，美国约瑟夫·默里（Joseph E. Murray）首次成功地施行了同卵双生姐妹间的肾移植，开创了人类器官移植的新时代。1959 年，他又和法国医师汉波格等人分别完成了异卵双生子间的肾移植，患者也都得以长期存活。1962 年，默里又用尸体肾进行了同种异体移植并获得成功。

肾移植的成功标志着器官移植进入了临床应用阶段，也推动了其他器官移植的发展。1963 年，人体内单个重要器官的移植首先在肝脏取得成功。美国的托马斯·斯塔泽尔（Thomas E. Starzel）进行了首例肝脏移植，并成为领导肝脏移植的先锋。1963—1983 年这 20 年间，仅斯塔泽尔移植小组便进行了 323 例肝脏移植。肺移植也在 1963 年展开，美国的哈迪（J. D. Hardy）开展了首例肺移植。世界上首例胰腺移植是 1966 年在明尼苏达医院由凯利（Kelly）医师施行的。1967 年，美国沙姆韦（Shumway）医师在《美国医学会杂志》上首先介绍了心脏移植吻合技术的实验研究。之后不到 1 个月的时间，南非外科医师巴纳德便施行了世界上第一例人体心脏移植手术。这一成功，震惊了世界医学界，也是人类器官移植史上最大规模地引起新闻媒体关注的一次实践，由此促发了医学史上器官移植的高潮。

1971 年，美国唐纳尔·托马斯（E. Donnall Thomas）率先成功地进行了骨髓移植，目前该技术已成为治疗急慢性白血病、重症再生障碍性贫血、急性放射病及重症联合免疫缺陷的有效方法。除了上述主要器官的移植外，其他像脾脏、肾上腺、胸腺、甲状旁腺、睾丸等同种异体移植都在积极地开展。自从 1987 年美国医学家首次成功地同时移植了心脏和胰腺 2 个器官后，器官移植已由单器官向器官联合移植发展。目前最常见的联合移植有胰肾、心肺、肝胃、肝胰、心肝、胰脾等。同时，人造器官和异种移植研究也取得了重要成果。

我国器官移植起步较晚,但发展较快,自 20 世纪 70 年代初至今共涉及 28 种以上的器官移植,几乎与人体各大系统中大部分主要器官的疾病都有关系,是器官移植技术在器官应用种类上最广泛的国家之一,有些项目达到了国际先进水平。但是,国际上衡量一个国家器官移植水平,目前仍然是以大器官,即心、肝、肺、胰腺等移植的成功为主要指标,而我国的这类移植从总体上来看与一些发达国家相比仍有显著差距,其主要原因不在技术及物质条件上,而是移植用的器官来源及质量问题,这些问题的解决又涉及诸多的伦理道德。因此,必须深入讨论器官移植有关问题的伦理意义,树立全社会新的伦理观念,制定相应的器官移植伦理原则和制度法规,才能进一步推动器官移植事业的健康发展。

(二) 器官移植的伦理难题

1. 器官移植是否合乎伦理　美国学者肯宁汉(B. T. Cunningham)是第一个系统探讨器官移植伦理问题的人,他在 1944 年所著的《器官移植的道德》一书中,从"人类的统一和博爱"的观点出发,肯定了器官移植在伦理上的可行性。他指出:"一个人为了邻居尚且可以牺牲生命,现在为了同样目的,牺牲的还不是生命,难道就不行了吗?"赞成者认为,器官移植符合"总体性"原则。一个有病的人,为了整修机体,可以牺牲一部分机体;一个健康人是属于社会人群这个放大的机体的一部分,他也可以为整修"人"而牺牲自己的一部分机体。一个人献出自己的器官虽然失去这一器官,但在道德上却是一个更完美的人。

人道主义者是器官移植的支持者,理由是器官移植是一种救死扶伤的现代医学手段,为了他人的生命而献出自己的器官,这是一种利他的、慈善的行为。从理性上说,在不影响自身健康的情况下帮助他人恢复健康,是一种高尚的行为。但是,也有人对器官移植的道德完满性持怀疑甚至否定态度,这首先是受到传统伦理观念的影响。在我国,由于传统思想的影响,无论是活体还是尸体器官的捐献都存在阻力。如《礼记》说:"身体发肤,受之父母,不敢毁伤,孝之始也。"中国传统的旧伦理观认为,人,生要全肤,死要厚葬,把解剖尸体看作大逆不道,更反对从活人身上摘取器官。西方对器官移植的阻力主要有 3 个方面:①害怕肢体不全,无法全尸(这与基督教向往死后复活的观念有关);②认为人的器官在不同的人之间交换,这样会形成"人是各器官的任意组合体"的观念;③担心这种做法会降低对"人是自然的象征"这种宗教信仰的尊重。但是,随着西方文化的变迁,人们的这些观念发生了变化。这些变化也在很大程度上促进了器官移植的发展。

如果从价值角度考虑,器官移植属于高技术,因此费用昂贵,而且对有些患者而言,一次移植又不能成功,即使移植成功的患者也有不少存活的时间不长。因此有人认为,少数人享用昂贵的卫生资源,可能导致更多人的卫生保健受到损害。与其花费大量的卫生资源去挽救一个质量不高的生命,不如用于更多人的常见病防治和健康保健上。特别是那些新的刚刚发展起来的移植手术,在目前的技术水平条件下,成功率还不太高,这就更提出了昂贵的器官移植费用是否值得花费的问题。

在尖锐的伦理冲突中,如何从患者、社会利益的结合中做出行为选择,关键在于使供者的利他行为不对自身健康造成危害,受者的得益要大于供者的损伤。对移植对象必须从医学标准、社会价值等方面进行严格的筛选。器官移植目前虽因供体器官短缺还不能普及,但它是救死扶伤的一种重要手段。生命的价值是不能单纯用金钱去衡量的,在医药资源和患者经济条件许可的情况下,应尽力抢救患者的生命。

器官移植作为一项高技术,有一个从不成熟走向成熟的过程,其花费会随其成熟程度的提高而下降,不开展器官移植最终将会影响医学科技的发展和人的生存权利。1985年,美国国立卫生研究院对器官移植的经济效益和社会效益做过深刻评价,认为虽然国家为器官移植花费巨大,但全美国已有7万余人获益,其中2/3为青壮年。这些人接受器官移植前都曾是其他医疗手段难以治好的垂危患者,移植后有50%～60%的人恢复了正常的劳动能力,他们可以继续为社会创造财富。而过去对脑死亡者盲目无效的维持,每年都要付出高达数亿美元的巨资,却不能带来根本的改变。从人类长远利益着眼,生命科学发展必然有个探索过程,从现在起,积极培训和造就一批与器官移植相关的高端人才,积累经验,储存资料,通过不断地探索生命的奥秘,最终会给人类带来更可靠的生命保障。至于器官移植自身技术方面的不足是可以随着科技水平的不断提高而逐步解决的,问题的关键是促进非优的因素向优的因素的转化。

2. 供体器官的来源　为了缓解供体器官短缺,人们首先想到的是动员社会公众奉献爱心,死后捐献器官。由于传统观念、宗教理念的影响,或是出于对死者的尊重,或是出于一种恐惧的本能,人们对于死后再"开膛破肚"往往很难接受。即使患者生前曾经同意去世后捐献器官,但死者的家属往往因感到"于心不忍",或是在舆论的无形压力下而拒绝提供死者的器官。不但器官捐献者有观念障碍,接受器官移植的患者有的也会有顾虑,认为体内长着死人的器官不吉利。事实说明,文化、传统、心理对尸体器官捐献的影响起着重要的作用。要解决器官移植的供体器官来源,首先必须切实解决与此相关的观念问题。

从科学的观点来看,为了使移植手术成功,从器官摘出到器官移植的速度越快越好。新鲜而有活力的供体器官移植不仅可以提高器官移植的成功率,而且有利于患者术后的生存,也可延长存活期。按照传统的观念,以心肺功能丧失即心跳、呼吸停止作为死亡的判定标准,由于呼吸循环停止往往导致体内各个器官的热缺血损害,用这些器官进行心、肺和其他重要器官的移植存在困难。而脑死亡标准尚未被接受时,摘取一个尚有心跳的脑死亡人的器官是法律不允许的。但是,按照传统标准确定患者死亡时,即使患者生前有遗愿或家属同意捐献器官,也难以保证器官新鲜。因为患者死后,家属处于万分悲痛之中,医务人员往往难以开口和动手立即摘取器官。从公众的观点来看,由于脑死亡与传统的死亡判断标准有很大的差别,一般人难以很快接受,况且,如果脑死亡没有明确的界线和标准,可能会成为谋杀的一种最有效的掩护。即使承认脑死亡,也不应当由一个或几个医师说了算,还必须有其他的人员一起组成一个死亡鉴定委员会来决定,不能给谋杀以可乘之机。事实上,为了获得器官而进行的犯罪已经出现。正是出于这种担心,许多国家的公众难以接受脑死亡,脑死亡立法在许多国家难以通过。

利用引产死胎或严重畸形儿作为器官供体在近年有迅速发展之趋势,因其在器官移植上有着特殊的优点:胎儿组织抗原弱、排斥反应小,成功的可能性大,并且能扩大器官来源。医学研究者希望能将人工流产胎儿的某些组织或器官移植到一些患者身上治疗某些疾病,如帕金森病、糖尿病、再生障碍性贫血等。目前,在这一领域的某些方面已取得了很大进展。但是,胎儿供体的情况非常复杂。如果利用已发生脑死亡的无脑儿作供体一般是不存在争议的,无论从胎儿的双亲、医学需要,还是从社会的心理、国家的法律及伦理学角度,都可得到相应的认可。但无脑儿供体是极有限的。而大量的供体依然是用有脑但有严重缺陷的胎儿及引产、流产获得的淘汰性胎儿。这就是一个相当复杂的伦理难题了。

"胎儿是不是人"在伦理学界尚争论不休,晚期妊娠引产本身在国际上就是比较普遍地受到禁止的。人们担心医学上应用胎儿作为供体器官会不会成为人工流产的新理由。一些妇女可能会出于经济原因而有意流产出卖胎儿,而使怀孕的目的变成"流产"胎儿。为了防止这种现象的发生,制定专门的伦理规范和法律保证来自选择性流产的胎儿组织器官以道德上可接受的方式使用是有必要的。1990 年,美国科学事务委员会制订出的道德准则,其中包括遵守有关临床研究和器官移植的准则、供给胎儿所得经济价值不超过合理费用、胎儿组织器官受体不应由供者指定、流产的最后决定是在讨论将胎儿组织器官供移植用之前、根据孕妇安全的考虑来决定人工流产的技术和时间、参与终止妊娠者不参加移植,也不应收取任何利益,并应得到受者和供者双方同意等。由于孕妇的传染性疾病、流产的胎儿可能存在的遗传性缺损都有可能对受体的健康造成损害,因此对供体胎儿及孕妇健康状况也应该有相应的标准,以保证受体的安全。此外,还应当立法禁止买卖胎儿组织器官,这可以从根本上杜绝胎儿组织器官黑市交易,防止流产泛滥,维护社会道德。使用流产的胎儿组织应取得夫妇双方同意,这样可以避免以后的法律和道德争论。供者、受者和医疗机构三方应协商理解,达成一致意见。还应公布胎儿组织器官移植的过程、批准、实施等,以便在公开监督下防止不道德行为的产生。

从医学的角度看,人体供体器官可来源于尸体器官、胎儿器官,还有活体器官。就我国的器官供体的形式来看,至今仍以尸体供体器官为主。自 20 世纪 80 年代中期,我国就把目光投向了胎儿供体器官。由此引发了关于胎儿的本体论、道德地位和道德权利的讨论。与此同时,我国也开展了活体器官移植。活体器官移植多见于肾脏、皮肤、骨髓等,供体可以是亲属或非亲属,而前者主要是在父母子女之间和兄弟姐妹之间。一般认为,活体器官移植无论对受体还是供体都存在着一定的风险性,在该项手术实施的过程中,恪守伦理原则也是至关重要的。

随着器官移植的成功开展,供体器官短缺的问题越发突出。由于捐献的器官不足,大多数需要进行移植的患者不能得到及时治疗,此外,因接受不合格器官及患者自身免疫系统的排斥反应,患者不得不终身服用免疫抑制剂。人体器官的来源总是不能满足需求这一状况迫使科学家们把目光转向另一类器官来源——动物。其实,把不同物种的部分器官结合在一起的想法早已有之,中西方的古代神话都有过类似的描述。但是只有在医学科学高度发展的今天,将动物器官移植给人才有希望成为拯救生命的奇迹。异种器官移植虽然已攻克许多难题,但也还有一些问题有待于进一步探究。例如,有些对动物无害但对人体有害的病毒(如 HIV),是否可能通过异种移植传播给人类?虽然在进行异种移植前要经过极为严格的检查,但是否能保证万无一失?又如,人类基因和动物基因结合之后,会不会产生变异,甚至导致意想不到的严重后果呢?

异种器官移植对人类是否安全,既是一个技术问题,又是一个伦理难题。2000 年,美国政府特别制订了《异种器官移植的准则草案》,主要内容包括:对异种器官移植的临床计划,要求移植工作者应包括例如外科医师、传染病医师、兽医、移植免疫学家、感染控制专家以及临床微生物学家等。对于动物来源,要求动物应该取自经过筛查的、封闭的、特性良好的牧群或群落,尽可能没有传染源头。对于临床问题,要求应该通过临床和实验室检查监测异种器官移植接受者的健康状况。对于公众健康需要,建议进行全国性登记以提供长期安全性评估,也有助于流行病学的调查。

总之,异种器官移植作为一项新的技术正在蓬勃发展,它是解决器官来源不足、缓解供求矛盾的有效手段,尤其是它可以作为过渡性手段,为患者等待合适的器官争取更多的时间,从而使患者生命得以延续。据预测,21 世纪异种器官移植将获突破性进展。尽管目前还存在着许多悬而未决的矛盾,但是随着人类基因组计划的实施以及克隆动物的成功,随着新时代伦理观念的更新,异种器官安全有效地用于人类将可能会成为现实。

3. 大脑移植的伦理问题　从 20 世纪 60 年代开始,随着肾脏、心脏等器官移植的成功,大脑移植(换头术)问题也被提了出来,但它是人体中难度最大的器官移植。1962 年,苏联科学家在世界上首次进行了狗的全头移植手术,引起了轰动。2 年后,美国科学家成功地把一只小狗的脑袋搬到一只猴子的脖子上,将"换头术"推进了一大步,但同时也引起了一场伦理争论。据报道,美国俄亥俄州由罗伯特·怀特(Robert White)主持的"换头术"小组历经 20 多年的研究获得了一定进展。他们将一只恒河猴的头颅移植到另一只恒河猴的无头身体上,被移植头颅的恒河猴存活了 1 周。怀特认为,大脑移植像其他器官移植一样,是治病救人的好方法。当一个人身体多处受伤无法弥补,只有大脑完好,而另一个人身体完好而大脑全部受损,这时就可以利用大脑移植,把 2 个人合成 1 个人。这一方法也可以让那些想活得更长的人,把自己的头颅移植到年轻的身体上。

然而,怀特的实验报道以后,立即遭受到世界上许多科学家的反对,并将大脑移植的伦理之争推向了高峰。英国伦敦脑与神经基金会的创办人彼得·哈姆琳说:"这是一项残酷而不合伦理的实验。"大脑是指挥一切活动的司令部,一旦移植了人脑的大猩猩能长久地存活也会像人一样思想、说话,那么"人脑猩身"算是人还是动物?由 2 个人合成的 1 个人,他的身份如何确定?这些棘手的问题,人们将怎样评价?伦理学家更是担心这一技术会被那些狂妄的统治者和残忍的罪犯们用于延年益寿和改头换面,从而带来严重的社会问题。

怀特设计的人体大脑移植方案,虽然被指责为异端邪说,但他却毫不怀疑自己研究的价值。他认为,人类换头术取得成功,将是严重脑疾患者延长生命的福音。大脑移植除采用"换头术"这种非常革命的方法外,还有脑组织移植这种比较温和的方法。由于肾脏、心脏等器官的移植成功,医学家们萌发了通过大脑移植的方法来治疗帕金森病等脑部顽症的设想。各种各样的大脑移植的动物实验目前仍在继续,它们奏响了人类大脑移植的序曲。

1982 年,瑞典神经外科专家将帕金森病患者自身的肾上腺髓质移植到脑内的尾状核头部,手术取得成功,这一举动开创了大脑移植的新纪元。1987 年,第二届国际中枢系统神经移植会议在美国罗切斯特市召开,大会收到大脑移植论文 200 多篇,而在取得这些累累成果的同时相继发生了伦理学上的争议。有些人认为,大脑移植的成功将挽救那些中枢神经系统有先天性疾病或受损者。有些人则认为大脑是人体主要器官,换掉了这些器官的人,已变成了另外一个人。大脑的供体和大脑的受体,这两者究竟谁是生命的主体? 如果确认是供体,因为大脑是中枢神经系统,那么受体就会在一定程度上表现供体的记忆、情感和行动,承认供体原来的姓氏及家庭;但是受体仅仅在头颅部分保持了供体的外貌,而身体其他器官又是受体的,这就使法律处于两难之中。同样,家庭中丈夫与妻子、父亲与儿子之间的关系还存在吗? 更多人认为,大脑移植会把家庭和社会伦理关系摧毁,在这些伦理难题得不到合理的解决之前,不能做这种"换头术"。否则就会侮辱人的神圣尊严,动摇人类社会的和谐和一致。当然,至今"换头术"还没有完全成功,但有关的伦理争论却已经开始。

二、基因治疗

基因治疗作为一种"治本"的医学科技,是基因工程最重要的应用,也是一种现代实验医疗技术。它与我们熟悉的常规疗法的不同之处主要在于:前者利用基因的特征,后者利用药物的功效。目前基因治疗的方法主要有两种:一是将患者体细胞取出来,对不正常的基因进行修饰,使之成为正常的基因,然后把这种改造后的细胞送回患者体内;二是将正常的基因或目的基因导入患者细胞以取代致病的有缺陷的基因或补偿缺失的基因,使细胞获得新的特征,从而产生直接治愈或缓解疾病的疗效。基因治疗,尤其是生殖细胞基因治疗引起了一系列伦理争论。在基因治疗实践中我们必须遵循安全、知情同意、公正和保密等基本的伦理原则。

(一)基因治疗及其发展

基因治疗的设想早在 20 世纪 60 年代就有人提出了。20 世纪 50 年代初,对遗传物质的确立、DNA 双螺旋结构模型的建立以及对基因结构和功能新认识的不断取得,使人们对自身的遗传机制有了进一步了解,认识到基因作为机体内的遗传单位,不仅可以决定我们的相貌、高矮,它的异常还会导致各种疾病。遗传病就是由于先天性遗传基因缺陷所致,而临床上治标不治本的方法对一些遗传病也许没有很好的效果。从基因论的角度出发,遗传病的治疗只有通过纠正有缺陷的基因才能真正奏效。这一美好的设想由于70 年代基因工程技术的创立和各种转基因技术的发展而得以付诸实践。

1980 年,人类进行了第一例真正意义上的基因治疗尝试,主持试验工作的是美国加州大学洛杉矶分校卫生科学中心的马丁·克莱因(Martin Cline)教授,他被誉为"基因治疗的先驱"。

1975 年,美国国立卫生研究院已召集和组织了一个重组 DNA 顾问委员会,制订了一系列有关进行重组 DNA 研究的规则。克莱因虽然开了临床基因治疗研究的先河,可是由于这一行为事先未征得美国国立卫生研究院的批准,因此这算违规,克莱因也由此受到了舆论界的谴责,并失去了对他的临床研究来说极为重要的联邦研究基金。此后,克莱因便在临床研究领域销声匿迹了。但是,这并没有阻挡住基因治疗的研究汹涌澎湃的潮流。时隔不久,这一研究的触角便延伸到了人类生活的各个领域,导致了一场医疗技术革命。

"克莱因事件"使得人们认识到社会公众对基因治疗的敏感性,基因治疗要进入到临床试验还必须建立足够多的动物模型和安全性研究,临床试验必须进行严格而广泛的审议。直到 1989 年,几乎没有人开展基因治疗的临床试验。20 世纪 80 年代后期,从啮齿类到灵长类等一系列动物基因转移实验获得成功,美国和欧洲都及时制定或修订了基因治疗的有关原则。科学家们慎重评价和改进将目的基因转移到靶细胞中的载体设计和疾病选择,美国的安德森(W. F. Anderson)多年来一直致力于人类基因转移和治疗的研究,他后来被誉为"基因治疗之父"。1989 年 1 月 19 日,美国国立卫生研究院和美国食品药物管理局经过 10 余次论证后,正式批准国立癌症研究所的罗森伯格(S. A. Rosenberg)等人开展 5 个标志基因的人体转移试验。1989 年 5 月 22 日,他们正式开始临床操作,5 名患有进行性转移黑色素瘤的患者接受了这项试验。他们将新霉素抗性基因转移到肿瘤浸润性的淋巴组织中,再移植到晚期患者体内,以便追踪这些细胞在肿瘤患者体内的分布情况。研究表明,体内基因治疗对患者没有太大伤害。这虽然不能说是严格的临床基因治疗,但是这项世界上首次获准的临床基因标记试验的成功,使基因治疗的科学性和可行性得以逐步阐明,并且逐渐为社会公众所理解,基因治疗的时机趋于成熟。

在罗森伯格等试验结果的鼓舞下,1990 年 9 月 14 日,美国国立卫生研究院心肺和血液研究所的布利斯等进行了世界上首次人体基因治疗的临床试验,并获得初步治疗效果。接受基因治疗的患者是一名年仅 4 岁的小女孩,她患有腺苷脱氨酶(adenosine deaminase,ADA)缺乏症。由于遗传基因缺陷的缘故,其体内细胞无法合成具有分解氨基毒素功能的 ADA,在血液中无法排除这种由细胞代谢所产生的毒素,从而导致免疫系统细胞的中毒死亡。患有这种疾病的患者和艾滋病的患者一样,免疫能力低下,抵抗力很差,极容易因感染而死亡。在基因治疗的临床试验中,研究者用无害的病毒作为载体,将能产生 ADA 的健康基因导入患者体内的细胞中。经过了 1 年多的整合,所移植的健康基因已经能够在体内合成足够的 ADA,患者无须再接受体外 ADA 的注射,也没有出现任何由免疫缺陷引起的病症。新鲜血液和基因表达的实验表明,ADA 的水平能够稳定地增加,嵌入的基因也能够持续地表达,患者的免疫能力明显提高。这是人类历史上第一次由政府批准,由科学家进行,并取得重大成果的人体基因临床治疗试验,它极大地鼓舞了科学家的士气,推动了基因治疗的发展。

就目前发展状况看,基因治疗既不是治疗疑难病症的"救世神医",也不是什么"危险武器"。人们往往把基因疗法看得很神秘,其实这是不必要的。基因治疗只是医学史上不断出现的新疗法中的一种,是医学发展承上启下的一个环节。例如,由于某个代谢途径障碍而导致某种产物遗传或缺乏,可施行替代疗法,这在很早的时候就已经是传统的标准疗法了。侏儒症可用生长激素;血友病 A 用凝血因子Ⅷ;先天性肾上腺增生等遗传性缺乏某种酶的患者,临床上可以补充这种酶来治疗。基因疗法则将这种传统的替代疗法上升到了基因水平。客观地讲,基因治疗是一种日臻完善的新医疗方法,尤其对于一些目前尚不能治愈的疑难病症,如单基因遗传病、恶性肿瘤的术后复发和转移、心血管病等,基因治疗提供了一个新的治疗思路。如果我们能全面了解、精确定位并成功分离与遗传病相关的基因,那么人类约 6 000 种遗传病就将可能通过基因疗法而治愈。作为一种新的医学生物学概念和治疗手段,基因治疗正逐步走向临床,并将推动当代医学的革命性变革。

（二）基因治疗的伦理分歧

基因治疗在初期除遗传工程本身技术上的问题外,人们还很关注的是基因治疗所带来的深刻的社会伦理问题。

人类基因治疗的伦理争论可追溯到 1962 年 12 月美国尖端科学联席会议。在此次会议上,伯纳德·戴维斯(Bernard Davis)做了题为"遗传工程的威胁和前途"的报告,讨论了有关人体细胞和生殖细胞的改变、克隆、行为的遗传性修饰、性别预选和选择性复制的可行性及其伦理问题。伦理学家詹姆斯·格斯塔夫森做了题为"遗传工程和人类未来"的报告,提出了遗传工程涉及社会伦理问题,从此揭开了基因工程社会伦理问题的大讨论。1980 年,有 2 起事件重新激起人们对基因治疗的伦理讨论:一是犹太教、天主教、新教等宗教机构的领导人联名致函当时的美国总统卡特,陈述他们对基因工程的潜在危害的担心;二是《洛杉矶时报》公布的"克莱因事件"。讨论的结果导致了 1984 年重组DNA 顾问委员会下设人类基因治疗分委员会的成立。委员会成员由同等比例的实验科学家、医学家、律师及伦理学家组成,并于 1985 年初出版发行了《人体细胞基因治疗方案设计和提请批准的考虑要点》。

从伦理角度而言,比较可以接受的是对体细胞基因缺陷进行矫正,因为这样仅对治疗的个体而不对其后代产生影响,特别在目前,针对病情危重且没有更好的常规疗法的疾病,如一些血液系统疾病和遗传性疾病,由于基因治疗的益处,公众大多乐于接受。目前的试验性治疗,如,对腺苷脱氨酶缺乏症和一些肿瘤的治疗结果是令人鼓舞的。1999年 9 月,美国一位患先天性鸟氨酸氨甲酰转移酶缺乏症的 18 岁少年,在接受宾夕法尼亚大学的人体基因研究所的试验性基因治疗后不幸死亡,一度引起媒体的广泛关注,但基因治疗的前景仍然充满着希望。

就体细胞基因治疗而言,尽管已基本获得了社会认同,但还是存在着伦理方面的争论。首先是基因治疗对个体和社会是否安全,其次是基因治疗是否会造成治疗费用的猛增。人类体细胞基因治疗经过一个相当长的曲折的激烈争论阶段,至今已为大多数人接受,同时也为生殖细胞基因治疗提供了许多经验教训,而体细胞基因治疗的某些缺点使一些人求助于生殖细胞基因治疗。实际上,生殖细胞基因治疗也正是体细胞基因治疗的延伸与扩展。生殖细胞基因治疗从理论上讲可以从根本上消除某一病种的垂直传播,但生殖细胞基因治疗受目前技术和知识水平的限制,存在许多涉及可遗传至未来世代的复杂的不确定改变,接受转基因的受体的生殖细胞可能发生随机整合并垂直传播给下一代,产生不可预知的远期严重不良反应,如使后代变成癌及其他疾病易感者,甚至有可能产生非人类的一些特征和性状。这在伦理学上是不能得到认同的。因此,目前各国政府都采取措施,禁止将生殖细胞基因治疗用于临床。不过,可以相信,一旦基因治疗技术知识发展到了足以消除对后代可能造成损害的各种不确定因素、对生殖细胞基因治疗的后果可以明确把握和预测、有相应的极其有效的预防措施、目的在于纠正遗传缺陷的生殖细胞基因治疗,还是合乎伦理的。

在基因治疗方面也存在着另外一个问题,即基因治疗作为治疗人类疾病的新技术,发展迅猛,甚至有过热化趋势。有人认为,其原因可能是美国、中国、英国、德国、意大利、荷兰、日本等国家的有关实验室,都想将长期来的基因治疗的实验结果尽快地应用于临床,以争"世界第一",进而抢占市场。在美国、德国、日本等发达国家,基因治疗不仅得到政府和基金的支持,而且得到企业大财团的青睐与投资。

虽然人们对基因治疗仍不时发出一些不同的声音,新闻媒体和社会公众的态度也忽冷忽热,但这同许多新技术、新方法刚出现时一样,都会经历一个从狂热推崇到盲目悲观,再到正常运作的过程。经过一段时期的"悲观失望",国际上对基因治疗已经回复到客观看待的状态。尤其值得一提的是,虽然媒体和公众的态度飘忽不定,但各国政府和企业界对此的投入一直有增无减。基因治疗正处在面临重大突破的关键时刻,谁也不愿错过这个时机。面对这种局势,我们应该重新认识基因治疗,加强研究,尤其要重视基因治疗的巨大市场前景。国家应在加大对基因治疗基础研究投入的同时,大力鼓励商业性投资与开发,使基础研究和临床研究走向市场。当然,对于一个涉及千万人身体健康的医学研究,安全性是不能回避的问题,我国从开始这项研究以来,一直非常重视基因治疗的质量控制。从目前国家药品监督管理局批准的临床研究情况看,尚未发生大的问题。不过,有关专家依然呼吁要加强对于基因治疗的安全性和伦理学的研究。目前,我国仅同意体细胞基因治疗,1933 年,卫生部药政管理局制定了《人的体细胞治疗及基因治疗临床研究质控要点》,强调对基因治疗的临床试验要在运用之前进行安全性论证、有效性评价和免疫学考虑,同时注意社会伦理影响。这标志着我国基因治疗的临床试验业已纳入正轨。

(三) 基因治疗的伦理原则

基因治疗的伦理原则要考虑各国不同的历史文化背景和传统习俗,因而合理的伦理原则应是多方面的统一。基因治疗的临床应用必须强调安全、知情同意、公正和保密等基本原则。

1. 安全原则　基因治疗将成为人们治疗疾病的重要手段,但是基于基因治疗的研究现状和其高风险性,开展基因治疗首先应该考虑其安全性。要做到这一点,就必须有严谨的科学态度,不能急功近利,更不能为经济利益所驱使而放弃科学安全伦理原则。在临床中必须具备以下条件才能够进行:具有合适的靶基因,即作为替代、恢复或调控的目标基因;具有合适的靶细胞,即接受靶基因的细胞;具有高效专一的基因转移方法,以使外源靶基因导入靶细胞内;基因转移后对组织、细胞无害;在动物模型实验中具有安全、有效的治疗效果;过渡到临床试验或应用前须向国家有关审批部门报批。目前,基因治疗所走的主要技术路线是基因增补,即不驱除异常基因,而是进行外源基因非定点整合,使其表达正常产物,从而补偿缺陷基因功能。这必须有载体的参与才能完成。常用的载体是逆转录病毒,而反转录病毒随机整合入人体染色体中,有可能激活隐性致癌基因或导致某些重要活性物质的缺乏,也可能因基因重组而产生具有感染力的野生复制型病毒而威胁人体。鉴于此,科学家们正致力于发现一种更为安全可靠的基因转入手段来确保基因治疗的安全可靠性,以避免对人体造成可能的伤害。

安全原则不仅指向患者个体,更重要的是指向人类。基因治疗是修复人体细胞中异常的基因而达到治疗目的,而当前的治疗仅通过替代弥补不足的部分,而不能去除缺陷的基因,即使将来能够修复个体中的缺陷基因,病变基因仍保存于人类的基因库中,通过下一代表现出来。这种情况以前是通过自然选择加以淘汰的,如腺苷脱氨酶缺乏症患者原本在幼年时死亡,而基因治疗使他们能基本上像正常人一样生活,且能繁衍后代,这样的结果使人类基因库中不良基因不断积聚。而且由于使用抗生素抗性筛选目的的基因,可能使耐抗生素的基因扩散,对于人类造成潜在的危险。生殖细胞的基因治疗更是涉及人类种族的繁衍和未来。外源基因的随机整合将可能改变生殖细胞的性状,并传递给后代,这种危险比癌症化疗及某些疫苗的使用等对生殖细胞的改变存在更大的危害性。因此,对涉及有可能影响人类未来的基因治疗应慎之又慎,严格遵循安全原则。

2. 知情同意原则　　世界卫生组织和国际医学委员会发表的《伦理学与人体研究指南》和《人体研究国际伦理学指南》,肯定了涉及人的生物医学研究可能成为挽救一些缺乏有效预防和治疗措施的疾病的患者的唯一途径的事实,强调了不应剥夺严重疾病或危险人群可能通过参与涉及人的生物医学研究而受益的机会。根据这 2 个文件的规定,基因治疗必须遵循最后选择原则,即在某种疾病用所有疗法都无效或微效时,才考虑使用基因治疗。根据"最后选择原则",治疗的主要病种为癌症、神经系统疾病、遗传病、感染性疾病(如艾滋病)和心血管病等。同时,基因治疗还必须尊重患者的知情同意权。基因治疗仍处于理论完善与技术改进阶段,目前采用的基因治疗技术大多是试验性的。技术的不确定性及预后的不可预测性存在对患者构成潜在伤害的可能性,因此必须坚持知情同意原则,让患者认识到将采用的基因治疗方案对他本人有何益处,同时可能导致哪些伤害,让患者自主地决定,自愿地接受治疗,并自觉承担治疗所产生的一切后果。

3. 公正原则　　目前的基因治疗常需花费大量的人力、财力、物力对某一不治或难治的个体进行治疗。例如,对单基因的家族性高胆固醇血症患者的治疗,其费用一般高达75 000 美元,其中还不包括昂贵的人员费用。虽然治疗具有一定效果,却不能彻底治愈疾病。这种高昂的投入和相对微弱的效益,不能不引起公众健康界人士的异议。特别在当今我国医疗费用依旧短缺的国情下,这更是一个令人关注的焦点。如何将有限的费用用于那些可以花较少费用而获得良好效果的医疗服务上,是我们当前迫切需要解决的任务,因此,目前应当以致死性遗传病、恶性肿瘤、艾滋病等危及生命的疾病作为重点攻克的对象。对有可选择的替代疗法,而且替代疗法的效果和费用更具预见性的疾病,应尽可能选择疗效较优、花费较少的替代疗法。基因治疗只能用于治病救人目的,而那些期望植入一个正常基因使正常人的某些特征得到改变(例如,插入额外的"生长基因"以使身体长高,加进"强壮基因"使肌肉更发达,或者加进"美人基因""白嫩基因"以使人更漂亮)的做法,都是不能被允许的。因为这种非治疗性的增强基因工程地运用或滥用会导致严重的社会伦理后果,尤其是将增强基因工程用于生殖细胞,更是意味着当代人将他们的价值观强加于后代,甚而会引发新的种族歧视或基因歧视。

4. 保密原则 基因治疗的前提是必须获得患者的全部遗传信息,要求运用症状前测试、隐性基因携带筛查、产前诊断等诊疗技术提供充分的遗传信息,基于遗传信息的揭示,人们可以确定一个人的才能、智力、身体状况及其他特征,即据此可以阐明个人的表型特征。为了基因治疗而获得这些遗传信息,这对患者个人、医务人员、企业和保险公司等都是重要的伦理问题。如果把患者的遗传信息尤其是基因缺陷泄露给外界,有可能影响患者的升学、就业和保险申请,产生社会歧视等严重的社会问题。在充分就业难以满足的情况下,有基因缺陷的人同正常人在择业中缺乏公平竞争。尤其随着社会医疗保险的普遍化,对基因缺陷者的投保申请,保险公司可能拒保或征收高保费,这一问题在西方发达国家已引起广泛关注,通常规定保险公司无权掌握被保险人的遗传信息。我国保险法强调最大诚信原则,不过投保人是否必须依此告知自己的遗传信息并无明确规定。为了消除社会歧视,保证患者平等的人格权利,应当在基因治疗中严格保守患者的遗传秘密。目前存有争议的问题是家庭性遗传病的保密问题。当一个家庭成员患有某种严重致死性遗传病时,为了家庭其他成员的利益是否应当泄露该遗传信息,以便其他成员尽早治疗,这引起了争论。对此情况,首先应同患者协商,尊重患者的自主权,倘若患者坚决不同意,强制向处于严重危险的家庭成员传递相关信息的行为并不违背保密原则。

目前以基因治疗为主的人类遗传工程可分为以下4个内容:体细胞基因治疗、生殖细胞基因治疗、增强性遗传工程(通过添加基因而增强人的某种性状)和优生性遗传工程(改变人的性状使之更适应环境)。体细胞基因治疗现已成功地进入临床试验且得到广泛的接受,生殖细胞基因治疗及增强性遗传工程目前正在继续研究和进行动物实验,技术力量已具备,因此科学家和社会已开始对其伦理问题进行讨论。而优生性遗传工程,由于技术力量限制目前还不急需考虑。这里需要指出的是,不能将生殖细胞基因治疗与增强性遗传工程混为一谈。生殖细胞基因治疗是指治疗某一疾病而言,而绝非增强人的某一特性和功能。必须厘清这2个概念,否则生殖细胞基因治疗的滥用将导致一系列严重后果。

2001年4月19—4月22日,在爱丁堡举行的人类基因组组织年会上,专家们鉴于基因疗法日趋成熟,一些试验已取得积极成果,强调对基因疗法面临的伦理挑战进行探讨,认为应当把使用基因技术治疗疾病与改良人体基因严格区分开来。基因疗法仍处于试验阶段,存在一定的风险,但其前景良好,值得继续试验。不过有关实验应当在严格的管理之下继续进行,同时还应该正确地向公众宣传基因疗法所能带来的利益与风险。至于改造人体基因,使"良好的"特征遗传下去,这种做法的安全性缺乏可靠的科学依据,有可能给人类后代带来危险,在伦理上也是难以接受的。总之,目前我们只能稳妥地使用遗传工程手段治疗一些严重疾病,至于"改造人类自身"则要到我们获得比现在多得多的知识和能力之后方可考虑。

第三节 克隆技术和人类基因组研究的伦理难题

一、克隆技术

自 1996 年 7 月 6 日,英国罗斯林研究所的克隆绵羊"多利"(Dolly)问世以来,围绕克隆问题在全世界范围内展开了一场广泛而又激烈的争论。争论的焦点在于克隆技术是否可以应用于人类。这场伦理争论的参与者之众多,意见观点之对立,投入情感之浓烈,涉及社会伦理问题之复杂,是在人类科技发展史上所罕见的。

(一) 从幻想到现实

克隆,是英语"clone"的音译。"clone"则源于希腊文"klon",原指植物幼苗或嫩枝以无性繁殖或营养繁殖的方式进行培育。无论克隆的原始含义是什么,现在,它即意味着生命的复制。这种想法,其实根植于人类思想深处,在历史上也通过文学或其他形式有所反映。

也许,最早反映出这种幻想的就是我们中国人。在我国古代四大文学名著之一的《西游记》中,孙悟空就有"克隆"的本领。他与妖魔鬼怪斗法时,往往会使出一个绝招:在颈后拔出一撮毛,放在嘴边用口一吹,顷刻间,满山遍野都是与他一模一样的大大小小的猴儿。真是神通广大,无所不能。

1932 年,英国作家赫胥黎(A. L. Huxley)在他的科幻小说《美丽新世界》中就预言,"人类科技发展到足以复制自身之时,便是世界陷入混乱之日"。他的预言增加了人们对自身生存状态的思考。

1978 年,有一部名为《来自巴西的男孩们》的科幻电影,讲的是第二次世界大战末,德国纳粹眼见大势已去,便从希特勒身上切下一小块皮,利用基因工程,制造出 94 个生理上与希特勒一模一样的"小希特勒"。这些"小希特勒",又在与希特勒相同的家庭环境中长大,不断塑造形成了与希特勒相同的性格。他们联合起来,险些复辟第三帝国。这部影片在客观上对人类有警示之意。

1993 年,在美国科幻影片《侏罗纪公园》中,大导演斯皮尔伯格(S. Spielberg)把古生物学家波纳尔(G. Poinar)在 20 世纪 80 年代中期提出的利用化石中恐龙遗传物质复制史前恐龙的奇妙设想变成了"现实",用他那极富幻想的方法"克隆"出了几百条恐龙。1994—1995 年,一部在美国家喻户晓、令人着迷的电视动画片《蜘蛛侠》描写了一个与克隆技术有关的传奇故事。影片中,人类的英雄被想象成是一个"克隆人",他是一个超级英雄。

正当人们被克隆的幻想、预言和设想深深吸引的时候,克隆技术正在一步步变为现实。

早在 1950 年,科学家首次在大约 −80℃的状态下,成功地冷藏了牛的精子,用它与母牛的卵子进行了人工授精,这就是克隆早期试验的准备阶段。1952 年,有 2 位科学家第一次进行了克隆试验。他们取出蛙早期胚胎的细胞核,放进一个预先除去了细胞核的卵细胞中,获得了克隆蛙,但当时还不能以成年蛙的细胞进行克隆。接着伊尔门西(K. Illmensee)宣称他克隆了 3 只老鼠,但虚假的结果很快被 2 位权威科学家所否定,并且导致了后来被奉为金科玉律的"用成年细胞克隆哺乳动物在生物学上不可能"的结论。此后占主流的胚胎学家放弃了克隆的研究,只剩下农业部门里一些很少接触科学前沿的无名研究者,继续对牲畜进行艰苦的克隆试验,目的是生产供人类使用的药物。威拉德森(S. Willadsen)就是这样一个人。20 世纪 70 年代,他从丹麦来到英国农业委员会设在剑桥大学的繁殖生理学和生物化学中心,这是世界上研究牲畜胚胎学遐迩闻名的机构。他在显微镜下进行极其精密的操作,将一只羊的胚胎细胞的核取出,再植入一个未受精的去核的羊卵细胞中,获得克隆的胚胎;然后,把这种胚胎植入代孕母羊的子宫中发育。1984 年,他就是采用这种方法,获得了 2 只来自胚胎细胞的克隆羊。他还将不同品种的胚胎混合起来,培育出了稀奇古怪的"绵山羊""羊牛"。1985 年,他在告别剑桥大学的晚会上,就烤了一只"羊牛"的肉来招待大家,那是一种身上有斑点的类似于羊的杂种动物。到了美国得克萨斯州的一家牲畜公司后,威拉德森将他的工作又向前推进了一步,从较老的已经分化了的细胞克隆小牛。但他的这些工作成果从未发表过。

正当克隆研究在科学舞台上几乎销声匿迹的时候,英国科学家威尔穆特悄悄地在罗斯林研究所开始了类似的研究工作。维尔穆特获得过一个农学学位,在读大学时,他早于威拉德森到过剑桥大学的研究中心。在那里,目睹生命最初阶段的发展过程使他激动不已,胚胎发育的奥秘如磁铁般深深地吸引着他。1973 年,他来到罗斯林研究所之后,便埋头于他的科学研究。他最初的项目是研究牲畜胚胎流产的原因,但在 1981 年,研究所停止了这个项目,让他去研究转基因技术,以期培育出一些基因工程动物,例如,能在奶水中生产胰岛素的绵羊。这项工作异常麻烦,维尔穆特凭自己的工作经验感觉到,采用克隆技术会更方便,因为这样可以将胎儿的细胞,甚至成年动物的细胞,取回实验室去注射基因。然而,这一想法与当时普遍流行的"已分化的细胞不能克隆"的定论背道而驰。为了打破禁忌,他于 1986 年千里迢迢地赶到当时已身处加拿大的威拉德森那里,与他探讨已分化细胞能否克隆的问题。因为维尔穆特听说,威拉德森在美国曾用 60～120 天的牲畜胚胎进行过克隆。这一消息,在对威拉德森的访问中得到证实并使维尔穆特获益匪浅。又过了 3 年,他不仅找到了克隆研究的商业资助者,而且找到了英国诺丁汉大学生物学家坎贝尔这位热情洋溢、思维活跃的合作者。

维尔穆特研究小组很快操纵了多利的胚胎发育和诞生过程。他们利用药物促使母羊排卵,然后将未受精的卵取出放到一个极细的试管底部,再用针管将羊卵膜刺破,从中吸出所有的染色体,这样就制成具有活性但无遗传物质的卵空壳。接着,他们从多利的母亲——一头 6 岁母羊的乳腺中取出一个普通组织细胞,使乳腺细胞与没有遗传物质的卵细胞融合,通过电流刺激使两者结合成一个含有新的遗传物质的卵细胞。这一卵细胞在试管中开始分裂、繁殖、形成胚胎,当胚胎生长到一定程度时,研究人员再将其植入母羊子宫内,使母羊怀孕并于 1996 年 7 月产下多利。

多利是世界上第一个克隆出来的哺乳动物,它的特点在于它和它的母亲,即那头 6 岁母羊具有完全相同的基因,可谓是它母亲的复制品。多利的诞生意味着人们可以利用动物的一个组织细胞,像翻录磁带或复印文件一样,大量拷贝出完全相同的生命体。而哺乳动物界的自然规律是,动物的繁衍须由两性生殖细胞来完成,由于父体和母体的遗传物质在后代内各占一半,因此后代绝对不是父母任何一方的复制品。

随着多利的诞生,一场围绕 20 世纪最有争议的生命科学突破——克隆技术的伦理争论开始了。克隆技术成功的科学背景和实用价值是什么? 人们花费大量财力、物力去做出一些有悖于自然的事难道仅仅是为了眼前切身的利益? 人类可以利用动物的遗传物质复制其身,那么克隆人类自身的那一天就为时不远了。一旦"克隆人"出现,我们的世界将会是一幅怎样的场景?

(二)克隆技术的伦理争议

对于克隆人的担忧,其实反映的是社会公众对于整个现代生物医学技术心存疑惧的普遍心理。评价生物医学领域内的行为的基本伦理原则是什么呢? 生命伦理学普遍采用如下基本的伦理原则,如不伤害、有利、自主、尊重、公正等。依据这些原则,让我们来看看围绕克隆技术的伦理纷争。

1. 主张克隆人的理由　主张克隆人研究的理由或动机是多种多样的,甚至是千奇百怪的,有些理由可能已经有人提出,有些理由则是假定的。但不论如何,可以将这些动机或理由归纳为"定做自己"与"复制他人"两大类。"定做自己"又可分为"寻求长生不老""进行器官移植""繁衍健康后代";"复制他人"又可分为"挽救死人""再造亲人""增殖强人""开展研究"。有学者对这些动机或理由进行了伦理分析。

一对夫妇的幼儿因患绝症即将死亡,把死亡的幼儿"复制"出来,对这对夫妇来说无疑是弥足珍贵的。一个人为了寻求长生不老之术,而对自己进行"复制",无疑是一种良好的企盼。可是这个"闸门"一旦打开,会造成什么后果呢? 它所引起的连锁反应,很可能出现难以控制的局面,从而危及人类的整体利益,因此,这 2 个理由本身难以符合伦理。

一对夫妇患有不育症,这对夫妇不愿领养别人的孩子,也不愿用其他方法解决生育子女的问题,而将克隆人作为抚养孩子的唯一偏好选择。再假如一对夫妇,其中一方患有严重的显性基因病,另一方是健康的,他们也将克隆人作为抚养孩子的唯一选择。这 2 个理由本身在原则上可以成立,但现实如何呢? 多利的成功率为 1∶434,如果将克隆技术应用于人体,成功率可能会更低,而且会产生许多畸形的、具有严重缺陷的克隆人,还将会造成对克隆人的身心伤害,从伦理的角度讲,这是不道德的。此外,有报道克隆羊多利由于具有基因缺陷而导致细胞出现早衰现象,其寿命比正常繁殖的绵羊要短得多,由此,克隆技术如应用于人体也会带来相应的寿命缩短问题,这与人类追求健康长寿是背道而驰的,势必又带来诸多伦理问题。同时,克隆人研究需要大量的经费,这对于目前世界许多国家处于极度贫困状态的人来说,存在是否公正的问题。

另有一种声音是:"克隆人为了提供器官,用作移植。"除同卵双生外,人体的器官移植存在着排异问题,而克隆人的器官移植因有完全相同的基因组而不会发生排异问题。

但是,利用克隆人作为器官供体是不人道的,因为克隆人也是人,不能将他们仅仅当作器官备用库。如果以克隆人胎儿作为器官供体,同样存在伦理问题。

2. 反对克隆人的理由 反对克隆人的理由也有很多,有些理由是根本性的,有些则不是;还有一些理由是不能成立的。

克隆人意味着只要女性存在,人类就可以繁衍生存下去,男性对于维持人类的延续不再是必要因素。克隆人的出现会搞乱人际关系,破坏传统的家庭结构和人伦关系,解体正常的亲情关系和标准。从性伦理角度看,克隆人使人类的生产和性爱分离,瓦解了男女之间基于性爱获得后代的情感,由此改变人类基本的性伦理关系。

自然生殖的性别比例控制于大自然之手,由于性染色体结合的机会均等,男女性比是自然平衡的。利用克隆技术,凡是来源于男性的细胞核的胚胎必定发育成男孩,来源于女性的体细胞的胚胎必定发育成女孩,后代性别就能人为控制。一旦男女性比出现大规模失衡,传统的一夫一妻的婚姻、家庭、社会规范就会发生动摇。

克隆人技术具有潜在的试验性危险,它可能伤害试验对象,使克隆人出现由于基因缺损而导致的畸形和缺陷,甚至在试验中产生似乎非人的变异体,违背关于涉及人的生物医学研究的伦理原则。

克隆人是对生物多样性的挑战,会极大地破坏人类基因的多样性。由于没有父母双方遗传基因相混合,单靠体细胞无性繁殖,质量根本无法超过母体,这将导致整个人类物种的退化。还有人担心在一定的历史条件下,也许有人会利用克隆技术制造出千万个希特勒式的人物,给社会带来深重的灾难,当然也可以制造出爱因斯坦式的伟人,但不管如何,人类基因库的多样性无疑会由此遭到损害。

还有人提出,从政治角度,克隆人的出现可能使人类自身的安全受到威胁;从经济角度,克隆人可能使人的生产劳动发生畸形分化,如,将克隆人作为人的工具使用,这种劳动力畸形分化出现之日,也就是新反抗和报复萌生之时;从人类学角度,由于克隆人的出现,人类将不得不面对把人分为普通人和克隆人的严酷事实,在协调和处理人际关系上耗费大量精力,惹出无数麻烦,特别是原型与克隆体之间的关系尤为棘手;从法律角度来看,克隆人的出现,会产生遗传被他人"盗版"的问题,对某些犯罪的认定就会出现困难,假如原版人犯罪说是克隆人干的,就会增加司法机关工作的难度甚至是一筹莫展。同时克隆人还可能带来法律地位、继承权争议等一系列节外生枝的法律问题。

那么,在以上众多的理由中,究竟什么是反对克隆人的根本性理由呢?可以概括为2条:①克隆人也是人,应该享有基本的人权,不能仅当作被人利用的手段和工具,他们理应得到尊重和公平的对待,不应该受到伤害。按照评价生物医学领域内行动的基本伦理原则衡量,这一条算是能够站得住脚的反对理由;②克隆技术对人类造成的负面后果,远远超出制造克隆人的初衷或可能产生的正面后果。即使克隆人的一些理由本身可以成立(例如,解决不育,防止显性遗传病),即使我们严格限制克隆人的数量和领域,一旦失控,后果就不堪设想和难以控制,从而对人类的文明、社会的繁荣与稳定带来严重的影响。这一点也是能够站得住脚的反对理由。

值得注意的是,围绕克隆人问题的种种争论,反对意见正如支持意见一样,大多是站在某一功利层面为自己辩护，而没有涉及问题的实质。那么，实质是什么呢？实质就在于克隆人违背了自然的本质，它把神圣的人降格为物，从而使人成为技术操纵的对象，以及可以在流水线上大量复制的产品，损害了人的独特性。美国生命伦理学家卡拉汉说："人有权利去拥有自己独特的基因身份。克隆会侵犯这个权利。"人类生存最令人惊异的一件事就是：不会有另一个完全相同的人曾经或将要存在，人类的奥秘在于个体的独特性，个体的尊严与价值亦在于此。人类整体的发展也是建立于独特性之上的多样性，每次男女交配，就使基因获得混合重组的机会，犹如洗纸牌，产生出一个簇新的、前所未有的基因载体，提供了人类基因繁多参差的可能。当然人的独特性不仅来自他的独特基因，但除去独特的基因，人发挥他的独特性的能力便会受到很大的限制；一组独特的基因赋予人不可预测性，令他可以自由发展自己的潜能、完成自己的命运，这是人的自由、尊严与价值。克隆人对人类最大的威胁是剥夺人的独特性，把人视为一堆可以任意复制的基因物质，克隆人不仅直接损害人的尊严与价值，如果普遍使用，它还会减低人类基因的多样性，直接威胁人类生存的机会。我们可以这样理解克隆人：在一个生命出现的过程中，一个存在的人，通过科技的力量、运用权力，把一种特定的生命强加于尚未存在的人身上，这个过程意图预定某个体的命运，剥夺了他或她的自由，使之成为满足另一个体欲念的工具，这便是尖端科技带给人类的噩梦。

在这场围绕克隆人的争论中，人们比较多的是从伦理道德角度，争论着要不要、该不该允许克隆人，而对于克隆人在技术上是否真的可能，却很少加以思考。伦理学家们在这里关注的只是克隆技术能否用于人，而不是"人"的本质。相反，倒是有些科学家比较清醒地提出了问题：所谓克隆出来的究竟是不是"人"？因为他们想到了人是社会的、文化的、历史的动物。严格说来，每个人都是独一无二的、不可复制的，也就是说，种种社会的、文化的、历史的因素，恰恰是无法从技术上克隆出来的。如果用爱因斯坦的细胞进行复制，也不可能再有一位相对论的发明人；同样，用希特勒的细胞克隆出来的，也不可能再是第二次世界大战的元凶，这个问题显然比直观的伦理争论深刻得多。它表明争议克隆人问题时，真正的难点在于：如何确定通过技术复制出来的生命个体的社会属性？他在什么条件下和在什么意义上是一个现实的、完整意义的人，从而享有人的权利和责任？而在什么条件下和在什么意义上则并非如此？这是一个在过去曾经遇到的问题，如关于"堕胎算不算杀人"，却在哲学和伦理学意义上还没能给以全面的回答。而这个问题比其他问题更具有前提性的、根本的、普遍的意义，也是这场争论的关键之所在。

克隆技术作为当代高新技术，它的应用有重大的科学意义和社会意义。我们对克隆技术的伦理态度如下。

首先，生物技术革命是20世纪七八十年代以来科学技术革命的中心任务和热点之一，以克隆羊为标志的动物无性繁殖技术的成功正是这场生物技术革命的重大突破。我们要重视克隆技术的重要意义，区分治疗性克隆和生殖性克隆。要关注为了人类的正当利益有效地发展和使用克隆技术为人类幸福服务。如，以克隆技术培养优良的家畜品种，挽救濒危动物，为人的器官移植提供无排斥反应的组织和器官，对罕见遗传疾病和重大疾病，利用克隆技术探讨其防治的新途径、新方法等，使这一尖端技术为增进人类利益和促进生命质量服务,开发克隆技术在社会物质生产、维护人体健康、保护环境和增加生物多样性方面的价值。

其次,克隆技术作为新的生殖技术,仅在用于治疗不育症或遗传性疾病这种特殊情况时,才是正当的。在这里,克隆人首先是某种意愿的产物,在特定情况下这种意愿是正当的。例如,为了医治不育症,对于不育夫妇来说,过去的生殖技术只能依靠他人捐赠的精子和卵子才能生育,没有自己的遗传特性。应用克隆技术,则可以通过克隆自己的DNA 达到生育的目的,它解决了当今人类生育所面临的最大的问题。在这个意义上,我们对克隆人的研究不妨采取一种宽容的态度,在遵循社会伦理道德原则的基础上,通过克隆人的研究和实践,提高人类的生命质量。

再次,克隆技术有可能向着异化的方向发展,使之被滥用来为统治他人、剥削他人、损害他人的利益服务,用来作为谋取个人利益的工具。我们反对这种不道德的行为。我们需要确认的是,当克隆技术应用于生殖时,如果有人试图用克隆技术制造移植器官的供体,或者用于制造役使奴隶或性奴隶,这样做是把人当作物,从根本上损害人的尊严,损害他人的利益。这种行为是不道德的。

克隆技术引起人们的种种疑虑是可以理解的,正如核能既可以用来制造可怕的核武器,也可以被人们和平利用,成为几乎取之不尽的能源。克隆技术本身是科技的重大进步,人们可以像对待核能那样制定相应的法律使这种技术造福人类。

二、人类基因组研究

从 1953 年 DNA 双螺旋结构模型的建立,到 1973 年第一个重组 DNA 分子的诞生,在短短的 20 年时间里,人类不仅在分子水平上对生命本质的认识取得了根本性突破,而且迅速地把这种理论突破应用于人类的生产和生活,从而形成了具有广泛应用前景的生物工程技术。在揭开生命奥秘的过程中,人们清楚地认识到任何仅仅依靠遗传学、细胞学、肿瘤学等单一学科的单独努力都是极其有限的。美国曾经提出过肿瘤的 10 年研究计划,最后以失败而告终,人们由此意识到必须设计一个计划,把人类对自身的认识,从单个基因的分离、分析和应用上,推向对整个基因组的破译、认识和利用,这个计划就是"人类基因组计划"。

(一) 人类基因组研究及其发展

人类基因组研究在 20 世纪 70 年代已经有了萌芽,到了 20 世纪 80 年代,在一些国家已经初具规模。1984 年和 1985 年,美国能源部先后两次组织召开了人类基因组研究的研讨会,初步提出了人类基因组测序的计划。1986 年,美国分子生物学家杜尔贝科 (R. A. Dulbecco) 在《科学》杂志上发表了"癌症研究的转折点——人类基因测序"一文,首次提出了人类基因组计划的概念。他回顾了 70 年代以来癌症研究的进展,指出零敲碎打的方法开展肿瘤研究的局限性,认为:"癌症研究最重要的成果是使我们认识到癌症与其他疾病的发生都与基因直接或间接有关。"他还指出:"我们应该用征服宇宙的勇气和魄力来开展人类基因组计划,这样的工作是任何一个实验室难以单独承担的,因此应组织国家级和国际级计划来研究基因组。"之后,其他科学家,如诺贝尔奖获得者吉尔伯特(W. Gilbert)和伯格(P. Berg)等也纷纷撰文或组织会议支持人类基因组计划,由此人类基因组研究的筹划、宣传和运作紧锣密鼓地开展起来了。

1990 年,美国国会正式批准了人类基因组计划,分别由美国国立卫生研究院和美国能源部负责,并成立了美国国家人类基因组研究中心。在杜尔贝科文章的影响下,世界各国纷纷开展国家级的人类基因组研究。而在人类基因组的国际合作方面,美国、英国、法国、德国、日本成立了人类基因组计划的国际组织。1999 年,中国作为唯一的发展中国家加入了国际人类基因组研究组织,并承担了相应的工作。

2000 年 6 月 26 日,美国总统克林顿与美国两大人类基因研究组织的科学家在白宫联合宣布,人类基因组工作草图已经绘就,人类全部基因的测序研究工作初战告捷。出席发布会的国际人类基因组计划负责人、美国国立卫生研究院人类基因组研究所所长柯林斯(F. Collins)、美国塞莱拉基因研究公司基因组研究创始人文特尔(J. C. Venter)等科学家共同表示,经过 10 多年坚持不懈的科学研究,他们已经排列出构成人类基因的 30 亿个碱基对的正确次序,大多数碱基对已被定位,这些碱基对按特定次序的组合包含了人类生长、发育、衰老、遗传病变的全部遗传信息。

人类基因组研究之所以能引起社会的强烈反响,除了本身巨大的科学价值之外,一个重要的原因是它可能对伦理、法律和其他一些社会问题产生的深远影响。科学史上的其他两大工程计划——曼哈顿工程和"阿波罗"计划虽然也与社会价值问题有关,但它们只是在成果应用时产生伦理问题。例如,原子能的和平利用与战争利用的争论,而在研究阶段多半不存在伦理问题,因为物理研究对象是原子、基本粒子、夸克、场等,但人类基因组研究不同,它一开始就与许多伦理问题纠缠在一起:在遗传学家取血样作基因分析前要不要向提供基因样本的人讲清楚为什么,并取得他们的知情同意?

美国《时代周刊》和美国有线新闻网为人类基因组研究作的民意测验表明,许多应答者对人类基因组研究抱有很深的矛盾心理,并且对它的应用范围也有明确的区分。当向应答者调查如果有一种遗传检测可以告知他们日后有可能患什么疾病,他们是否愿意接受这种检测时,回答说不愿知道的人(49%)和愿意知道的人(50%)几乎一样多。除非是以治愈疾病和增加食物为目的,多数人坚决反对任何其他的人类遗传工程,有足够多的人(58%)认为改变人类的基因违反了自然的意志。当人们为人类基因组研究取得可喜进展而欢呼的同时,还应该冷静地思考它可能在社会、法律、伦理方面产生的负面效应,甚至可能给人类自身带来的灾难,以便找到对付这些隐患的办法。

(二) 人类基因组研究的伦理焦点

从 1985 年开始提出人类基因组研究设想,到 1990 年美国对此研究正式启动以来,在科学界、法学界、伦理学界和科学决策者中一直展开着激烈的争论。如 1987 年在《科学与技术》杂志的第 3 卷第 3 期上就同时发表了巴尔的摩(D. Baltimore)和吉尔伯特等著名科学家讨论人类基因组研究的数篇文章。这些文章比较集中地反映了当时争论的一些关键性问题。值得注意的是,长期以来,科学家、法学家、伦理学家乃至新闻记者,从未停止过对基因组研究所带来的医学、社会学、法学和伦理问题的争论。美国的人类基因组研究一开始就充分注意到这种态势,1990 年,由国际人类基因组研究所设立了一个研究计划,每年把人类基因组研究预算的 3%～5% 用于资助伦理、法律和社会问题的研究,以预测和考虑人类基因组研究对个人和社会的含义;考察人类基因组绘图和排序的可能后果,关注防止歧视、保护隐私、贯彻知情同意、实现公正等问题。有关人类基因组研究的伦理之争比较多的集中在以下 3 个方面。

1. 基因隐私　隐私权是人的基本权利之一,一个人的隐私被公布于众,可能对本人造成不可估量的伤害和损失,甚至会影响与其有关的人的正常生活,对社会的稳定与发展也会带来诸多问题。因此,在世界范围内,人们都很重视隐私,隐私也在各国法律规定的保护范围之内。

人类基因组研究的一个直接结果,便是每个人都可以利用自己的一滴血或一根头发很便捷地得到自身的基因图谱。尽管人类中的每个个体分享着 99.9% 的相同的基因组成,其独特性是由剩下的 0.1% 造成的,但就是这 0.1% 构成了个人的基因隐私。

基因隐私问题之所以成为基因组研究伦理争论的焦点,关键在于基因具有不可抗拒的决定性,特别是对于疾病的发生。例如,一个人被发现携带某种遗传病的基因,就意味着他本人及其后代很可能患这种病,甚至可以推算出发病的概率和时间。这样,一些难以避免的现实问题就出现了。比如,一些公司在雇用员工时会使用基因信息对存在基因缺陷的人另眼看待;身体有缺陷的残疾人在受教育、就业和医疗方面遭受更多歧视;可能患上某些疾病的高危人群被保险公司打入另册。如果不去探讨和解决这些问题,人们都将生活在一个毫无隐私和保障的社会。人们会因为基因信息的曝光,变成一个透明人。在美国《时代周刊》和美国有线新闻网的民意测验中,应答者大多明确地表示出了他们对人类基因组计划进展的忧虑。其中最担心的问题就是隐藏在基因组中的秘密被公开化,从而很可能带来一系列不利的后果。基因破译和基因普查可能是好事,它给每个人制作了一张"基因身份证",人们可以通过这张身份证了解自己的健康状况,并采取最有效的防治方法。但是,基因可以提供的信息实在是太多了,不仅仅揭示疾病的产生,而且还包含了人的许多方面的特征,不谨慎地解释有关某基因与疾病相关的信息,将对携带这些基因突变但不会生病的人带来灾难。如果要人们牺牲自己的隐私权,大多数人可能宁愿不知道自己的疾病隐患。预防是遥远的事,而隐私则是现实的和重要的事。如今持这种观点的人不在少数。那么,谁有权利知道特定个人的基因信息? 是属于测定基因信息的人,还是属于被测定者? 这些伦理问题引起了广泛的讨论。在人类基因组研究中,应该保护个人及其家庭的基因隐私,这已基本达成共识。那么,怎样才能保护基因隐私呢? DNA 样本及其信息的使用,应避免认出当事人,办法是匿名、将样本加以编码,使之不可能被追踪。这样既保护了隐私,又提供了人口学和临床资料。为此,美国国会已开始考虑制定法律,来确保个人拥有基因的隐私权。有参议员说:"我们所要做的是在人们拥有基因信息时,不会担心失去自己的保险单。"日本科学技术会议生命伦理委员会也公布了关于人类基因研究的 27 项基本原则,要求科研人员严格遵守应有的道德规范,以保护公民在基因方面的个人隐私。据日本科技厅提供的资料说,基本原则是以科研人员和医师等为主要对象制定的伦理规范。它规定:人类染色体是人类的遗产;不论遗传特征如何,都必须受到尊重,不得实行任何歧视;人类染色体研究及其成果有可能对社会产生极大的影响。因此,在进行研究时必须考虑到伦理、法律和社会等问题;要尊重提供试样者及其家属的尊严和人权;研究计划必须事先接受有关的伦理委员会的审查,必须对遗传信息进行严格的保管,对泄露个人遗传信息者要给予处罚;提供遗传信息者有权知道利用结果;限制进行有损于人的尊严的研究活动等。

2. 基因歧视　基因隐私权的丧失自然地会产生新的社会歧视——基因歧视。在我们的现实社会中,事实上仍然存在着各种歧视,其中有性别歧视、年龄歧视、异性恋对同性恋的歧视,也存在性状差异的歧视,一旦人们认识到性状与基因有关就会发生基于基因的歧视。对于可能携带不利基因的任何人,从伦理学上说,都应公正对待,不得歧视。现在有一个问题是引起广泛争议的:预防遗传病是否意味着歧视残疾人? 一些国际知名的生命伦理学家因主张预防遗传病而受到一些国家残疾人协会的批评和抗议,认为他们歧视残疾人。遗传病逐渐能够得到诊断、预防和治疗,这是对全人类,包括残疾人在内的福音。不要遗传病,不要疾病,不等于不要残疾人。但区别对待有时可能是合情合理的。一个患有严重传染病的人应被隔离,以使社会得到保护,患者个人还可以接受适当的治疗。但是,纵观20世纪的历史,既无道理也无必要的歧视大行其道。这种现象仍时有发生,歧视的借口不外乎是受害者的种族、肤色、性别、残疾和性取向等。所有这些因素完全或部分是先天遗传的。

知道基因测试结果后,一个人的生活会发生深刻的变化。患者一旦知道自己得了致命的不治之症,有可能感到心烦意乱。有些人会选择不去做基因测试,因为知道不利的结果将影响自己及家人的幸福。以保险为例,过去,保险的获得和保险费,通常根据投保群体全体成员患有遗传疾病的共同风险来确定。现在,由于可以对投保人进行基因测试,共同风险有可能不存在或大大减少。如果可以几乎准确无误地查出投保人的遗传疾病,情况会有利于保险公司,或者说,对风险会有确切的了解。保险公司认为,它们不过是以最新的科学信息取代老式的医学检查,并以精确的遗传疾病预测数据取代泛泛的预期寿命数据。如果保险公司可以提出不吸烟者少付保险费政策,它们为何不能给基因测试显示不携带致命遗传疾病相关基因缺陷的人同样的优惠呢? 诸如此类的问题令人困惑。事实上,基因歧视在我们的现实生活中已经以不可忽视的速度发展着。乔治敦大学一位社会学家对332个有遗传病史的家庭的调查表明,其中22%的家庭被拒之于医疗保险之外,13%失掉工作或有失业之虞。

雇主们可能希望让某些雇员去做基因测试。他们认为,由于要为培训、残疾津贴、病假和换人支付费用,他们有理由了解自己雇员的基因信息。这一问题与保险问题一样棘手。基因测试结果"不好"的人是否会被雇主拒之门外呢? 就投保人与可能接受投保的保险公司之间的关系,或申请就业者与可能接受其申请的雇主之间的关系而言,前者是否有充分的权利可以拒绝他人了解自己的基因信息呢? 除非法律进行干预以防止出现歧视的威胁,否则是否会出现这样的实际结果,即保险公司、雇主,可能还有政府本身,都有权要求个人披露其各种长期存在的遗传性疾病,而个人也有可能选择不去了解病情,听其自然发展?

人类基因组多样性是保持人类力量和生存能力的主要原因之一。歧视的最大威胁源于消除所有被认为"不可容忍的"的遗传性疾病的要求。因此,基因测试的进展将对人类提出重大挑战。我们如何才能减轻遗传性疾病造成的不必要的痛苦,消除这类疾病造成的早夭悲剧,与此同时又能保留人类及其基因组多样呢? 其实,人类所有的基因,以及等位基因,没有"好基因"与"坏基因"的差别。人类的基因组,更没有"正常基因组"与"疾病基因组"的差别。导致某种疾病的等位基因,一方面在一定的情况下确实是病因;另一方面也要看到,人类基因组在进化过程中会发生突变,对于整个人类是有意义的。如镰刀状细胞贫血症,现在已知它的杂合子对疟疾有一定的抗性。这种多样性,是人类作为群体,在不同的环境下赖以生存的保证。但是,按照基因传递规律,这样致病的等位基因存在,也会以一定的概率"纯化",不可避免地会产生这种遗传病的患者。在这个意义上讲,遗传病患者承担了人类不可避免的痛苦。

历史经验告诉我们,人类决不能对歧视问题掉以轻心。在 20 世纪,数百万人因明显的遗传特性而饱受痛苦甚至失去了生命。在过去不为人知的新特点被列入遗传性目录后,我们应保持警惕。1997 年 11 月 11 日,联合国教科文组织大会一致通过了《世界人类基因组与人权宣言》。该宣言在第一章中强调,人类基因组意味着人类大家庭所有成员在根本上是统一的,也意味着对其固有的尊严和多样性的承认。象征性地说,它是人类的遗产。该宣言致力于解决歧视问题,并指出任何人都不应因其遗传特征而受到歧视。将该宣言中的这些原则变为有效保护易受伤害的个人不受歧视威胁的实际行动,是国际社会、民族、国家以及正在从事基因测试的专业和商业团体面临的一个重大挑战。人类基因组研究业已表明"四海之内,皆兄弟也"。不仅一个民族或国家的内部人人平等,不同民族或国家之间也是平等的;不管是白种人、黄种人,还是黑种人,不同的是在皮肤,皮肤以内大同小异,而且个体之间的差异要大于种族之间的差异。在人类基因组的研究中,防止基因歧视是一个不可忽视的伦理问题。

3. 基因组多样性　生命的物质组成、生命的结构基础以及生命的基本运动形式具有高度的统一性。但是,生命的具体表现形式是却是多种多样的。不同的生物,以其多姿多彩的形态、形形色色的生活方式、极其广泛的空间分布和对环境变化的巧妙适应能力,世代繁衍,生生不息,构成了五光十色,多彩缤纷的生命世界,这就是生物的多样性。生物的多样性主要表现在基因组、物种类别和生态系统 3 个方面。

人类基因组多样性计划是人类基因组计划的补充,通过分析全世界人群、家庭和个人的 DNA 来考查人类基因组的变异。研究这类变异能为人类的起源、进化、人群迁移等历史事迹提供重要信息。因此,人类基因组多样性研究,在理解个体间的表型差异、探索人类进化历史、防治疾病和提高人体素质等方面具有重大意义,已成为后基因组研究的主要内容之一。然而,在基因组多样性研究中已经在不断地出现却又不易解决的伦理、法律、社会学意义及科学上的许多难题:①保险公司、雇主、法庭、学校、收容所、法律实施部门以及军队利用基因信息的公平性问题:谁有权使用它? 怎样使用它? ②基因信息的隐私和保密问题:谁有权拥有和控制它? ③由于个人的基因差异而产生的心理影响问题:某人的基因缺陷如何影响其他人和社会对该人的看法? ④由于家族史的特殊情况而对某个人的遗传检测(出生前、携带者和发现症状前的检测)和人口普查(婴儿的、婚前的和职业的)问题:在没有治疗方法的情况下应当检测吗? 父母有权让他们未成年的孩子检测成年人才可能出现的疾病吗? 医疗团体的检测和解释可信吗? ⑤生殖问题,包括知情同意程序、决策中遗传信息的运用和生殖权利问题:卫生保健人员是否恰当地告诉当事人父母基因工程的风险和局限? 胎儿基因检测是否可信和有用? ⑥将来某一天可能用于处理或预防基因缺陷的基因治疗问题:什么是正常的? 什么是残疾或缺陷? 由谁来决定? 基因缺陷是疾病吗? 需要治疗或预防它们吗? 寻求医治贬低了现在受基因缺陷影响的个人吗? ⑦基因增强问题,包括利用基因治疗方法提供,比如,父母想让孩子得到理想的身高特征,但并不涉及疾病的治疗和预防,这提出了哪些伦理问题? ⑧基因工程运用中的公平性问题:谁将利用这些昂贵的技术? 谁来支付? ⑨临床问题,包括卫生服务提供者、父母和一般公众的教育问题,检测过程中质量控制的标准和标准的执行问题:如何对基因检测做出精确、可信和有用的评价? ⑩产品的商业化问题,包括知识产权和数据、资料和利用问题:谁拥有基因和其他 DNA 片段? ⑪与人类责任有关的要领和哲学蕴含的问题:人们的基因使他们做出特殊的行为吗? 人们总是能控制他们的行为吗? 什么可以被看作可接受的差异?

总之,人类基因组研究和应用提出的一系列伦理问题可以说是新颖而复杂的,与我们每个人的利益都息息相关。这些问题的研究对人类基因组研究的健康发展,对于与医学有关的公共政策的制定以及公众正确理解人类基因组研究都有重要意义。

参考文献

[1] 马中良,袁晓君,孙强玲. 当代生命伦理学[M]. 上海:上海大学出版社,2015.

[2] 王飞. 德国科学界应对科研不端行为的措施及启示[J]. 长沙理工大学学报(社会科学版),
2013,28(3):32-36.

[3] 王文科. 走进生命伦理[M]. 北京:人民出版社,2008.

[4] 王国豫,刘则渊. 科学技术伦理的跨文化对话[M]. 北京:科学出版社,2009.

[5] 王国豫. 德国技术伦理学的理论与作用机制[M]. 北京:科学出版社,2019.

[6] 王明旭,尹梅. 医学伦理学:[M]. 2版. 北京:人民卫生出版社,2015.

[7] 中华护理学辞典. 纽伦堡法典[J]. 中国护理管理,2014,(9):970.

[8] 甘绍平,余涌. 应用伦理学教程[M]. 北京:中国社会科学出版社,2008.

[9] 托马斯·A. 香农. 生命伦理学导论[M]. 肖巍,译. 哈尔滨:黑龙江人民出版社,2005.

[10] 乔治·康吉莱姆. 正常与病态[M]. 李春,译. 西安:西北大学出版社,2015.

[11] 伊曼努尔·康德. 道德形而上学原理[M]. 苗力田,译. 上海:上海人民出版社,1986.

[12] 许志伟,朱晓红. 生命伦理:对当代生命科技的道德评估[M]. 北京:中国社会科学出版
社,2006.

[13] 孙福川,王明旭. 医学伦理学[M]. 4版. 北京:人民卫生出版社,2013.

[14] 孙慕义,徐道喜,邵永生. 新生命伦理学[M]. 南京:东南大学出版社,2003.

[15] 杜治政,许志伟. 医学伦理学辞典[M]. 郑州:郑州大学出版社,2003.

[16] 杜治政. 医学伦理学探新[M]. 郑州:河南医科大学出版社,2000.

[17] 杨丽然. 国际生命伦理重要准则演变研究——基于 NC 及 DOH 和 CIOMS 的多种文本[M].
北京:中国社会科学出版社,2017.

[18] 杨建兵,王传中. 生物医学伦理学导论[M]. 武汉:武汉大学出版社,2007.

[19] 丽塔·卡伦. 叙事医学:尊重疾病的故事[M]. 郭莉萍,译. 北京:北京大学医学出版社,2015.

[20] 吴素香. 医学伦理学[M]. 4版. 广州:广东高等教育出版社,2013.

[21] 吴能表. 生命伦理学[M]. 重庆:西南师范大学出版社,2008.

[22] 邱仁宗. 生命伦理学[M]. 上海:上海人民出版社,1987.

[23] 邱仁宗. 生命伦理学[M]. 北京:中国人民大学出版社,2010.

[24] 邱仁宗,翟晓梅. 生命伦理学概论[M]. 北京:中国协和医科大学出版社,2003.

[25] 库尔特·拜尔茨. 基因伦理学[M]. 马怀琪,译. 北京:华夏出版社,2001.

[26] 汪一江,林晖. 新医学伦理学[M]. 合肥:安徽科学技术出版社,2012.

[27] 沈铭贤. 生命伦理学[M]. 北京:高等教育出版社,2003.

[28] 陈飚. 医学伦理学[M]. 南京:江苏科学技术出版社,2013.

[29] 国家卫生和计划生育委员会. 国家卫生和计划生育委员会令(第 11 号)《涉及人的生物医学研究伦理审查办法》[Z]. 国家卫生和计划生育委员会,2016.

[30] 罗伊·波特. 剑桥医学史[M]. 张大庆,译. 吉林人民出版社, 2000.

[31] 罗纳德·蒙森. 干预与反思:医学伦理学基本问题[M]. 林侠,译. 北京:首都师范大学出版社,2010.

[32] 科学技术部科研诚信建设办公室. 科研诚信建设相关法律法规和文件汇编[M]. 北京:高等教育出版社,2017.

[33] 施卫星,何伦,黄钢. 生物医学伦理学[M]. 2 版. 杭州:浙江教育出版社,2001.

[34] 洛伊斯·N. 玛格纳. 医学史[M]. 刘学礼,译. 上海:上海人民出版社,2009.

[35] 宫福清. 医学伦理学[M]. 北京:科学出版社,2013.

[36] 袁俊平,景汇泉. 医学伦理学:案例版[M]. 2 版. 北京:科学出版社,2012.

[37] 恩格尔哈特. 生命伦理学基础[M]. 范瑞平,译. 北京:北京大学出版社,2006.

[38] 徐宗良,刘学礼,瞿晓敏. 生命伦理学——理论与实践探索[M]. 上海:上海人民出版社,2002.

[39] 爱因斯坦. 爱因斯坦文集:第三卷[M]. 许良英,译. 北京:商务印书馆,1979:287.

[40] 高兆明. 伦理学理论与方法[M]. 北京:人民出版社,2005.

[41] 唐世章,李伶艺. 医学伦理学[M]. 长沙:国防科技大学出版社,2007.

[42] 黄钢,何伦,施卫星. 生物医学伦理学[M]. 杭州:浙江教育出版社,1998.

[43] 龚群. 当代西方道义论与功利主义研究[M]. 北京:中国人民大学出版社,2002.

[44] 瞿晓梅,邱仁宗. 生命伦理学导论[M]. 北京:清华大学出版社,2005.

[45] Beauchamp TL, Childress JF. Principles of Biomedical Ethics [M]. Oxford：Oxford University perss, 1979.

[46] Born H, Born M. Der Luxus des Gewissens—Erlebnisse und Einsichten im Atomzeitalter [J]. München：Nymphenburger Verlagsbuchhandlung,1969.

[47] Brody BA. The ethics of biomedical research：an international perspective [M]. New York：Oxford University Press, 1998.

[48] Canguilhem G. Knowledge of life [M]. Translated by Geroulanos S, Ginsburg D. New York：Fordham University Press, 2008.

[49] Eckart WU. Geschichte,theorie und ethik der medizin[M]. Berlin：Springer,2013.

[50] Emanuel EJ, Emanuel LL. Four models of the physician-patient relationship [J]. JAMA, 1992,267(16)：2221 – 2226.

[51] Evans JH. The history and future of bioethics：a sociological view[M]. Oxford：Oxford University Press,2012.

[52] Kuhse H, Singer PA. A companion to bioethics [M]. 2nd ed. Oxford：Wiley-Blackwell, 2009.

[53] National Research Council, Institute of Medicine Committee on Assessing Integrity in Research Environments. Integrity in scientific research：creating an environment that promotes responsible conduct [M]. Washington D. C. ：National Academies Press, 2002.

[54] National Science Foundation. Misconduct in science and engineering research[J]. Fed Reg,

1987,52(126):24466－24470.

［55］ National Science Foundation. Misconduct in science and engineering research［R］. Fed Reg, 1987,52(27):4158－4161.

［56］ Noddings N, Caring. A feminine approach to ethics and moral education ［M］. Berkeley: University of California Press,1984.

［57］ Nürnberger Prozesse. Der Nürnberger kodex 1947 ［R/OL］.（1947-08-20)［2019-11-02］. http://www. ippnw-nuernberg. de/aktivitaet2_1. html.

［58］ Office for Human Research Protections. The Belmont Report: ethical principles and guidelines for the Protection of Human Subjects of Research［R］. Office for Human Research Protections,1979.

［59］ Singer PA, Viens AM. The Cambridge textbook of bioethics ［M］. Cambridge: Cambridge University Press,2008.

［60］ Steinbock B. The Oxford handbook of bioethics ［M］. Oxford: Oxford University Press, 2007.

［61］ Stevens MLT. The history of bioethics: its rise and significance［J］. Ref Mod Biomed Sci, Elsevier,2014.

［62］ Sturma D, Heinrichs B. Handbuch bioethik［M］. Stuttgart: J. B. Metzler,2015.

［63］ World Medical Association. WMA Declaration of Helsinki-Ethical Principles for Medical Research Involving Human Subjects ［R/OL］.（2018-07-09)［2019-11-02］. https:// www. wma. net/policies-post/wma-declaration-of-helsinki-ethical-principles-for-medical-research-involving-human-subjects/.

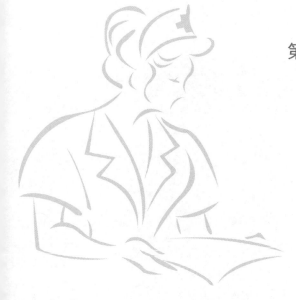

第四篇 | 医事法学

第十七章　医事法概述

在法理层面,适格的医疗行为具有法律意义和效力,当属法律行为,其过程及其正向后果受法律保护,亦受法律规制。

世界公认现存最早且内容完备的《汉谟拉比法典》中就有涉医疗纠纷条款,其第 219 条规定,倘医师以青铜刀为穆什钦努(自由民)之奴隶施行大手术而致之死,则彼应以奴还奴。可见,奴隶当时仅作法律关系客体(主人的财产),医师因其手术失败而致某一自由民之奴死亡,则应以另一奴隶(类种类物)承担抵偿的民事责任。

第一节　何为医事法

一、医事法的概念和特点

(一) 医事法的概念

众所周知,法是指由国家制定或认可的、由国家强制力保障实施的、适用于全体社会成员并体现他们间的权利义务关系的、标准单一且系统成文的行为规范的总称。作为调整特定领域社会关系的医事法,则是由国家有立法职权的机关制定或认可的、由国家强制力保障实施的、专门用于保障自然人通过医疗服务维持和改善其健康状况,调整因该目的而形成的各方权利义务关系的行为规范体系。

(二) 医事法的特点

1. 由国家制定或认可　其包括 2 个层面:一是由国家制定,指依我国《宪法》和《立法法》的规定,被赋予立法职权的国家机关有权制定医事成文法,含:创制,如《中医药法》等;修正(订),即对原有的相关成文法进行修改、补充和完善,如 2016 年 7 月 2 日全国人大常委会对原《职业病防治法》进行了修订。二是由国家认可,即能以国家的名义、代表国家(依法理应为上述被赋予立法权)的机关;对象为既存的国内和国际规范体系,前者如 2014 年 2 月国家卫生和计划生育委员会(以下简称卫计委)下发文件规定确认并提供《医患双方不收和不送"红包"协议书》示范文本;后者如确定伤病者临床死亡国际标准的《悉尼宣言》,经我国认可后为国际惯例,成为我国的医事法源。

2. 由国家强制力保障实施　此为行为强制,即若被确定担责者拒不履行义务,则将由国家强力机关依法强迫其履行到位的制度;此类强制机关含:常时为法院(执行局)、警察和监狱;非常时的紧急状态下,可由军队受命代行社会管理权,以恢复受损的法律关系。

3. 用于保障公民通过医疗服务维持和改善其健康状况 其宗旨是专门用以保障公民等自然人的健康权利和生命安全,它被用以规范医疗主体所实施的医疗服务行为。当前,部分地区已完成了社区家庭医生体系全覆盖,通过上门或通讯方式咨询将诊疗服务前置至预防保健阶段。

4. 调整因该目的而形成的各方主体之间的权利义务(或职权职责)关系 略,详见后文。

5. 医事法这一专门法的规范体系 它非某一成文法可涵盖,而是由所有与相关主体为实现、维持和改善自然人健康状况目的而由国家制定的成文法与认可的规范体系所构成(详见后文)。

6. 具有高度的专业技术性 它体现在其正式法源中除相关卫生标准外,还有相当部分技术操作规范,更有诊疗处置方案;况且在判断某医方行为是否正确或恪尽职责时还含借助该专业统编教科书、相关行为指南等“软法”规则。

7. 属我国社会主义法律体系中的社会法领域 政府是其中必不可少的一方当事人,依法负担通过信托履行行政给付或服务、保障公民健康和生命安全权利以及社会管理和行政监督等不可推卸的职责。

三、医事法律关系

(一) 医事法律关系的概念、特点

在法理上,当依社会分工而掌握医技且为社会认可的执业者为有就医需求者提供该服务,形成并透过双方表面而凝聚于其背后的具有法律性质的权利义务关系,即构成了医事法律关系。其特点主要包括:①其内容为主体间的权利义务。②主体的多重性,表面医者与就医者双方主体的背后必不可少地存在着政府(及其医政部门等)。③关系的复合性,体现为既有社会公益信托关系,又有(别于一般契约的)特殊服务关系,还有行政(给付、监管)关系。④客体的复杂性,体现在作为主要客体的诊疗行为具有非常的专业性、无奈的局限性、超常的责任心、高度风险性、损害的伴随性以及条件或结果的难控性。

(二) 医事法律关系的内容

1. 主体 医事法的作用主体为医事法律关系的参加者和权利义务(职责)的承受者,包括:①医方,含各级各类医疗机构(含个体诊所)和医方自然人[各类医技人员、医疗机构中相关管理、工勤等辅助人员等]。②就医方,含就医者[病(或疑似病)人、伤者和其他就医者]及其亲友。③依法负担就医者医疗费用的义务人。④医政部门等。⑤医调委。⑥基于履行《侵权责任法》第7章审判职责的法院(民事审判庭及其执行局)及其工作人员等。

2. 内容 即医事法律关系主体依法享有的相关权利(职权)和负担的相关义务(职责),依各自社会角色,各主体的权利(职权)和义务(职责)各不相同。

(1) 医师的权利和义务。医师的权利,主要包括:①诊疗权,包括诊断权[又含亲自触查就医者身体权、指令住院或留观权、指令或建议(应符合知情同意原则)检验权、建议(须符合知情同意原则)手术探查权、对就医者既往史情况调查权和对就医者健康状况判

断权等〕、处置权〔又含签发医嘱权、住院治疗指令权、合理治疗(含手术、用药、理疗或康复等)方案选择权、(对住院伤病员治疗)方案(确定后)指令执行权、处方权和(对急危伤病员采用)紧急措施权等〕和履职保障(含免受不当干扰)权。②探研(前述外,还包含所伴随而可获发现权、著作权、药品或医疗器械等的专利权及其附随之荣誉或名誉等)权。③获得相应薪酬和经济待遇权。④依国家法定标准,获得与进行执业活动相当医疗设备基本条件权。⑤获得专业深造、培训和技术交流,并参加专业学术团体权。⑥人身权,含人身安全保障权和执业中的人格尊严受尊重权。⑦参与民主管理权。⑧作为公民所享有的其他权利。

同时,医师的主要义务含:①守法从德。②恪尽职责,穷尽其所负担的专家注意义务和应有能力为就医者服务;亲力亲为,依规及时完成诊察、处置及执行、医嘱、处方、病历等工作;该义务还体现在使用经国家准用的药品、消毒药剂和医疗器械上(除正当治疗外,禁用麻醉药、医疗用毒性、精神和放射性药品)。③提升能力,要求钻研业务、更新知识、增进沟通技巧、提高专业技术水平。④利他,要求主观上为就医者着想,客观上为其谋利,避免过度医疗。⑤报告义务,要求其遇医疗事故、(疑似)传染病疫情、伤病员非正常死亡或中毒和染毒时,及时报告。⑥守密,尊重(不滥用)所知悉的就医者个人信息或隐私。⑦(除依法可豁免外之)诚信,包括"不做假"和让就医方"知情"两方面,前者要求病历不造假(隐匿或销毁)和不开具与事实不一致的证明;后者则要求在让就医法知情时负有真实、充分告知义务;信即践行诺言,要求其对自己所说的话负责,兑现承诺。⑧依准执业,要求其依注册类别、地点和范围等注册事项执业(非执业时抢救除外),不得挑选就医者。⑨临危听遣,要求遇自然灾害、传染病流行、重大伤亡及其他严危及生命健康之紧急情况时,服从主管机关的调遣。⑩(健康)教育,在执业中尽可能宣传卫生保健知识,进行健康教育。就医者含病人、疑似病人、伤员和寻求医技帮助的求助者。

(2) 就医者及其亲友的权利和义务。就医者的权利主要含:①基本人权之健康和生命受保障权。②就医帮助权。③人身免损权。④财产免损(含过度医疗)权。⑤知情同意(本位)权。⑥个人信息和隐私受保护权。⑦医疗机构和门诊医师的选择权。⑧(对经治医生或医疗机构的)批评、建议、投诉和举报权。⑨受损求偿权。⑩法定救济途径选择权。同时,就医者的义务主要含:①尊重和遵守就医规则与秩序。②尊重(不侵犯)医护人员的人身权利和职权行使。③诚信(前者要求主诉准确,不隐瞒和掩盖既有史;后者要求负责履行支付相关费用)。④协力义务(配合诊疗,否则将成为医方的抗辩理由)。⑤依法维权,不滥用该权利损害他人(含医方、其他就医者和社会)的权益。就医者、病伤员因不具完全民事行为能力时,其上述权利和义务由其监护人代为行使和履行。就医者亲友的权利义务。

就医者亲友的权利主要含:①陪同〔就诊、检查和门诊治疗(注射)时,(就医者无法准确表述病情时)可代为主诉或协助拘束;住院时可陪同照顾(但传染病房或重症监护病房等除外)〕。②候补性知情同意权,当伤病员本人缺失表达能力且无监护人时,适格者依法可代行此权。③依法协助维权。就医者亲友的义务主要含:①尊重和遵守就医规则与秩序。②尊重(不侵犯)医护人员的人身权利和职权行使。③不损害他人就医和其他权利。④依法维权,不滥用该权利损害他人(含医方、其他就医者和社会)的权益。

政府(含医政)部门的职权与职责。这对范畴系一体两面,其中职责是本位,职权由职责派生而出。因此,对公权的懈怠(即应作为而无法定抗辩事由的不作为,包括弃权与渎职)系悖职违法行为(限于篇幅,略)。

3. 客体　依法理,它是指法律关系主体间权利义务所指向的对象,包括横向法律关系的客体(物、行为和智力成果)和纵向法律关系客体[含被监管物、受监管行为、(涉行政登记、核准或干预)智力成果和秩序(含制度)]。由于医事法律关系融横向(民事)、纵向(行政及其背后的刑事)和社会,在该4类客体中,行为是核心。

(1) 行为,又含诊疗、就医、监管和维权4种。诊疗,即诊断与治疗的简称,是其中最重要的客体,由于它直接关系到就医者的健康与生命权利,一般由就医行为引起,又是监管行为的对象,还因就医者的不满或服务态度与质量而又成就医方维权行为的对象。依就医者的就医行为,它向前可推至体检和预防,体检结果一旦存疑,体检者往往被建议去医院诊断,而若被确诊后,即接受治疗;预防一般也须借助医疗技术,如幼儿计划免疫中的吃"糖丸"和部分女性主动接种的人乳头瘤性病毒(human papillomavirus, HPV)疫苗均离不开医技服务行为;当然,若说康复不仅借助医技,还须辅以心理、教育和运动(属社会医学范畴),若它可算可治疗并行独立的环节或阶段的话,则它系治疗的延伸或后续,但它仍离不开(医技)治疗。其中,诊断是指医生在对就医者诊察、检验后结合其主诉,根据其临床表现和医学基础原理(病因、病理形态和病理生理)所做出的判断,即哲学上的认识问题范畴,是治疗(解决问题)的基础与前提。诊断的方式包括(传统望、闻、问、切及借助听诊器等的)诊察、检验、影像、(穿刺、微创探查等)手术及对症治疗式反应等。治疗理应是在认识问题(查明病因)的基础上,用对之最合适、有效的(手术、药物等)方法,旨在去除该疾患、改善或稳定病情的医技行为。除诊疗外,就医、监管和维权3种行为均离不开并围绕着诊疗。

(2) 物,是指专用于与广义诊疗(体检、预防、诊断、治疗和康复)相关,尤其是与预防、诊断、治疗后康复4个环节直接相关的医疗器械、药物、耗材和血液等。依诊疗行为分类,此类物也可被分为诊断用物和治疗用物:前者如属药物范畴的试剂、属医疗器械(设备)范畴的核磁共振、属耗材范畴的验血用一次性针及软管等;后者如(口服、注射或贴敷)药物、属医疗器械的激光仪、属耗材的止血纱布等。①药物,其分类方法很多,除上述是依给药途径以及前文所述外,它还可依安全性及获取途径,分为处方药和非处方药,前者须凭执业(或助理)医师处方才可调配、购买和使用;后者则可自行判断、购买和使用;对前者在销售和使用上监管更严。②医疗器械,指为用于病伤的诊断、预防、监护、治疗、缓解或功能补偿等目的而通过物理等方式而非通过药理学、免疫学或代谢的方式,直接或间接用于人体的仪器、设备、器具、体外诊断试剂及校准物、材料以及其他类似或相关的物品。可见它已覆盖了耗材。它对诊疗行为及其结果有重大影响,医疗机构自应对之的选择与使用尽到相当的注意义务;对重复使用的医疗器械,应按照国家卫生健康委员会(以下简称卫健委)制定的消毒和管理的规定进行处理;一次性使用的医疗器械不得重复使用,对使用过的医疗器械应当按规定销毁并记录;对需要定期检查、检验、校准、保养、维护的医疗器械,应按照产品说明书的要求进行检查、检验、校准、保养、维护并予记录,及时进行分析、评估,确保医疗器械处于良好状态,保障使用质量;对使用期限长的大型医疗器械,应当逐台建立使用档案,记录其使用、维护、转让、实际使用时间等事项(记录保存期限不得少于医疗器械规定使用期限终止后 5 年)。③血液,含成分血与全血。因客体中该 3 类物均受主管机关依法监管,对其使用又直接关乎诊疗行为及其后果负担,故医疗机构对此自应引起足够的重视;若有懈怠而出现不良后果,依法应先行对受害者或其近亲属承担赔偿责任;能否向供应方追偿,还取决于是否收集足以证明该物确有质量问题且排除己方储存、检验、校验或使用不当的证据。

(3) 制度与秩序。前者是特定主体人为制定的、要求修治范围内所有人共同遵守的规则体系;后者一般是指在前者基础上,为人们接受后并融合其行为特点的社会行为规则的事实状态。当然,医事制度中除已由法律规范性文件建立的以外,还有道德(如医德、公德)和医疗机构自治制度;现行医事秩序中不仅包括道德和医院自治制度在内,还融合所在区域人们的行事风格与习惯。其中,唯与法不悖者方为法所认可、受官方保护。作为执法者,执行法律、维护制度和秩序是其"天然"的职责,因医政部门和公安机关本就是为执行相关法律、履行相关职责、维护秩序而设立的。

(4) 智力成果,指主体通过智力劳动创造出的产品及其形所成的财富。此处,它主要体现为医技人员及其所在组织(含科室、机构或学术团体)通过个人或集体的智力劳动而形成的成果,如科学发现(其载体一般为论文)、(技术)发明创造、临床实践经验的归纳与总结(载体含专著或论文)、长期执业后的感悟(载体含专著或论文)和相关的文学作品(小说、剧本、诗歌和散文等)。我国法律保护智力成果权,当以财产为视角时即知识产权,它可分为:①对相关科学发现,经发表、申报并被确认后,一般为省级以上政府(甚至国际组织)奖励和表彰,取得荣誉权。②对技术发明创造,既可采用公开方式,也可采用保密方式。采用前一种方式时,既可先发表论文,也可先申请专利(以免丧失新颖性而夭折)后发表论文;需要指出的是,3 种专利种类中,唯发明可申请(并最终取得)产品或方法专利,实用新型和外观设计均只能申请(并最终取得)产品专利;《专利法》第 25 条第 1 款第 4 项规定,对疾病的诊断和治疗方法不授予专利权,故有些医生在此基础上搞出产品(医疗器械或耗材),采用与企业合作的方式,以此享有该产品专利权;对于技术方法的,则可采用长期秘而不宣的方式而形成技术秘密(know-how)权,至于能持有多久取决于有效保密时间,如祖传秘方等。对自己发明诊疗方法若仅以名字命名的方式,享有冠名权则是可取的。③临床实践经验的归纳与总结、长期执业后的感悟和相关文学作品,其载体均为作品,依法可享有著作权,只是后者与前两者还有不小的差异:前两者仅为科技(医学)类论著,享有一般(文字作品)著作权,但须尊重出版者(出版和期刊社)的专版权,不得一稿多投,否则属侵权行为;后者则可比较丰富,以小说为例,它可被延伸,由著作权归作者的一般文字作品,经原作者同意改编后形成剧本(演绎作品),该作品著作权归改编者;该剧本被拍成电视剧并播出后,制片人享有摄制权、演员享有表演者权,电视台享有播放者权,该 3 种均属对原在作品对传播与推广,其主体享有邻接(著作)权。当然医疗机构的管理人员也可编制管理系统软件而享有软件著作权。

现有相关视觉作品的推荐主要包括:《医道》《人间世》《业内人士》《白色巨塔》《星期一早晨》《急诊室的故事》《情定妇产科》和《心术》等。

四、医事法的基本原则

(一)保障健康(生命)权

《宪法》第21条第1款和第45条第1款后项均宣示国家为履行该(保护人民健康)职责而发展医疗卫生事业的目的;《执业医师法》《医疗机构管理条例》《医疗气功管理暂行规定》和《医疗广告管理办法》等专门的医事法律规范性文件均规定"保障(护)人民(或公民)健康";《传染病防治法》等直接规范诊疗行为的法律也规定"保障(护)人体健康";《药品管理法》和《医疗器械监督管理条例》亦规定"保障人民(体)健康"。可见,各法律规范性文件不仅将保障(或护)人民(或体)健康作为其立法宗旨,也确立为其基本原则。

(二)政府负担并履行职责

人民(体)健康与安全是政府的基本职责,《宪法》第89条第7项规定国务院行使"领导和管理教育、科学、文化、卫生、体育和计划生育工作"的职权,《地方各级人民代表大会和地方各级人民政府组织法》第59条第5项规定县级以上地方各级政府行使"执行国民经济和社会发展计划、预算,管理本行政区域内的⋯⋯卫生⋯⋯城乡建设事业和财政⋯⋯公安⋯⋯计划生育等行政工作"的职权;诚如前述,即职责,主要包括:划拨必要的经费,保障医疗事业发展所需的资金;为医保基金注入必要的资金,以切实保障百姓以免"因病致(返)穷";搞好医政管理,从职业准入、执业规范、技术要求、医患关系、物品监管等各方面严格依法行政,不得懈怠;依法公正处理和化解矛盾与纠纷,保障双方尤其是医方的人身安全和医疗工作秩序,不容渎职。因此,在任何情形下,政府都是对人民健康权及其状况负责的第一责任人。

(三)医疗机构受托依法履职或许可从业

基于对政府兴办、且由其(主管部门)任免负责人的公办医疗机构的信任而建立起的为第三方提供诊疗服务,系法律上的公益信托。专业医疗机构及其医技人员所从事的职业毕竟直接事关人体健康与安全,若不把好职业准入关口,让不合格的机构或人员混迹其中,其后果不要说蒙人骗钱、就是致残致死也不难想象,这必然是与政府"初心"背道而驰。此乃《行政许可法》《执业医师法》设置执业准入许可制度(详见后文)的理由与依据。另一方面,医主体须依准(类别、范围、地点和技术能级等)执业,严格遵守法律、法规和操作规程,恪尽职责,方能真正对就医者的健康与安全负责。

(四)相关行业尽职与强化主管机关监督相结合

该行业含医疗机构与医技人员2类主体;"尽职"即恪尽职责,如前所述,它要求医务(含医技、管理和工勤)人员在执业时必须尽其职守,穷尽自己的专家注意义务和能力;而且根据《卫生法》"预防为主"原则,恪尽职责原则的重点应从末端免责提前至事先避防:临床工作各环节中的"查对"制度就是其具体体现。另一方面,几乎每一具有主管职能的医事法律规范性文件中均设有监督机关及其监督职责,即采用主管机关行政机关行政监督的方式促使医疗机构及其工作人员严格依法(含技术规范)执业,查处、纠正和制裁违规行为以实现医事行政法律关系,以真正保障人民的健康权利,也真正能替己完成履行该保障职责的使命。

(五) 在保障人的主体地位和权利的前提下促进和保障科技进步

法作为上层建筑中的制度形态,自应适应作为经济基础之生产力要素的科学技术发展的需要,但它一般相较于新事物(技术)具有滞后性和保守性,不过,作为技术法范畴的医事法中绝大多数是行政法规和规章,其立法程序简单、周期短、更灵活些,相对法律而言,反应更快;尤其是规章,参与人员针对性和专业性更强些。而且,医事法本是技术类法,对技术进步更具有适应能力。只是需指出的是,当下出现的互联网医疗、大数据医疗、3D打印、基因、克隆、人工智能和生殖等技术及其产业的快速崛起,该领域的技术人员和商家大肆宣传,似乎大有改造或颠覆现有医学技术之势。我们认识到,任何新技术均只能以人类的健康为出发点,以为人服务,增益健康福祉为目的、以确保安全为本;而"人类的健康"绝不能沦为商业炒作的蹩脚题材,绝不能出现少数人掌控多数人的命运或将人造物变成社会主体而支配人的现象与后果。

(六) 公正回归,依法、合理处理纷争,维护正常秩序与合法权益

它主要适用于含医患纠纷在内的医事法律关系非正常状态的情形,其中既包括医疗机构存在过错的过度医疗、索要好处、(广义)医疗差错(含医疗事故)、滥用就医者个人信息、侵犯隐私和丢失就医者财物等;也包括就医方有过错或滥权的不履行协力义务而致损后"倒打一耙"、误解而无理取闹、小题大做地医闹、拒不付款、拒不出院、散发失真信息、占领病房或诊室、堵门、限制人身自由、打砸设备等、伤医甚至杀医等。对损害原正常医事法律关系的行为,无论是(政府本身及卫健委或公安等)执法机关、司法机关,还是(专门的医调委等)调解机构均应本着正义、居中、公平、法治和回归受损法律关系的原则,在恢复秩序、制止不法行为,在查明事实的前提下依法处理或引导双方依法定救济途径和程序合法维权;此类机构的任何渎职、推诿,或选择性执法偏袒一方,或仅为平息纷争(追求效率)而牺牲正义行为均为违法。

第二节 医事法的功能

作为专门用以调整包括医疗机构和医技人员执业以及医患关系在内的行为规范与准则,医事法具有如下主要功能。

一、保障相关主体的权利

该相关主体主要包括:①医方主体,含各医疗机构(含个体诊所)及其医技及其相关辅助人员等。②就医者及其亲友,含病人、伤者和其他寻求获得医学技术(含体格检查、保健、分娩和主观改善)帮助者以及陪同就医者就医的亲友(含监护人、亲友)或单位代表。③依法负担支付就医者医疗费用义务者(医保支付结算机构、依约承担理赔义务的保险公司和人身损害事件的责任人)。④医政及相关政府部门。⑤医疗纠纷调解委员会(下简称医调委)等。这些主体的权利众多,在此仅列出如下主要权利。

（一）健康权

其性质为:①人格权。②基本人权之生存权,为保障就医者的该权利:a. 医方(医、护、检、药、管、勤等)人员,则为履行保障和改善就医者健康权所承受须克减己方健康及其他权益的负担等。b. 政府及其主管部门,须负担如下保障职责:增加医保财政支出;加强必要、有效投入,兴办、促进和保障医疗事业和技术;强化监管,维护正常的医疗工作秩序;履行监督与裁决职责,公正处理纠纷、化解矛盾,维护医患双方的合法权益。

（二）自主权

即就医者对自己健康状况的自主决策和处分权,其特点为:源于共和制下每个公民所享有的在法律面前的平等权。系自然人享有的基本人权之主体资格权的具体体现,含:①身体支配权。②权利及其客体处分权。③知情同意之同意权等。

（三）安全权

既是自然人生存权的重要方面和保障,也是政府不可推卸且须履行之职责。

(1) 对就医者,它体现为:①接受诊疗和(体检、预防、整形等)其他医技服务时,获得的健康乃至生命的安全保障。②接受医疗相关活动时的财产安全(不被骗、不被斩和遗失);医方主体有义务提升其自身能力且恪尽职责予以保障。

(2) 对医方它体现为:①医务人员享有其人身安全免受不法损害的权利。②医疗机构的设备、器械、设施、场所等财产安全应获得保障。③政府对医患双方的上述安全权利负有并履行且不得以任何借口推卸或逃避的保障职责。

（四）诊疗权

即诊断和治疗权的合称,系具合法的医疗机构及其人员被依法许可对就医者进行诊断、治疗(含护理)、预防以及其他医技服务的权利,它系基于社会需求和分工而形成的社会行业职权,与就医者的健康乃至生命权利及其需求相关,旨在帮助相对人改善或维持健康状况。如今,其取得与维持均受制于政府的行政许可(注册登记),因诊疗此种行为之过程及其结果直接影响人体健康和生命安全,依《行政许可法》规定,须经行政许可方可为之;依《执业医师法》《护士条例》等规定获取。

（五）探研权

系探索和研究权利的合称,涉及人类推动生产力和社会进步的发现和发明2种活动:①前者指主体经长期不懈的探索或求证下,对尚未知或未解的物质、原理的发现或证成的活动,属科学领域和认识论范畴。②后者是主体在既有科学基础和技术能力的条件下,创造出较之以往更进步且可用于生产或生活的新方法及其载体,属技术领域和方法论范畴。两者互为依存、相互促进。医学科学活动对提高诊断能力与医学技术发明创造具不可或缺的基础和验证意义;其成果可获得的是发现权,一般由政府进行表彰与奖励。设备和方法等医学技术的进步直接提升诊断(认识)能力;医疗器械、耗材和药品的发明创造成果可最终获得专利权或直接保密而成技术秘密。

【讨论】

　　2018年11月26日,南方科技大学副教授贺建奎宣布一对名为露露和娜娜的基因编辑(修改)过的婴儿于11月在中国健康诞生,声称因对该双胞胎姐妹的基因进行修改,她们出生后即能天然抵抗HIV。这一消息迅速激起轩然大波,震动了中国和世界。请问:该行为是否具有法律上的正当性? 理据何在?

　　系公民对维持和改善其健康状况所享有的获得支付的制度保障权利,属生存权项下健康权范畴,亦系政府须负担且不可推卸之基本职责。2011年起,我国《社会保险法》施行,现已逐步建立起覆盖全国的基本医疗保险(下简称医保)制度。该制度具以下特点:①层次为基本医保,具体范围由政府视情形调整。②基本种类含职工、新型农村合作(简称新农合)和城镇居民基本(简称居)医保3种。③医保基金支付范围为符合基本医保药品目录、诊疗项目、医疗服务设施标准以及急诊、抢救的医疗费用;但依法应从工伤保险基金中支付、应由第三人负担或公共卫生负担以及在境外就医的医疗费用的除外。④职工全员参医保,由用人单位和职工按照国家规定共同缴费,无雇工的个体户、未在单位参保的非全日制从业和其他灵活就业人员可入职工医保,自行按国家规定缴费。⑤居医保实行个人缴费和政府补贴相结合,对享低保者、失劳残疾人、低收入家庭满60岁人和未成年人等所需个人缴费部分,由政府补贴。⑥新农合医保的管理办法,由国务院另定。

　　(七) 救济权

　　救济权指主体依法享有的,用以恢复其受损权益或实现其受阻原行权的权利。它具有继发性、借助公力性、保护性和程序性等特点。医事法律关系当事人一旦认为己方的原权利受损,依法可选择如下救济途径进行维权:和解、调解、报案、申请医疗事故处理(期间含鉴定)和诉讼等(详见后文)。

二、调整关系

(一) 法本是调整主体间法律关系的行为规范(含准则)

法律关系则是人与人之间业已存在的社会关系经法调整后形成的权利义务关系。

(二) 医事法调整的社会关系

1. 信托关系　在该关系中:①当事人:委托人为政府(卫健委等);受托人为由公办或国家财政负担的公立医疗机构及其工作人员;收益人为依法享有健康权的公民。②信托基础为:组织与行业管辖关系;主管部门对其辖下医疗机构的信赖,并辅之以依法对受托人的考核、监督、任免其负责人和追责等制约职权与方法。③信托事项为由公立医疗机构及其工作人员替政府履行旨在维持或改善公民健康状况职责而实施的各项医疗技术活动。

2. 医患关系　即医方与患(就医,下同)方因患方需求或法定情形由医方为患方提供适当的医学技术服务而在双方间形成的具有法律意义权利义务关系。其特点为：①基于患方的就医需求或法定情形而形成。②医方基于其社会角色、职责和专业能力为就医者提供诊、疗、防、养和教等医技服务活动。③彼此间自该关系形成起即具法律意义，受法调整、保护和规制。④依外观主义似为双方关系，其背后实承载着政府的保障职责。⑤需双方或三方良性互动方可实现预期的目标（患者健康状况的维护或改善）。医患关系的基本类型（略，详见本教材前两篇）。形成之的理论依据有四，即：患者的健康权利；医方负担的社会角色和政府转嫁的职责；法律规范性文件和医学伦理确定的职责；患方的协力义务。医患关系的要素主要含主体、内容和客体。主体中医方和就医方（见前述，略），在此须指明其医方背后的主体：即负担监督、协调和保障职责的政府（医政）部门。

内容，即主体间法律上的权利义务。权利：①就医方的权利，主要有七：健康（维持或改善）权；获得尊重与（含人身和财产待遇上）平等对待权；不受拒绝（医疗服务和帮助）权；获得符合尽职要求的医疗服务权；知情和同意权；个人信息持有与隐私权；救济权等。②医方的权利，主要有六：履职（条件与安全）受保障权；诊断权［含：伤、病现状检查（含影像、化验和手术探查等）权、身体检查权、请院外专家会诊权等］；治疗权［含：处方权、（手术或其他方法）处置权、健康生活方式建议权和终止治疗权等］；证明权；（尊严、名誉和秩序）获得患方尊重权；获得（医保或现金付款）报酬权等。③医政部门的职权主要有四：对医疗机构及其医技人员的执业监督权；对医疗机构违法行为以及违法医护执业制度的医护人员的行政处罚权；对公有制医疗机构工作人员违规行为的行政处分权；对所受理的纠纷或投诉案处理权等。

义务：①就医方的义务，主要有六：如实主诉；协力（配合诊疗）；尊重医务人员；遵守医疗秩序；支付医疗费用和依法维权等。②医方的义务，主要有六：尊重患者人格及其习俗；维护患者最大利益；如实告知并尊重患者自主权；恪尽职责（含依法行事、恪尽义务及提高业务技能）；尊重和保守就医者的个人信息和隐私；实事求是，正确对待对方投诉或维权等。③医政部门的职责，主要有四：保障适格医疗机构及其人员的执业权利和秩序；监督所有医疗机构及其人员的执业活动；处理有关投诉和纠纷和不滥用职权（含不作为的揽权渎职）等。客体，指医疗机构及其人员所实施的医疗服务及其相关行为及所用之物等（见前述，略）。

3. 医政关系　指医政部门基于其对公民健康权所负的基本职责和行业管辖职权，依法对全社会所有相关主体和行为进行监管所形成的社会关系。其主体含：①代表各级政府行使职权的各级卫健委等部门。②享有健康权利的、具有维持或改善健康状况的公民或外籍自然人（就医者）。③与诊疗相关的、受卫健委等医政权管辖的各级各类从业机构和人员［又含：由国家财政负担或资助、作为事业单位的各级各类医疗机构；谋求投资回报的各类商业性医疗机构或相关（如整形）组织，包括个体医；其他与诊疗活动有关的行业（如药企、广告企业等）及个人］。该关系中的内容主要包括：自然人的权利和义务、医疗及相关主体的权利义务以及卫生行政部门的职权与职责。相关的（诊疗等）行为、（药、械、血等）物和正常的医疗秩序和制度则是该关系中主要的客体。

（三）规制行为

作为规范（制）医事相关行为的准则，医事法所规范的行为主要包括以下内容。

1. （医疗服务）执业行为　即医疗机构及其工作人员为履行保障就医者健康权而实施的医疗技术专业服务的职务行为。其性质是医疗服务，然（一般）非民商事性契约；执业行为在此主要包括：①诊断（含检验、辅助护理等）。②治疗（含手术、处方及给药、开具医嘱及其执行、护理、姑息性维持、康复等）。③体检。④帮助性医技服务（生育、引流产以及治疗性的整形、矫齿、洗牙、配镜等）。⑤（麻醉等治疗）配套服务。⑥（医疗机构向住院伤病员提供的饮食等）相关服务。⑦（含接种疫苗、留观等）预防。⑧（门诊、住院）病历记载（含护理记录）等必需的辅助行为。⑨医疗机构实施的与诊疗有关的管理。⑩预后判断和疗养指导以及相关健康教育、辅助性心理疏解和辅导行为等。

2. 探研行为　即医疗机构及其工作人员为保障就医者的健康权利、提升诊疗技术能力与水平而进行的探索、研究、开发和合作的行为。它所涉及的领域既含科学，更多的是技术；其行为亦分属发现或（更多）发明（见已述），如改进的手术方法、（经许可后）自制制剂等。它主要含：基础研究、临床试验、药物的应用以及给药途径和剂型的变更、诊疗方法和工具的改进（含精准医疗）、自制制剂的研发及申报、相关学术理论研究、相关技术交流（含会诊、进修等）和相关学术交流等。

3. 维权行为　又称救济行为，指主体在相关活动中因其合法权益受损或其权利行使受阻而依法实施的法律行为。①就医者（含亲友）方的维权行为，含：问询、查询、投诉、交涉、要求查封住院病历资料、申请医政部门行政处理、申请医疗事故技术鉴定、提请或参加医疗纠纷调解委员会进行调解、提起（侵权或违约）民事诉讼和报警等。②医方的维权行为，含：申请医政部门行政处理、为查明真相而主动申请医疗事故技术鉴定、提请或参加医调委调解、提起民事诉讼和为获保障而报警等。

4. 执法行为　此处特指行政机关在其法定职权范围内，依法处理属于其主管范围的事务，以履行保障公民健康权利的职责的具体行政行为。该机关含各级卫健委、中医药局、市场监督局、药监局和公安机关，其中最主要是卫健委。它们的执法行为主要含以下。

（1）行政许可。包括：①医政许可主要涉2类：相关自然人申请医护等执业许可；申请设立医疗机构（含个体医）的开业、变更或关闭许可（详见后文）。②人药许可：我国对中药饮片不设许可，故该许可仅涉合成药和中成药，含：药品生产企业申请开办（合变更与关闭），由省级药监局批准许可。药品的生产许可：新（含中成）药由国家局核准许可；成熟（含中成）药则由省级局核准许可；医院自制制剂由省级卫健委核准，由省级局颁发许可证。药品经营企业申请开办，由省级局批准许可。③其他许可，对医疗机构诊疗中所使用之医疗器械、器具、装置和耗材，其中生产第二、三类产品的企业依法应向省级药监局申请开业、变更或关闭许可，其所生产的第二、三类产品获得经省级局的注册；生产第一类的产品企业依法应向所在地市以上的食药监局申请开业、变更或关闭备案，其所生产的第一类产品须获得市级以上食药监局备案。所使用的血液必须是由经省级卫健委审核许可（并报国家卫健委备案）的单采血浆站采集、由国家卫健委审核许可的血液制品企业生产。

（2）行政监督。指医政机关在其职权范围内，依法对医政相对人的执业活动、是否具有进行执业条件或被举报投诉等进行合规性核对、检查或调查等活动的总称。含被动监督和主动监督两种。前者如对医师执照的年审校验、对医疗机构申请升级进行验收、对就医者投诉或举报进行调查等；后者如对医疗机构的年度考核、医德医风和服务质量检查、下基层专项考察等。

（3）行政处罚，指行政者依法对违反行政法律规范确定的义务，应予处罚但尚未构成犯罪的相对人依法予以行政法律制裁的具体行政行为。其种类主要含：警告；罚款；没收违法所得、没收非法财物；责令停产停业；暂扣或者吊销许可证或执照；行政拘留；法律、行政法规规定的其他行政处罚等。

（4）行政处分，指行政机关或组织对其组织系统内的违法失职人员，依照行政法律规范的规定所给予的惩戒方法。其种类主要含：警告、记过、记大过、降级、降职和开除等。

（5）行政强制。含行政强制措施和行政强制执行2种，而医政部门依法无强制执行职权，对其作出的处罚决定唯申请法院强制执行。故它仅指医政机关在行政执法过程中，为制止违法行为、防止证据损毁、避免危害发生、控制危险扩大等情形，依法对自然人人身自由实施暂时性限制或对相对人的财物实施暂时性控制的行为。种类主要含：限制公民人身自由（唯由公安采取）；查封场所、设施或者财物；扣押财物；冻结存款、汇款；其他行政强制措施。

（四）维护秩序

秩序，指为社会所认同并以建起践行且行之有效的规则运行体系。医事相关的正常秩序主要包括：事关医方能否正常履行执业活动的诊疗秩序、就医方能否正常获得约定的诊疗服务的就医秩序、医疗机构为保障开展正常诊疗服务的管理秩序，和相关的社会秩序。上述秩序均最终影响就医者健康权利乃至生命安全，须各方（含政府部门）遵守、维护并（在遭受破坏后的最短时间内）尽力恢复。

第十八章　医政法律制度(一)——准入制度

独立职业意味着职责和担当,一名医学生从进入医学殿堂,到成长为人民健康解除疾病痛苦的执业医师,其过程是循序渐进的,需要充分的经验积累。在法理上,其各不同阶段均受不同准入法制的规制,一方面培植和强化其未来依法守规的执业意识,另一方面也为健康成长提供可靠的制度保障。

▌第一节　法定的执业准入临床医学教育制度

一、准入学制的(法律)初定

1998 年 6 月 26 日,我国通过了《执业医师法》(以下简称《医师法》),并于次年 5 月起施行,正式确立医师执业须通过考试取得资格后方具准入资格。它规定具备下列条件之一方可参加医师资格考试:具高等学校医学专业本科以上(均包含本数或本级,下同)学历,在执业医师指导下,经医疗、预防、保健机构中试用满 1 年的;取得执业助理医师执业证书后,具高等学校医学专科学历,在医疗、预防、保健机构中工作满 2 年的;具中等专业学校医学专业学历,在医疗、预防、保健机构中工作满 5 年的等。可见,我国法定的医学教育入门制度分别为:高等学校医学专业本科以上学历,且满足在执业医师指导下,经医疗、预防、保健机构中试用满 1 年的,可直接报考医师资格;具高等学校医学专科学历,在取得执业助理医师执业证书后,在医疗、预防、保健机构中工作满 2 年,或者具中等专业学校医学专业学历,且在医疗、预防、保健机构中工作满 5 年的,方可报考医师资格。自此(1999 年 5 月起),医学专业本科以上、医学高等专科以及中等专业学校医学专业学历均为我国法律确认的医学教育起点学历;另一方面,当时高等医学专业本科学制已实行 5 年制、专科为 3 年制。

二、准入学制的调整

我国除确认北京协和医科大学创校起一直实施的 8 年学制外,自 2001—2015 年,先后依次批准在 16 所高等医学院校设置 8 年一贯制临床专业博士学制,分别为:2001 年,北京大学医学部;2002 年,第一军医大学(现南方医科大学);2004 年,第三军医大学(现陆军军医大学)、复旦大学上海医学院、华中科技大学同济医学院、中山大学中山医学院、四川大学华西医学中心、中南大学湘雅医学院、武汉大学医学部(兼招临床医学 7 年制)、第二军医大学(现海军医科大学)、第四军医大学(现空军医科大学);2005 年,浙江大学医学院、上海交通大学医学院;2006年,山东大学医学院(齐鲁医学班在新生入学后从7年制学生中根据高考分数和综合素质择优选拔30名左右的学生进入齐鲁医学班学习);2009年,清华大学医学院(医学药学实验班);2015年,山东大学医学院(8年制)。

2014年11月27日,教育部、国家卫计委等六部委印发《关于医教协同深化临床医学人才培养改革的意见》,对我国医生培养方式提出重大调整,规定自次年起7年制临床医学教育将调整为"5+3"一体化人才培养模式,学生在完成5年相关课程学习并考核合格后,可免试进入临床医学硕士专业学位研究生阶段;不再招收7年制临床医学专业学生。2017年7月11日,国务院办公厅公布《关于深化医教协同进一步推进医学教育改革与发展的意见》,要求严控8年制医学教育高校数量和招生规模;到2020年,确立以"5+3"(5年临床医学本科教育+3年住院医师规范化培训或3年临床医学硕士专业学位研究生教育)为主体、"3+2"(3年临床医学专科教育+2年助理全科医生培训)为补充。自此,我国一贯制高等临床医学准入学制体系基本建立,分别为:3年专科、5年本科、8年硕士和8年专业博士4个层次。

【讨论】   **医学生的培养目标**

长学制的优势与劣势:8年制临床医学专业与5年制临床医学+专业研究生教育之教育结果是否存在差异? 如果重新选择,您会选择长学制医学教育吗?

第二节 住院医师规范化培训制度

一、住院医师规范化培训制度的出台

1993年2月17日,卫生部发布《关于实施临床住院医师规范化培训试行办法的通知》,首次提出对全国临床住院医师实行规范化培训(以下简称规培)制度;2009年3月17日,中共中央和国务院联合发布《关于深化医药卫生体制改革的意见》,该文件第4部分"完善体制机制,保障医药卫生体系有效规范运转"之(十三)第2款之中项提出"建立住院医师规范化培训制度,强化继续医学教育……"。作为落实,国家卫计委、中央编办、国家发改委、教育部、财政部、人社部和中医药局于2013年12月31日联合出台《关于建立住院医师规范化培训制度的指导意见》,对指导思想、基本原则、工作进程、制度内涵、招收对象、培训模式、培训基地、培训内容、考核认证、编制保障、人员管理与待遇、经费保障、学位衔接、执业注册和供需匹配等各方面作了原则性的制度安排。

二、住院医师规范化培训制度的实施

2014年8月22日,国家卫计委发布并于同日实施了《住院医师规范化培训管理办

法(试行)》,它从培训对象、组织管理、培训基地、培训招收、培训实施和培训考核等方面作了整体性的安排。2015年9月14日,该委办公厅又下发了《住院医师规范化培训招收实施办法(试行)》和《住院医师规范化培训考核实施办法(试行)》,作为对《住院医师规范化培训管理办法(试行)》的具体落实,其主要内容含:①住院医师规培是毕业后医学教育的重要组成部分,其目的是为各级医疗机构培养具有良好的职业道德、扎实的医学理论知识和临床技能,能独立、规范地承担本专业常见、多发疾病诊疗工作的临床医师。②接受规培的对象主要为:拟从事临床医疗工作的高等院校(临床、口腔、中医和中西医结合等)医学类相应专业本科及以上学历毕业生。③培训基地为:三级甲等医院;达到《住院医师规范化培训基地认定标准(试行)》要求、经所在地省级卫生行政部门组建的专家委员会或其指定的行业组织、单位认定合格,根据培训内容需要,可将符合专业培训条件的其他三级医院、妇幼保健院和二级甲等医院及基层医疗卫生机构、专业公共卫生机构等作为协同单位,发挥其优势特色科室作用,形成培训基地网络。④培训基地应当选拔职业道德高尚、临床经验丰富、具有带教能力、经验和认真负责的临床医师作为带教师资,其数量应当满足培训要求;依《住院医师规范化培训内容与标准(试行)》,结合本单位具体情况,制订科学、严谨的培训方案,建立严格的培训管理制度并规范地实施。⑤培训年限一般为3年,已具有医学类相应专业学位研究生学历的人员和已从事临床医疗工作的医师参加培训,由培训基地根据其临床经历和诊疗能力确定接受培训的具体时间及内容;在规定时间内未按照要求完成培训或考核不合格者,培训时间可顺延,顺延时间一般不超过3年。⑥现已规定的住院医师规培内容与标准为内科(含消化、神经、内分泌、精神等)、外科(含普通、神经、心胸、骨科、皮肤、整形和颌面与口腔等)、妇产科、儿科、眼和耳鼻喉科、全科、肿瘤科、急诊科、康复科、预防和医技辅助(麻醉、病理、检验、放射、超声、核医学和医学遗传等)的培训细则。⑦对通过住院医师规培结业考核者,颁发统一制式的"住院医师规范化培训合格证书"。⑧培训基地应按医师法相关规定,组织符合条件者参加医师资格考试,协助办理执业注册和变更手续等。

第三节 医师资格考试制度

一、报考条件

医师资格报考条件 《医师法》实施后,1999年7月16日卫生部发布并施行了《医师资格考试暂行办法》(以下简称《资考办法》);2001年4月30日卫生部发布的《关于医师资格考试报名资格暂行规定》对医师资格考试条件进行分类,规定:①具有临床医学专业学历,试用期在医疗机构检验科工作的,须参加临床类别医师资格考试。②7年制临床医学、口腔医学、中医学的临床硕士生和8年制毕业生在学习期间有相当于大学本科的1年临床实习和1年以上严格的临床实践训练,可在毕业当年参加医师资格考试。③临床医学、口腔医学、中医学和公共卫生预防医学硕士或博士研究生在学习期间已具有 1 年以上的临床实践训练或公共卫生实践的经历,可在毕业当年参加医师资格考试。

二、考试

1. 举办 《医师法》第 8 条和《资考办法》第 4 条规定,国家实行医师资格考试制度;医师资格考试实行国家统一考试,每年举行 1 次,具体办法由卫生部制定;考试时间由卫生部医师资格考试委员会确定,提前 3 个月向社会公告;考试由省级医政部门组织实施。

2. 分类 ①《医师法》和《资考办法》规定,医师资格考试分为执业医师资格考试和执业助理医师资格考试。②《资考办法》第 3 条规定,考试类别分为临床、中医(含中医、民族医、中西医结合)、口腔、公共卫生 4 类;考试方式分为实践技能考试和医学综合笔试;医师资格考试方式的具体内容和方案由卫生部医师资格考试委员会制订。

3. 实施及程序

(1) 公告:考试时间确定和公告见上(略)。

(2) 报考:申请者应依法定报考条件,在公告规定期限内到其户籍所在地的考点办公室报名;其所在地试用机构与户籍所在地跨省分离的,经试用机构推荐,可在试用机构所在地报名,经审查,符合报考条件,由考点发放《准考证》。

(3) 参考:考生应按准考证确定的时间、地点准时参加考试。①实践技能考试,系医师资格考试的第一站,考生应按其报考的类别依次在同一考站接受实践技能的测试,唯通过医师实践技能考试方有机会参加医师资格考试的医学综合笔试。②医学综合笔试,考生应遵守考试规则和考场纪律。

(4) 成绩公告,医师资格考试的合格线由医师资格考试委员会确定,并向社会公告;考生成绩单由考点发给考生。

4. 后果 ①考试成绩合格的,授予执业医师资格,由省级医政部门颁发卫生部统一印制的《医师资格证书》;它系执业医师资格的证明文件。②根据卫生部 2008 年 8 月 6 日发布的关于修订资考办法第 34 条的通知规定,考生违反考试规则的,将视不同情形承担不同的不利后果,主要包括:当年本单元考试成绩无效;当年考试成绩无效;当年考试成绩无效,2 年内不得报名参加医师资格考试;当年考试成绩无效,终身不得报名参加医师资格考试。

第四节　医师执业注册制度

一、概述

医师执业注册是医政部门基于其对人民健康所负的保障职责,对其管辖范围医技人员按照法定条件进行严格把关而进行的从业许可制度。其特征为:①系行政许可制度,未经注册不得执业,否则为非法行医。②许可职权法定,源于医师法(实源于《行政许可法》）。③系依申请而为的具体行政行为。④申请者为经考试获得医师资格、且在医疗、预防或保健机构工作的自然人。⑤此种许可采用注册的方式，其载体为执业证书。

二、申请

1. **申请条件** 依照医师法和2017年2月28日发布同年4月1日起实施的《医师执业注册管理办法》（以下简称《注册办法》）规定：未经医师注册取得执业证书，不得从业；申请医师执业注册的条件含积极和消极2个方面。①积极条件，即申请医师执业注册缺一不可的必备条件，含：凡取得医师资格的，均可申请医师执业注册；须经执业医师资格考试合格并已取得医师资格；申请人须持有《医师资格证书》。②消极条件为，即有一种不予注册的情形，含：不具有完全民事行为能力的；因受刑事处罚，自刑罚执行完毕之日起未满2年的；受吊销医师执业证书行政处罚，自处罚决定之日起未满2年的；甲类、乙类传染病传染期、精神疾病发病期以及身体残疾等健康状况不宜或不能胜任医疗、预防、保健业务工作的；重新申请注册，经考核不合格的；在医师资格考试中参与有组织作弊的；被查实曾使用伪造医师资格或者冒名使用他人医师资格进行注册的；国家卫计委规定不宜从事医疗、预防、保健业务的其他情形的。

2. **申请地点** 《医师法》规定，取得医师资格的，可向所在地县级以上医政部门申请注册；医疗、预防、保健机构可为本机构中的医师集体办理注册手续。《注册办法》规定，拟在医疗、保健机构中执业的人员，应向批准该机构执业地的医政部门申请注册；拟在预防机构中执业的人员，应向该机构的同级医政部门申请注册；在同一执业地点多个机构执业的医师，应确定一个机构作为其主要执业机构，并向批准该机构执业的医政部门申请注册；对于拟执业的其他机构，应向批准该机构执业的医政部门分别申请备案，注明所在地它们的名称。

3. **申请内容** 包括：执业地点、执业类别和执业范围。执业地点，系执业医师执业的医疗、预防、保健机构所在地的省级行政区划，医师经注册后，应在该注册确定的执业地点执业履职，除院外会诊、多点执业和法律规定外；在同一执业地点多个机构执业的医师，应确定一个机构作为其主要执业机构，并向批准该机构执业的医政部门申请注册；对拟执业的其他机构，应批准该机构执业的医政部门分别申请备案，注明所在执业机构的名称；《注册办法》第17条规定，医师跨执业地点增加执业机构，应向批准该机构执业的医政部门申请增加注册。执业类别指被注册核准后所从事被依法划分的临床、中医（含民族医和中西医结合）、口腔、公共卫生大类中的一类。执业范围，即经注册后医师在医疗、预防、保健活动中从事的与其执业能力相适应的具体专业技术边界。以临床为例，如：内、外、妇、儿和五官科等。《医师法》和《注册办法》又规定，医师经注册后，得在医疗、预防、保健机构中按照注册的执业地点、执业类别、执业范围执业，从事相应的医疗、预防、保健业务；未经医师注册取得《医师执业证书》，不得从事医师执业活动；申请个体行医的执业医师，须经注册后在医疗、预防、保健机构中执业满5年，并按国家有关规定办理审批手续；未经批准，不得行医。

三、受理及结果

1. 受理　医政部门应自收到注册申请之日起 20 个工作日内,对申请人提交的申请材料进行审核:审核合格的,予以注册并发放由国家卫健委统一印制的《医师执业证书》;医师法第 15 条第 1 款规定,有下列情形之一的,不予注册:不具有完全民事行为能力的;因受刑事处罚,自刑罚执行完毕之日起未满 2 年的;受吊销医师执业证书行政处罚,自处罚决定之日起未满 2 年的;有卫生部规定不宜从事医疗、预防、保健业务的其他情形的。对具消极事项不予注册的,医政部门应在该期限内书面通知聘用单位和申请人,并说明理由。

2. 救济　医师法规定,申请人如有异议的,可自收到通知之日起 15 日内依法申请行政复议或向法院提起行政诉讼。

四、注册信息公开

国家实行医师注册内容公开制度和查询制度;地方各级医政部门应按规定提供医师注册信息查询服务,并对注销注册的人员名单予以公告。医师的主要执业机构以及批准该机构执业的医政部门应当在医师管理信息系统及时更新医师定期考核结果。

第十九章 医政法律制度(二)——执业制度

本章系本篇的重点,它介绍医疗机构的日常运行和医师日常工作及其职责的相关法制。医学人如何在获悉并掌握相关知识和制度,并于未来在法律规定的框架之内安全有效地履行其职责,是其神圣的使命与价值体现。

第一节 医疗机构工作制度

一、医疗机构工作制度(上)

除条例及其实施细则对医疗机构执业的基本要求外,我国相关法律规范性文件对医疗机构的执业要求还体现为以下主要法定制度。

(一) 门急诊制度

1. 门诊制度 门诊,指一般医疗机构均开设、且日常执行的用于为上门就医者提供诊断、预防、(产前)检查和治疗的基本坐诊接待式服务。它包括一般门诊、保健门诊和急诊门诊。一般门诊又含普通门诊、专家门诊和特需门诊;保健门诊又含预防保健门诊(如疫苗注射)、儿童保健门诊、青春期保健门诊、围产期(含孕前期、孕期、分娩期、产褥期和新生儿期)门诊和旅行医疗保健门诊等;急诊,属广义门诊范畴。我国《医院工作制度》(以下简称《工作制度》)系医疗机构门诊工作的基本法律依据。它对领导体制(至少由1名副院长挂帅,各科主任或副主任或业务骨干支撑)、人力资源(各科室参加门诊的医技人员在医务科和门办的领导和安排下工作)、诊察要求(含疑难重病伤处理、专科设立等)、防交叉感染(含检诊、分诊、消毒隔离和疫情报告等)、衔接配套(含检验、放射、门诊手术、换药、治疗等)、接诊服务(含预检、导医、接诊、候诊环境,卫生宣传和服务态度等)、挂号制度[挂号时间、预检分科、初诊复诊、事项填写、病卡送达和(检验)报告粘贴等]、对接住院(与病房联系,安排住院)和其(含门历书写、处方和用药)等均作出明确规定。

2. 急诊制度 急诊,指医疗机构对急、危、重病伤员根据对症治疗的原则,尽可能快速进行诊断与治疗以缓解症状、挽救其生命和健康的紧急诊治活动。它全年无休,每天24小时执业;非所有医疗机构都设置,但一级综合医院起须设急诊科。依《工作制度》,属急诊范围的含(14项):急性外伤、脑外伤、骨折、脱臼、撕裂伤、烧伤等的;突然之急性腹痛的;突发高热;突发出血、吐血、有内出血象征、流产、小儿腹泻、严重脱水、休克的;有抽风症状或昏迷不醒的;有耳道、鼻道、咽部、眼内、气管、支气管或食管异物的;有眼睛急性疼痛、红肿或急性视力障碍的;有颜面青紫、呼吸困难的;有中毒、服毒、刎颈、自缢、淹溺、触电的;有急性尿闭的;有发病突然、症状剧烈、发病后迅速恶化的;有疑似烈性传染病的;有急性过敏性疾病的;其他经医师认为符合急诊抢救条件的。

2011年8月31日,卫生部医政司下发《急诊病人病情分级试点指导原则(征求意见稿)》,按病伤者病伤情评估结果进行分四级和三区处置,要求就病伤情的严重程度决定病伤员就诊及处置的优先次序:①分级。1级为濒危病伤员:即病情可能随时危及病伤员生命,需立即采取挽救生命的干预措施,急诊科应合理分配人力和医疗资源应立即将病伤员送入急诊抢救室进行抢救;2级为危重病伤员:即病情有可能在短时间内进展至1级,或导致严重致残者,应尽快安排接诊,并立即给予病伤员相应处置及治疗;3级急症病伤员:其目前明确没有在短时间内危及生命或严重致残的征象,应在一定的时间段内安排病伤员就诊;4级即非急症病人:其目前没有急性发病症状,无或很少不适主诉,且临床判断需要很少急诊医疗资源的病人。②分区。红区:为抢救监护区,适用于1级和2级病人处置,快速评估和初始化稳定;黄区:即密切观察诊疗区,适用于3级病人,原则上按照时间顺序处置病人,当出现病情变化或分诊护士认为有必要时可考虑提前应诊,病情恶化的病人应被立即送入红区;绿区,即4级病人诊疗区。

《工作制度》规定,急诊室应当:①要选派有高度责任心医护人员,要及时、严肃、敏捷地进行救治,严密观察病伤情变化,做好各项记录。②疑难、危重病伤员应即请上级医师诊视或急会诊等。③各类抢救药品及器材要准备完善,保证随时处于适用状态,要经常检查,及时补充、更新、修理和消毒。④工作人员须坚守岗位,做好交接班,严格执行急诊各项规章制度和技术操作规程。⑤应设立若干观察病床,病伤员由有关科室急诊医师和急诊室护士负责诊治护理;要写好病历,开好医嘱,密切观察病伤情变化,及时有效地采取诊治措施。观察时间一般不超过3天。⑥遇重大抢救,需立即报请科主任和院领导亲临参加指挥;凡涉及法律、纠纷的病伤员,在积极救治的同时,要及时向有关部门报告。

(二) 病房(含查房)管理制度

病房,指医疗机构为就医者提供住院诊疗的、具有一定条件的待诊待疗的分割型室内居住场所与空间。依不同的标准,病房可被分为:依病情伤势程度的不同,可被分为普通病房和重症监护病房;依功能的不同,可被分为一般病房、干部病房和贵宾病房;依人群的不同,可被分为儿科病房和老年病房;依学科分类,可被分为外科病房、内科病房和产科病房等。《工作制度》规定:病房由护士长负责管理,主治或高年住院医师积极协助;定期向病伤员宣传讲解卫生知识;保持病房整洁、舒适、肃静、安全,避免噪声;统一病房陈设,室内物品和床位要整齐,固定位置,未经护士长同意,不得任意搬动;保持病房清洁卫生;医务人员须穿戴工作服帽,着装整洁,必要时戴口罩;病房内不准吸烟;病员被服、用具按基数配给病员管理,出院时清点收回;护士长全面负责保管病房财产、设备,并指派专人管理,建立账目,定期清点;病房内不得接待非住院病人,不会客;医师查房时不接私人电话,病人不得离开病房等。

对医疗机构的病房(医、护、工等)工作人员,《工作制度》规定:对新入院的病伤员介绍医院的制度和情况,了解病伤员思想和要求,鼓励病伤员树立战胜病伤的信心;对病伤员的态度要亲切和蔼,语言要温和,避免恶性刺激;有关病情恶化,预后不良等情况,不要告诉病伤员,必要时由负责医师或上级医师进行解释(保护性原则);不要对病伤员谈论其他医院治疗和工作中的缺点或错误,以免造成不良影响(不贬低同行原则);在检查、治疗和处理中要耐心细致,选用合适的器械,不增加病伤员痛苦;行有关检查和治疗时,如换药、洗胃、灌肠、导尿等,应用屏风挡遮或到治疗室处理(保护隐私之一);对危重和痛苦呻吟的病伤员应分别安置;病伤员死亡或病情恶化时应保持镇静,尽力避免影响其他病伤员;对手术的病伤员,术前应做好解释安慰工作,以消除病员的恐惧和顾虑;术后要告诉病伤员良好的转归情况,使其安心休养;早晨 6 时前,晚上 9 时后及午睡时间,尤应保持病房安静;在不影响医疗效果的情况下,有些处置可待病伤员醒后施行;保持病房空气流通,保持清洁卫生;按病伤员患病的轻、重类型,分别规定生活制度,建立动静相结合的、有规律的休养生活。合理地组织病伤员参加文娱活动;重视病员的思想工作,对其治疗、生活、饮食、护理等各方面的问题,应尽可能设法解决。

对查房,《工作制度》规定:①科主任、主任医师或主治医师查房,应有住院医师、护士长和有关人员参加;科主任、主任医师查房每周 1~2 次,主治医师查房每日 1 次,查房一般在上午进行;住院医师对所管病员每日至少查房 2 次。②对危重病员,住院医师应随时观察病情变化并及时处理,必要时可请主治医师、科主任、主任医师临时检查病员。③查房前医护人员要做好准备工作,如病历、X 线片,各项有关检查报告及所需用的检查器材等;查房时要自上而下逐级严格要求,认真负责。经治的住院医师要报告简要病历、当前病情并提出需要解决的问题;主任或主治医师可根据情况做必要的检查和病情分析,并做出肯定性的指示。④护士长组织护理人员每周进行一次护理查房,主要检查护理质量,研究解决疑难问题,结合实际教学。⑤院领导以及机关各科负责人,应有计划、有目的地定期参加各科的查房,检查了解对病员治疗情况和各方面存在的问题,及时研究解决。查房的内容包括:科主任、主任医师查房,要解决疑难病例;审查对新入院、重危病员的诊断、治疗计划;决定重大手术及特殊检查治疗;抽查医嘱、病历、护理质量;听取医师、护士对诊疗护理的意见;进行必要的教学工作;主治医生查房,要求对所管病人分组进行系统查房;对新入院、重危、诊断未明、治疗效果不好的病员尤其要进行重点检查与讨论;听取医师和护士的反映;倾听病员的陈述;检查病历并纠正其中错误的记录;了解病员病情变化并征求对饮食、生活的意见;检查医嘱执行情况及治疗效果;决定出、转院问题;住院医师查房,要求重点巡视重危、疑难、待诊断、新入院、手术后的病员,同时巡视一般病员;检查化验报告单,分析检查结果,提出进一步检查或治疗意见;检查当天医嘱执行情况;给予必要的临时医嘱并开写次晨特殊检查的医嘱;检查病员饮食情况;主动征求病员对医疗、护理、生活等方面的意见。

【案例】

微信朋友圈是深受人民群众好评的一种社交工具。近年来,随着微信功能的深入扩大应用,一些医护人员在通过用手机视频"刷"自己的能力或存在感而往往忽视或罔顾就医者的相关权益。2 年前,某县妇幼保健院一医务人员竟然将一名生育了 3 个孩子的中年妇女正在做妇科检查彩超的私密部位即时照片发到了群里,仪器上显示该女子患有妇科疾病。一时间引起群里各种讨论声,有人当即表示以后不敢到医院做妇科检查。问:行为人的行为是否正当? 违反了哪些法律具体规定? 损害了哪些主体的权益?

(三) 转院(科)和出院制度

1. 转院(科)制度

(1) 转院,指经治医疗机构因自身技术能力或设备等手段难以对就医者有效诊治,或者经治医疗机构在明确诊断并进行有效治疗(如手术成功)或为优化配置医疗资源实无必要继续滞留于原医疗机构而转至其他医疗机构进行有效诊疗的医疗活动。它包括向上(即医疗技术水平更高的医疗机构)转和向下(如脑外科手术后转入康复院)转。对向上转,《工作制度》规定:①医院因限于技术和设备条件,对不能诊治的病伤员,由科内讨论或由科主任提出,经医务科报请院长或主管业务副院长批准,提前与转入医院联系,征得同意后方可转院。②各省级医院(含门诊)病伤员需转外地医院治疗时,应由所在医院科主任提出,经院长或业务副院长同意,报请省卫生厅批准办理手续。③急性传染病、精神病、截瘫病人,不得转外省市治疗。④病伤员转院,如估计途中可能加重病情或死亡者,应留院处置,待病情稳定或危险过后,再行转院。⑤较重病伤员转院时应派医护人员护送;病伤员转院时,应将病历摘要随病伤员转去;病伤员在转入医院出院时,应写治疗小结,交病案室,退回转出医院。转入疗养院的病伤员只带病历摘要。对于向下转的病历处理,也可参照办理。

(2) 转科,指同一医疗机构的某科室将其经治病伤员转至另一科室治疗的医疗活动,如某三级医院普外科对因交通事故而受复合受的伤员行肠道修复术后将转至骨科行骨盆复位手术。《工作制度》规定:①病员转科须经转入科会诊同意。②转科前,由经治医师开转科医嘱,并写好转科记录,通知住院处登记,按联系的时间转科。③转出科需派人陪送到转入科,向值班人员交代有关情况。④转入科写转入记录,并通知住院处和营养室。

2. 出院制度

出院,即原住院病伤员在经治后,在办理相关手续后,使之离开原医疗机构的事实,它包括实现预期医疗终极目的(如痊愈后)的出院、完成阶段性(疗程)医疗出院、诊疗失败(如死亡)和其他原因(如医保结算限制)出院。对一般病伤员出院,《工作制度》规定:①病伤员出院由主治医师或负责医师决定,并提前一天通知住院处办理出院手续。②病房护理人员应凭结账单发给出院证,并清点收回病伤员住院期间所用医院的物品。③病伤员出院前,经治医师应告知出院后注意事项,并主动征求其对医疗、护理等各方面的意见;④对病情不宜出院而病伤员或家属要求出院者,医师应加以劝阻,如说服无效应报科主任批准,并由病员或其家属出具手续。⑤应出院而不出院者,通知所在单位或有关部门接回或送回。⑥病伤员出院时凭放行证,须经过检查后方可放行,否则传达室有权查问或扣留。病伤员(家属)办理出院手续前,经治医生应在其自管病历卡上书写出院小结,以备后用(如门诊随访等)。

(四)病例讨论与会诊制度

1. 病例讨论制度　该制度对提高诊疗水平、加强医患沟通和改善服务质量均有重要的作用。《工作制度》对各种类型的病例讨论分别做了规定:①临床病例(理,略,下同)讨论会:医院应选择适当的在院或已出院(或死亡)的病例举行定期或不定期的临床病例讨论会。临床病例讨论会,可以一科举行,也可以几科联合举行,后者即多学科讨论会(multi-disciplinary team,MDT)。每次医院举办临床病例讨论会时,负责主治的相应科室应将有关材料加以整理,尽可能做出书面摘要,由科主任或主任(治)医师主持,负责介绍及解答有关病情、诊断、治疗等方面的问题并提出分析意见(病历由住院医师报告);会议结束时由主持人做总结。临床病例讨论会应有记录,可全部或摘要归入病历内。②出院病例讨论会:有条件的医院应每月1~2次定期举行出院病例讨论会,作为出院病历归档的最后审查。出院病例讨论会可分别由主任主持科举行或由主治医师主持病室举行,经管的住院医师和实习医师参加。出院病例讨论会对该期间出院的病历依次进行审查:记录内容有无错误或遗漏;是否按规律顺序排列;确定出院诊断和治疗结果;是否存在问题,取得那些经验教训。一般死亡病例可与其他出院病例一起讨论,意外死亡的病例不论有无医疗事故,均应单独讨论。③疑难病例讨论会:凡遇疑难病例,由科主任或主治医师主持,有关人员参加,认真讨论,尽早明确诊断,提出治疗方案。④术前病例讨论会:对重大、疑难及新开展的手术,须行术前讨论;科主任或主治医师主持讨论会,手术医师、麻醉医师、护士长、护士及有关人员参加。制订手术方案、术后观察事项、护理要求等;讨论情况记入病历;一般手术,也应进行相应讨论。⑤死亡病例讨论会:凡死亡病例,一般应在患者死亡后1周内召开,特殊病例应及时讨论;尸检病例,待出具病理报告后进行,但不迟于2周;由科主任主持,医护和有关人员参加,必要时,请医务科派人参加。讨论情况记入病历。

2. 会诊　是指医疗机构对同一(组)已接诊涉疑难病(伤)例,召集或邀请若干相关科室或专业的医生或专家就诊断或治疗进行讨论确定的活动。它含:科室内会诊、院内跨科会诊、(聘请)院外会诊和集体会诊;现场会诊、书面会诊和(通话或视频等)远程在线会诊。

(1)《工作制度》对之作规定为:①凡遇疑难病例,应及时申请会诊。②科间会诊:由经治医师提出,上级医师同意,填写会诊单。应邀医师一般要在2天内完成,并写会诊记录。如需专科会诊的轻病员,可到专科检查。③急诊会诊:被邀请的人员,须随请随到。④科内会诊:由经治医师或主治医师提出,科主任召集有关医务人员参加。⑤院内会诊:由科主任提出,经医务科同意,并确定会诊时间,通知有关人员参加。一般由申请科主任主持,医务科要有人参加。⑥院外会诊:本院一时不能诊治的疑难病例,由科主任提出,经医务科同意,并与有关单位联系,确定会诊时间;应邀医院应指派主任或主治医师前往会诊。会诊由申请科主任主持;必要时,携带病历,陪同病员到院外会诊;也可将病历资料,寄发有关单位,进行书面会诊。⑦科内、院内、院外的集体会诊:经治医师要详细介绍病史,做好会诊前的准备和会诊记录。会诊中,要详细检查,发扬技术民主,明确提出会诊意见;主持人要进行小结,认真组织实施。

(2)《医师外出会诊管理暂行规定》规定:①受邀医师未经所在医疗机构批准,不得擅自外出会诊。②医师接受会诊任务后,应详细了解患者的病情,亲自诊查患者,完成相应的会诊工作,并按照规定书写医疗文书。③医师在会诊过程中发现邀请医疗机构的技术力量、设备、设施条件不适宜收治该患者,或者难以保障会诊质量和安全的,应建议将该患者转往其他具备收治条件的医疗机构诊治。④医师在会诊过程中发现难以胜任会诊工作,应及时、如实告知邀请医疗机构,并终止会诊。⑤会诊结束后,邀请医疗机构应将会诊情况通报会诊医疗机构。⑥医师应当在返回本单位2个工作日内将外出会诊的有关情况报告所在科室负责人和医务管理部门。⑦医师在外出会诊过程中发生的医疗事故争议,由邀请医疗机构按照《医疗事故处理条例》以下简称《事故条例》的规定进行处理。必要时,会诊医疗机构应协助处理。⑧会诊医疗机构应按照有关规定给付会诊医师合理报酬;医师在国家法定节假日完成会诊任务的,会诊医疗机构应按照国家有关规定提高会诊医师的报酬标准。⑨医师在外出会诊时不得违反规定接受邀请医疗机构报酬,不得收受或索要患者及其家属的钱物,不得牟取其他不正当利益。

第二节　医务人员执业制度

一、诊疗行为的基本要求

(一) 医师、执业中的基本义务

《医师法》规定,医师在执业活动中履行下列(基本)义务:遵守法律、法规,遵守技术操作规范;树立敬业精神,遵守职业道德,履行医师职责,尽职尽责为患者服务;关心、爱护、尊重患者,保护患者的隐私;努力钻研业务,更新知识,提高专业技术水平;宣传卫生保健知识,对患者进行健康教育。

(二) 按注册规定执业

《医师法》规定,医师经注册后,在医疗、预防、保健机构中按照注册的执业地点、执业类别、执业范围执业,从事相应的医疗、预防、保健业务。

(三) 亲自诊查并对所签相关书证负责

《医师法》规定:医师实施医疗、预防、保健措施,签署有关医学证明文件,须亲自诊查、调查,并按规定及时填写医学文书,不得隐匿、伪造或销毁医学文书及有关资料;医师不得出具与自己执业范围无关或与执业类别不相符的医学证明文件。

(四) 对病伤者的积极作为义务

《医师法》规定:对急危患者,医师应采取紧急措施进行诊治;不得拒绝急救处置。

(五) 尊重就医者方的知情同意权

略(详见后文之同名制度)。

（六）依法用物

《医师法》规定，医师应使用经国家有关部门批准使用的药品、消毒药剂和医疗器械；除正当诊断治疗外，不得使用麻醉药品、医疗用毒性药品、精神药品和放射性药品。

（七）报告义务

略（详见后文之报告制度）。

（八）紧急情形受调遣

《医师法》规定，遇有自然灾害、传染病流行、突发重大伤亡事故及其他严重威胁人民生命健康的紧急情况时，医师应服从县级以上医政部门的调遣。条例第 39 条规定，发生重大灾害、事故、疾病流行或其他意外情况时，医疗机构及其卫生技术人员必须服从县级以上医政部门的调遣。

（九）禁止获取不正当利益

《医师法》规定，医师不得利用职务之便，索取、非法收受患者财物或牟取其他不正当利益。《侵权责任法》规定，医疗机构及其医务人员不得违反诊疗规范实施不必要的检查。

二、执业注册制度

略，详见前文。

三、处方制度

（一）处方概述

处方，指由注册的执业医师在诊疗活动中为就医者开具的、由取得药学专业技术职务任职资格的药学专业技术人员［即依《卫生技术人员职务试行条例》规定，取得药学专业技术职务任职资格人员（含主任药师、副主任药师、主管药师、药师、药士）］审核、调配、核对，并作为该病伤者用药凭证的医疗文书。其特征为：系经治医师在明确诊断或针对病伤者临床表现后采用药物治疗的行为载体；须由适格药技人员审核并据此调配的凭证，亦系处方药获取的凭证，更系该病（伤）者如何（自行或由护士执行）用药的凭证；它只能由具有处方权者（经注册的执业医师）开具，一般以医疗机构为具有处方权的执业医师统一刻制并经吊章确认和备案的医师处方签章为标志；它受法定制度规制，2007 年 2 月卫生部发布并于同年 5 月起施行的《处方管理办法》（以下简称《办法》）是规范医师处方行为的具体法律依据。处方也含医疗机构病区用药医嘱单。

（二）处方的开具

1. 基本要求　《办法》规定，处方标准由卫生部统一规定，处方格式由省级医政部门统一制定，处方由医疗机构按照规定的标准和格式印制。该附件确定了处方的标准，主要包括：①前记。含医疗机构名称、费别、患者基本临床信息；麻醉药品和第一类精神药品处方还应包括患者身份证明编号，代办人姓名、身份证明编号。②正文。以 Rp 或 R（拉丁文 *recipe* "请取"的缩写）标示，分列药品名称、剂型、规格、数量、用法用量。③后记。医师签名或者加盖专用签章，药品金额以及审核、调配，核对、发药药师签名或者加盖专用签章。《办法》规定：

（1）医师开具处方和药师调剂处方应遵循安全、有效、经济的原则；医疗机构应根据本机构性质、功能、任务，制定药品处方集。

（2）处方书写应当符合下列规则：①患者一般情况、临床诊断填写清晰、完整，并与病历记载相一致。②每张处方限于一名患者的用药。③字迹清楚，不得涂改。④药品名称应使用规范的中文名称书写，没有中文名称的可以使用规范的英文名称书写。⑤医疗机构或者医师、药师不得自行编制药品缩写名称或者使用代号。⑥书写药品名称、剂量、规格、用法、用量要准确规范，药品用法可用规范的中文、英文、拉丁文或者缩写体书写，但不得使用"遵医嘱""自用"等含糊不清字句。⑦就医者年龄应填写实足年龄，新生儿、婴幼儿写日、月龄，必要时要注明体重。⑧西药和中成药可分别开具处方，也可开具一张处方，中药饮片应单独开具处方。⑨药品用法用量应按药品说明书规定的常规用法用量使用，特殊情况需要超剂量使用时，应注明原因并再次签名。⑩除特殊情况外，应注明临床诊断。⑪开具处方后的空白处画一斜线以示处方完毕。⑫处方医师的签名式样和专用签章应与院内药学部门留样备查的式样相一致，不得任意改动，否则应重新登记留样备案。

对处方的剂量和数量，办法规定：①药品剂量与数量用阿拉伯数字书写；②剂量应使用法定剂量单位。

2. 处方权和调剂权 《办法》规定：①医师在注册的医疗机构签名留样或专用签章备案后，方可开具处方；医疗机构应按有关规定，对本机构执业医师和药师进行麻醉药品和精神药品使用知识和规范化管理的培训；医师取得麻醉药品和第一类精神药品处方权后，方可在本机构开具麻醉药品和第一类精神药品处方，但不得为自己开具该类药品处方；药师取得麻醉药品和第一类精神药品调剂资格后，方可在本机构调剂麻醉药品和第一类精神药品。②试用期人员开具处方，应经所在医疗机构有处方权的执业医师审核、并签名或加盖专用签章后方有效。③进修医师由接收进修的医疗机构对其胜任本专业工作的实际情况进行认定后授予相应的处方权。

3. 开具

（1）原则性规定。《办法》规定：①医师应根据医疗、预防、保健需要，按照诊疗规范、药品说明书中的药品适应证、药理作用、用法、用量、禁忌证、不良反应和注意事项等开具处方。②医师利用计算机开具、传递普通处方时，应同时打印出纸质处方，其格式与手写处方一致；打印的纸质处方经签名或者加盖签章后有效。③处方由调剂处方药品的医疗机构妥善保存。

（2）时效。《办法》规定，处方开具当日有效；特殊情况下需延长有效期的，由开具处方的医师注明有效期限，但有效期最长不得超过3天。

（3）药名。《办法》规定：医师开具处方应当使用经药品监督管理部门批准并公布的药品通用名称、新活性化合物的专利药品名称和复方制剂药品名称；医师可使用由卫生部公布的药品习惯名称开具处方。

（4）用量的基本要求。《办法》规定：处方一般不得超过7日用量；急诊处方一般不得超过3日用量；对于某些慢性病、老年病或特殊情况，处方用量可适当延长，但医师应注明理由；医疗用毒性药品、放射性药品的处方用量应严格按照国家有关规定执行。

（5）麻精药品处方。《办法》规定：除治疗需要外，医师不得开具麻醉药品、精神药品、医疗用毒性药品和放射性药品处方。

【案例】　　　　　　　　　　**处方之祸**

主任"许大侠"，为苏、浙、沪业内知名的疑难手术一把刀，原致力于手术救人的他却因为一笔商业贿赂身陷牢狱。原来，许救治的患者需化疗药物维持和巩固，商家则盯上了医师处方这一"跑量"之道，为获许更多的处方，商家从小礼品、接送小孩到报销费用等，无所不用其极，后商家通过许助手鲁医师直接以"礼金"30万元，换其一年的"处方"。不料该事被其他药商检举揭发，许、鲁东窗事发，双双入狱。问：许、鲁为何获刑？你对此有何感想？

四、医嘱制度

（一）概述

医嘱，为医生作出的嘱咐，指在对已经治病伤员诊疗后向执行者一般用书面形式下达的下一步须执行的医技专业指令，其执行者通常为下级医生和护理人员。医嘱包含"长期、临时、备用、口头和重整"等5种形式。长期医嘱，指执行期为两次以上，有效期至少为24小时，医生明确停止执行时间的书面医嘱。临时医嘱，即医生对执行者做出的、有效期不超过24小时、执行效力为一次性可2项以上的指令。备用医嘱，又称预测（案）医嘱，是为正在执行的（长期或临时）医嘱作备用方案的医嘱，根据未来执行期限的不同，又可被分为长期备用（pro re nata，prn）医嘱和临时备用（si opus sit，SOS）医嘱，其中，前者的有效时间在24小时以上，需由医师明示停止时间后方为失效；后者则仅在规定的时间内有效，过期尚未执行则失效。口头遗嘱，则一般是医生仅可在紧急情况或不具备作书面医嘱的条件下，以口头形式做出的医嘱，若在场的下级医生或护理人员书面记录的，可在复述一遍后交指令医生书面签字确认。重整医嘱，指对已更改过多或有效医嘱过于分散，为一目了然，防止差错，而重新梳理后形成的整合性的医嘱。

（二）开具要求

1. 医嘱的基本内容　①《病历书写基本规范》（以下简称《基本规范》）规定，长期医嘱单内容包括患者姓名、科别、住院病历（案）号、页码、起始日期和时间、核心内容（护理级别、隔离种类、饮食、体位、各种检查和治疗、药物名称、剂量、用法）、停止日期和时间、执行时间、医嘱制作日期、医师签名执行护士签名。②临时医嘱单内容包括医嘱时间、核心内容、医师签名、执行时间、执行护士签名等。

2. 基本要求　《基本规范》和《工作制度》规定：①医嘱内容及起始、停止时间应由医师书写。②医嘱一般在上班后 2 小时内开出,要求层次分明,内容应准确、清楚,转抄和整理必须精确。③每项医嘱应只包含一个内容。④开写、执行和取消医嘱须签名并注明时间,且应具体到分钟。⑤医师写出医嘱后,要复查一遍。⑥医嘱不得涂改;需要取消时,应使用红色墨水标注"取消"字样并签名;经医师查对药物后执行,医师要及时补记医嘱。⑦一般情况下,医师不得下达口头医嘱;因抢救急危或手术中需要下达口头医嘱时,护士应复诵一遍;抢救结束后,医师应当即刻据实补记医嘱。⑧手术后和分娩后要停止术前和产前医嘱,重开医嘱,并分别转抄于医嘱记录单和各项执行单上。⑨临时医嘱应向护士交代清楚;未经诊察不得开具。

3. 具体制作要求

(1) 对药物的专业书写要求:①药名:药名用拉丁、英或中文、不得使用化学分子式;用全药名或规定的缩写药名,不可用自编药名缩写。②含量:液体必须写浓度(合剂此外)。③剂型:药名前应标明剂型,但一般常用药可以省略。④剂量:液体以毫升(mL)表示,固体以克(g)、毫克(mg)、微克(μg)表示;以克为单位的,单位克可以省略。⑤书写一致:药物名称、剂量、单位、用法的字体要一致。⑥给药指导:静脉给药或数药并用时,先写溶药的溶剂(如 5% 葡萄糖)名,后按主次顺序排写药名;用法另起一行,并注明滴数。⑦凡试敏药物,应记录在临时医嘱单上,医生在药物后画以蓝色括号,试敏后用红色"+""－"分别表示"过敏""不过敏",如:青霉素过敏则表示为:青霉素(+)。⑧每项医嘱前填写日期、时间,医嘱后签名。⑨取消医嘱在医嘱执行时间栏里以红色标记"取消"字样。

(2) 内容安排:①对长期医嘱,一般依次为:a. 护理常规,如骨科护理,产科护理等;b. 护理级别,如一级护理,特级护理等;c. 饮食,如普食、限糖等;d. (是否属)病重病危,若一般疾病不用写;e. 卧位,如绝对卧床或半卧位;f. 特殊处理要求,如测 BP(血压)、R(呼吸)、P(脉搏)半小时一次或雾化吸入等;g. 给药途径,按静脉滴注(ivgtt)、静脉推注(iv)、肌肉推注(m)、口服(p.o.)等顺序书写。②临时医嘱,则按处理的时间顺序书写。

(三) 执行制度

医嘱的具体执行通常由护士完成,《工作制度》规定:①履行"三查七对"义务(略,见后文)。②除抢救或手术中外,一般不执行口头医嘱;执行此类口头医嘱时,护士需复诵一遍,经医师查对药物后方可执行;应监督医师及时据实补记医嘱。③转抄、整理医嘱后,需经另一人查对,方可执行。④护士每班要查对医嘱,夜班查对当日医嘱;每周由护士长组织总查对一次。⑤凡需下一班执行的临时医嘱,要交代清楚,并在护士值班记录上注明。⑥护士对可疑医嘱,须查清后方可执行。⑦无医嘱时,护士一般不得给病员做对症处理;但遇抢救危重病人的紧急情况下,医师不在,护士可针对病情临时给予必要的处理,但应予记录并及时向经治医师报告。

五、病历制度

(一) 概述

1. 概念　病历,指医务人员在对病伤者的医疗活动过程中形成的文字、符号、图表、影像、切片等资料的总和,含门(急)诊病历和住院病历。病历书写指医务人员通过问诊、查体、辅助检查、诊断、治疗、护理等医疗活动获得有关资料,并进行归纳、分析、整理形成医疗活动记录的行为。2010年1月22日卫生部修订发布、并于次月起施行的《病历书写基本规范》系专门具体的相关法律依据。

2. 内容　(1)门(急)诊病历。基本规范规定:门(急)诊病历内容包括门(急)诊病历首页[门(急)诊手册封面]、病历记录、化验单(检验报告)、医学影像检查资料等。门(急)诊病历记录分为初诊病历记录和复诊病历记录。首页要求:门(急)诊病历首页内容应包括患者姓名、性别、出生年月日、民族、婚姻状况、职业、工作单位、住址、药物过敏史等项目。初诊病历记录书写内容应包括就诊时间、科别、主诉、现病史、既往史,阳性体征、必要的阴性体征和辅助检查结果,诊断及治疗意见和医师签名等。复诊病历记录书写内容应包括就诊时间、科别、主诉、病史、必要的体格检查和辅助检查结果、诊断、治疗处理意见和医师签名等。实施细则第53条前款规定,医疗机构的门诊病历的保存期不得少于15年。

(2)住院病历。基本规范规定:①住院病历内容包括住院病案首页、入院记录、病程记录、手术同意书、麻醉同意书、输血治疗知情同意书、特殊检查(特殊治疗)同意书、病危(重)通知书、医嘱单、辅助检查报告单、体温单、医学影像检查资料、病理资料等。②入院记录:系患者入院后,由经治医师通过问诊、查体、辅助检查获得有关资料,并对这些资料归纳分析书写而成的记录;它包括入院记录、再次或多次入院记录、24小时内入出院记录、24小时内入院死亡记录;实施细则规定,住院病历的保存期不得少于30年。

3. 书写要求　基本要求。《基本规范》要求病历书写应当:①客观、真实、准确、及时、完整、规范。②使用蓝黑墨水、碳素墨水,需复写的病历资料可使用蓝或黑色油水的圆珠笔;计算机打印的病历应符合病历保存的要求。③使用中文,通用的外文缩写和无正式中文译名的症状、体征、疾病名称等可使用外文。④规范使用医学术语,文字工整、字迹清晰,表述准确,语句通顺,标点正确。⑤书写中出现错字时,应用双线划在错字上,保留原记录清楚、可辨,并注明修改时间,修改人签名。不得采用刮、粘、涂等方法掩盖或去除原来的字迹(上级医务人员有审查修改下级医务人员书写的病历的职责)。⑥按照规定的内容书写,并由相应医务人员签名;实习医务人员、试用期医务人员书写的病历,应经过本医疗机构注册的医务人员审阅、修改并签名;进修医务人员由医疗机构根据其胜任本专业工作实际情况认定后书写病历。⑦书写一律使用阿拉伯数字书写日期和时间,采用24小时制记录。⑧病历中应包含知情同意书。⑨病历应及时记载,抢救记录因抢救急危患者而未能及时书写的,有关医务人员应在抢救结束后6小时内据实补记,并加以注明,记录抢救时间应当具体到分钟等。

4. 电子病历　2010年4月,卫生部发布并实施了《电子病历基本规范(试行)》;2017年2月,国家卫计委、国家中医药局发布、并于同年4月起实施了《电子病历应用管理规范(试行)》(以下简称《管理规范》),以替代前者。其不同于传统病历制度的替代主要体现在以下方面

(1)开展应用电子病历的医疗机构应当具备以下条件:①有专门的技术支持部门和人员,负责电子病历相关信息系统建设、运行和维护等工作。②有专门的管理部门和人

员,负责电子病历的业务监管等工作。③建立、健全电子病历使用的相关制度和规程。④有电子病历的安全管理体系和安全保障机制。⑤有对电子病历创建、修改、归档等操作的追溯能力等。

(2) 电子病历使用的术语、编码、模板和数据应当符合相关行业标准和规范的要求,在保障信息安全的前提下,促进电子病历信息有效共享。

(3) 电子病历系统应当为操作人员提供专有的身份标识和识别手段,并设置相应权限;操作人员对本人身份标识的使用负责。

(4) 有条件的医疗机构电子病历系统可以使用电子签名进行身份认证,可靠的电子签名与手写签名或盖章具有同等的法律效力。

(5) 电子病历系统应当采用权威可靠时间源。

六、查对制度

(一) 概述

查对,即检查与核对的合称,它是保证医疗安全,防止事故差错一项重要制度,是各类医务人员在将须以作为或不作为的方式实施下一行为前必须履行检查、核对的前一必经行为步骤;是为提高医疗技术工作质量,确保病人安全,防止医疗事故、差错的发生,所有工作人员必须严格执行本岗位查对制度;它既是医务人员必须履行的注意义务和专业要式行为,也是恪尽职责原则的具体体现。其特点主要包括:①适用主体极其广泛,几乎涉及医疗机构中其即将实施或结束的行为环节对就医者安全或利益有影响,含医生、护士、(广义)医检、药剂、管理和工勤等各类医务人员。②是须履行的作为性、义务性制度。③是恪尽职责义务的重要组成部分。④与医务人员的注意义务相关。⑤对它的疏忽或罔顾,将极有可能造成严重损害后果,事实上相当部分的(疏忽大意过失的)医疗事故就是未尽该义务所致。⑥它与就医者的健康乃至生命安全息息相关,尽到该义务本质上就是对就医者健康乃至生命负责。

(二) 各项查对制度

1. 临床科室的查对　制度《工作制度》规定如下。

(1) 开医嘱、处方或进行治疗时,应查对病员姓名、性别、床号、住院号(门诊号)。它又被细化为如下要求:①(医生)开医嘱、处方或进行治疗时,应查对病员姓名、性别、床号、住院号。②医嘱做到班班查对,建立医嘱查对登记本,每日查对登记,转抄医嘱者与参加查对者都必须签名。③临时医嘱记录执行时间并签名,对有疑问的医嘱必须问清楚方可执行。④抢救危重病人时,医师的口头医嘱,执行者须复诵一遍后才执行。⑤保留用过的空安瓶,必须经过2人核对无误后方可弃去。⑥整理医嘱单后,必须经第二人查对。⑦护士长每周查对医嘱1~2次。

(2) 执行医嘱时要进行"三查七对":"三查"为:摆药后查;服药、注射、处置前查;服药、注射处置后查。"七对"为:对床号、对姓名、对服用药的药名、对剂量、对浓度、对时间和对用法。

(3) 清点药品时和使用药品前,要检查质量、标签、失效期和批号,如不符合要求,不得使用。

（4）给药前，注意询问有无过敏史；使用毒、麻、限剧药时要经过反复核对；静脉给药要注意有无变质，瓶口有无松动、裂缝；给多种药物时，要注意配伍禁忌。

（5）输血前，需经两人查对，无误后，方可输入；输血时须注意观察，保证安全。

2. 手术室的查对制度　《工作制度》规定：①接病员时，要查对科别、床号、姓名、性别、诊断、手术名称、术前用药、药物敏试、配血报告。②手术前，必须查对姓名、年龄、（床号）、诊断、手术部位、麻醉方法及麻醉用药。③无菌手术操作前，须查对用物灭菌日期及物品质量。④凡进行体腔或深部组织手术，要在术前与缝合前清点所有敷料和器械数。⑤对术中留取标本应妥善放置、保管，按医嘱及时送病检。

3. 药房查对制度　《工作制度》规定：①药学专业技术人员调剂处方时必须做到"四查十对"，包括：查处方，对科别、姓名、年龄；查药品，对药名、规格、数量、标签；查配伍禁忌，对药品性状、用法用量；查用药合理性，对临床诊断。②配方时，查对处方的内容、药物剂量、配伍禁忌。③发药时，查对药名、规格、剂量、用法与处方内容是否相符；查对标签（药袋）与处方内容是否相符；查对药品有无变质，是否超过有效期；查对姓名、年龄，并交代用法及注意事项。

4. 血库查对制度　《工作制度》规定：①配血及其他检查必须对患者的标本（姓名、病区、床号、住院号、供血者姓名、编号）进行严格查对，不清楚或错误时，请申请者改正。本科人员不得涂改。②血型鉴定和交叉配血试验，应执行患者及供血者的血型做正反定性的鉴定制度；配血发血两人工作时，要"双查双签"，一人工作时要重做一次。③发血时，要与取血人共同查对科别、病房、床号、姓名、血型、交叉配合试验结果、血瓶号、采血日期、血液质量。

5. 检验科查对制度　《工作制度》规定：①采取标本时，查对科别、床号、姓名、检验目的。②收集标本时，查对科别、姓名、性别、床号、标本数量和质量。③检验时，查对试剂、项目，化验单与标本是否相符；所采标本是否符合检验要求，不符合要求的标本立即与科室联系重新留取。④检验后，查对目的、结果，看是否有漏项，对特殊结果，及时复查或与临床联系。⑤发报告时，查对科别、病房。

6. 病理科查对制度　《工作制度》规定：①收集标本时，查对单位、姓名、性别、联号、标本、固定液。②制片时，查对编号、标本种类、切片数量和质量。③诊断时，查对编号、标本种类、临床诊断、病理诊断。④发报告时，查对单位、科别、床号。

《工作制度》对放射科、理疗科及针灸室、（心电图、脑电图、超声波、基础代谢等）特殊检查室、供应室和其他科室均作查对的具体规定（略）。

七、执业中履行几项特别义务的制度

(一) 恪尽职责

1. 概述　恪尽职责，是指负有特定职责的行为人，在以作为或不作为方式履行其所负义务的过程中，根据现有条件（客观条件和自身能力）和现行规定的前提下，穷尽其全部的注意义务、竭尽其全部的能力的行为。其特征含：①行为人可为自然人，亦可为组织(医疗机构或科室等)。②本负有特定的义务或职责;③在履行该职责或义务过程中。④履行方式可为作为,亦可为不作为。⑤须穷尽行为人全部(毫无保留)的注意义务和能力。⑥该穷尽系基于其现有的自身能力及其现有制度对其的要求。

2. **法律后果** 在法理上,恪尽职责即无过错。在适用过错责任归责原则的前提下,即使发生了行为人不期的客观后果,可作为行为人免责的有效抗辩理由。《侵权责任法》第60条第1款规定,医疗机构因其医务人员在抢救生命垂危的患者等紧急情况下已经尽到合理诊疗义务的,不承担赔偿责任。该法第57条规定,医务人员在诊疗活动中未尽到与当时的医疗水平相应的诊疗义务,造成患者损害的,医疗机构应当承担赔偿责任。

(二) 廉洁行医

医务人员是专门从事旨在为他人治病疗伤救人职业的自然人,其社会定位角色不仅要求利他(就医者),事实上相当部分公立医院及其医生是肩负政府托付其的辖区人民健康权利保障职责的具体实施使命,是实际履行公共职责的行为人,理应"利他"的社会角色不应在公共社会给予的正当报酬和其他保障外谋求私利。在法理上著名的"自然正义原则"第一要义现被引申为任何人利用公共资源为自己或其亲友谋得好处的,均是非正义的,换言之,为公众办事(服务)者谋取私利的,均为非法。因此,医生利用其社会角色和为不特定就医者服务的机会谋求私利(含收受红包)的当属非法。为在制度上确立廉洁行医,制止收受"红包"和其他贿赂行为,2010年6月21日卫生部发布并施行的《关于进一步深化治理医药购销领域商业贿赂工作的通知》第3条后款规定,对于收受商业贿赂但尚未触犯刑律的从业人员,由卫生行政部门或所在单位视情节给予通报批评、取消当年评优、评职称资格或缓聘、解职待聘,直至解聘,以及相应的党纪政纪处分;对于收受商业贿赂数额较大、时间较长、情节比较严重的,依医师法等有关规定,视情节给予警告、责令暂停执业活动,直至吊销执业证书;构成犯罪的,要及时移送司法机关,坚决依法追究其刑事责任。2014年2月20日,国家卫计委决定自同年5月1日起,开展医疗机构和住院患者签署《医患双方不收和不送"红包"协议书》工作。

【讨论】

某外科主任医师术先收患者家属红包,称"原打算术后归还",熟料术中患者出血意外而死亡。当日,该医师急忙退回红包,但家属仍以收受红包手术致人死亡为由上诉相关法律部门,该外科医师离开科室领导岗位并收到相应处罚。请问:该行为是否正当? 其抗辩理由能否成立? 今后临床实践中,如何应对患者或其家属的"塞红包"现象?

(三) 知情同意

1. **知情同意为主** 为与本书第三篇内容错位,此处仅阐述如下几点。

(1) 法理特征,它体现为:①知情和同意的权利主体均为就医者方,其相对方为医疗机构及其医务人员。②在知情环节,就医方享知情权、医方则负告知义务,关键在于医方如何有效履行告知义务。③告知是同意的前提和基础。④两者为偏正关系,知情为偏,同意为主,以知情程度为做出决策(同意)的前提。

(2)现制和现况:①《医师法》第26条第2款规定,医师进行实验性临床医疗,应当经医院批准并征得患者本人或者其家属同意。②条例第33条前款和中款规定,医疗机构施行手术、特殊检查或者特殊治疗时,必须征得患者同意,并应当取得其家属或关系人同意并签字;无法取得患者意见时,应当取得家属或关系人同意并签字。③实施细则第62条规定:医疗机构应尊重患者对自己的病情、诊断、治疗的知情权利;在实施手术、特殊检查、特殊治疗时,应向患者做必要的解释;因实施保护性医疗措施不宜向患者说明情况的,应将有关情况通知患者家属。④《事故条例》第11条规定,医疗活动中,医疗机构及其医务人员应将患者的病情、医疗措施、医疗风险等如实告知患者,及时解答其咨询;但应避免对患者产生不利后果。⑤《医疗纠纷预防和处理条例》第13条第1款规定,医务人员在诊疗活动中应向患者说明病情和医疗措施。需要实施手术,或者开展临床试验等存在一定危险性、可能产生不良后果的特殊检查、特殊治疗的,医务人员应当及时向患者说明医疗风险、替代医疗方案等情况,并取得其书面同意;在患者处于昏迷等无法自主做出决定的状态或病情不宜向患者说明等情形下,应当向患者的近亲属说明,并取得其书面同意。⑥《医疗质量管理办法》第24条规定:医疗机构及其医务人员开展诊疗活动,应遵循患者知情同意原则,尊重患者的自主选择权和隐私权,并对患者的隐私保密。⑦基本规范将它分为诊疗(指特殊检查或治疗)、手术、麻醉和输血知情同意4种,第10条规定:知情同意书应由患者本人签署;患者不具备完全民事行为能力时,应由其法定代理人签字;患者因病无法签字时,应由其授权的人员签字;为抢救患者,在法定代理人或被授权人无法及时签字的情况下,可由医疗机构负责人或授权的负责人签字;因实施保护性医疗措施不宜向患者说明情况的,应将有关情况告知患者近亲属,由患者近亲属(一般为直系亲属)签署知情同意书,并及时记录。患者无近亲属的或患者近亲属无法签署同意书的,由患者的法定代理人或者关系人签署同意书。⑧《侵权责任法》第55条第1款规定,医务人员在诊疗活动中应当向患者说明病情和医疗措施;需要实施手术、特殊检查、特殊治疗的,医务人员应当及时向患者说明医疗风险、替代医疗方案等情况,并取得其书面同意;不宜向患者说明的,应向患者的近亲属说明,并取得其书面同意。⑨在知情上,《民法总则》第137条第1款规定,(医方)以对话方式做出的(告知)意思表示,相对人(即就医方)知道其内容时生效。因此,医方要真正有效地履行知情同意义务的,至少必须做到:①贯彻就医者的首要知情同意主体、其家属和关系人为候补地位。②告知时必须到专门地点,由专门人员当场采用如同银行理财般的对话方式向同意人充分履行告知义务,并做好录音、录像。③对于患者危重或病情复杂、合并严重基础疾病等情况,及时开具《病危通知书》或进行治疗前疾病公证。

2. 保护性措施　即当就医者本人不具有意识能力且又无监护人或近亲属在场而无法做出同意的意思表示时,基于保障基本人权和善意原则以及抢救的迫切需要,由在场负责人许可下,医护人员可直接施行抢救措施的制度,它是为切实保障病伤者生命安全权利而对知情同意设定的、必要且弥补性的法律制度。对此,①《医疗机构管理条例》第33条后款规定,无法取得患者意见又无家属或者关系人在场,或者遇到其他特殊情况时,经治医师应当提出医疗处置方案,在取得医疗机构负责人或者被授权负责人员的批准后实施。②《侵权责任法》第56条规定,因抢救生命垂危的患者等紧急情况,不能取得患者或者其近亲属意见的,经医疗机构负责人或者授权的负责人批准,可以立即实施相应的医疗措施。③《医疗纠纷预防和处理条例》第13条第2款规定,紧急情况下不能取得患者或者其近亲属意见的,经医疗机构负责人或者授权的负责人批准,可以立即实施相应的医疗措施。

（四）报告制度

我国相关法律规范性文件确定医师应履行如下报告义务:

(1) 传染病及其疫情报告义务。①《传染病防治法》和《传染病防治法实施办法》规定:医疗等机构及其执行职务的人员发现本法规定的传染病疫情或发现其他传染病暴发、流行以及突发原因不明的传染病时,应遵循疫情报告属地管理原则,按规定的内容、程序、方式和时限报告;发现甲类传染病和乙类传染病中的艾滋病、肺炭疽的病人、病原携带者和疑似传染病病人时,城镇于6小时内、农村于12小时内,以最快的通讯方式向发病地的卫生防疫机构报告,并同时报出报告卡;发现乙类传染病病人、病原携带者和疑似传染病病人时,城镇于12小时内,农村于24小时内向发病地的卫生防疫机构报出报告卡等。②医师法第29条第1款规定:医师发生医疗事故或发现传染病疫情时,应按照有关规定及时向所在机构或医政部门报告。

(2) 伤害事(案)件报告义务:《医师法》《乡村医生从业管理条例》《工作制度》和《反家庭暴力法》均规定:医师发现涉嫌伤害、非正常死亡、自杀或家庭暴力时,应按照有关规定向有关(含公安)部门报告。

(3) 染毒现象报告义务:《禁毒法》规定,发现接受戒毒治疗的戒毒人员在治疗期间吸食、注射毒品的,医疗机构应及时向公安机关报告。

(4) 医疗机构及其医务人员若在接诊中发现未满14岁幼女有性行为迹象或者根据其临床表现可断定未满14岁幼女有性行为经历的,依法也负有向公安机关报告(涉强奸案)的义务。

（五）禁止过度医疗

如前所述,社会角色决定了医师应当"利他"(就医者)而非商人,决不可违背其社会角色和治病救人的基本职责而唯利是图。所谓过度医疗,一般指医方违背其治病救人的社会角色和基本职责,不是为解决就医者的客观就医需要服务,而是在主观上想方设法地利用双方信息不对称采用欺瞒、吓唬、诱导的方式迫使就医方接受远超正常满足该医疗需求应付价值的费用或者乘就医者处于手术中或已麻醉待手术的被动境地违背约定而"加项而(超出原定价格数倍)加价"甚至直接采用多记账的方式损人(就医方)利己(医方)的财产掠夺行为。此类行为从表面上看仅侵害就医方的财产权利,但造成极其恶劣的社会影响,但透过该表面现象,此类行为还会侵害社会公共财产(医保基金)利益,甚至由于故意误导就医者选错医疗方式或途径而贻误救治时机而使之丧命。对此,作为为就医者提供保障义务的官方取向非常明确,禁止过度医疗行为:2006年3月10日,第十届全国人大第四次会议期间,卫生部召开新闻发布会,宣布卫生部当年起将设立专门的医疗服务监督机构,会同各地建立对医院的评价和巡查制度,要求严禁医务人员为提高收入进行过度医疗;医院实行费用清单制,清理纠正重复收费等措施,减轻患者负担;医务人员收入不能同医疗服务收费挂钩,坚决取缔科室承包、开单提成、小金库等违规行为。《侵权责任法》第63条规定,医疗机构及其医务人员不得违反诊疗规范实施不必要的检查。在法理上,过度"医疗"行为,是故意的违法"契约"行为,其主观上具有欺诈的故意,其危害性前已述,自不待言;若经证实欺诈成立,就医方可依《消费者权益保护法》第55条第1款规定,行使"退一赔三"的请求权。

第二十章 医政法律制度(三)
——医疗品质控制制度

▌第一节 医疗技术临床应用管理制度

一、概述

(一) 概念

医疗技术,是指医疗机构及其医务人员以诊断和治疗疾病为目的,对疾病做出判断和消除疾病、缓解病情、减轻痛苦、改善功能、延长生命、帮助患者恢复健康而采取的诊断、治疗措施。诊疗方案、医疗器械、药品和卫生材料则是医疗技术的载体。医疗技术应用,则是医主体在临床活动中将医疗技术运用于诊断、治疗或预防等实践,以期提高医疗水平、获得更好的诊疗效果的行为。2018 年 8 月 13 日,国家卫健委对 2009 年卫生部发布的《医疗技术临床应用管理办法》(以下简称《技管办法》)进行了修订,并于同年 11 月起施行。

(二) 医疗技术应用的遵循的原则

《技管办法》规定:应用医疗技术应当遵循科学、安全、规范、有效、经济、符合伦理的原则。

二、分类管理制度

(一) 分类制度

1. 原则规定 《技管办法》规定:①国家建立医疗技术临床应用负面清单管理制度,对禁止临床应用的医疗技术实施负面清单管理,对部分需要严格监管的医疗技术进行重点管理;其他临床应用的医疗技术由决定使用该类技术的医疗机构自我管理。②国家卫健委负责全国医疗技术临床应用管理工作;县级以上医政部门负责本辖区医疗技术临床应用监督管理工作。③医疗机构:a. 应依法准予医务人员实施与其专业能力相适应的医疗技术;b. 开展的临床检验项目必须是国家卫健委公布的准予开展的临床检验项目;c. 不得在临床应用国家卫健委废除或禁止使用的医疗技术。

2. 技术分类 《技管办法》规定,医疗技术分为 3 类:①医疗技术具有下列情形之一的,禁止应用于临床(即禁止类技术):a. 临床应用安全性、有效性不确切;b. 存在重大伦理问题;c. 该技术已经被临床淘汰;d. 未经临床研究论证的医疗新技术。②限制类技术,系禁止类技术目录以外并具有下列情形之一、需要重点加强管理的医疗技术：a. 技术难度大、风险高，对医疗机构的服务能力、人员水平有较高专业要求，需要设置限定条件的；b. 需要消耗稀缺资源的；c. 涉及重大伦理风险的；d. 存在不合理临床应用，需要重点管理的。③未纳入禁止类技术和限制类技术目录的，为允许由医疗机构自行决定开展但须严格管理的医疗技术。

《技管办法》发布时，将禁止类医疗技术目录作为其附件，其内容为：①存在重大伦理问题，安全性、有效性不确切的技术包括：克隆治疗技术、自体干细胞和免疫细胞治疗技术、基因治疗技术、中枢神经系统手术戒毒、立体定向手术治疗精神病技术、异基因干细胞移植技术、瘤苗治疗技术等；②涉及重大伦理问题，安全性、有效性确切的医疗技术：同种器官移植技术、变性手术等；③风险性高，安全性、有效性尚需验证或者安全性、有效性确切的医疗技术：利用粒子发生装置等大型仪器设备实施毁损式治疗技术，放射性粒子植入治疗技术，肿瘤热疗治疗技术，肿瘤冷冻治疗技术，组织、细胞移植技术，人工心脏植入技术，人工智能辅助诊断治疗技术等；④其他需要特殊管理的医疗技术：基因芯片诊断和治疗技术，断骨增高手术治疗技术，异种器官移植技术等。

（二）分类管理体系

在管理职权上，《技管办法》规定：①禁止类技术目录由国家卫健委制定发布或委托专业组织制定发布，并根据情况适时予以调整。②禁止类技术目录以外的限制类技术，由省级以上医政部门严格管理；国家限制类技术目录及其临床应用管理规范由国家卫健委制定发布或委托专业组织制定发布，并根据临床应用实际情况予以调整；省级医政部门可以结合本行政区域实际情况，在国家限制类技术目录基础上增补省级限制类技术相关项目，制定发布相关技术临床应用管理规范，并报国家卫健委备案。③未纳入禁止类技术和限制类技术目录的医疗技术，医疗机构可以根据自身功能、任务、技术能力等自行决定开展临床应用，并应当对开展的医疗技术临床应用实施严格管理。

（三）应用管控

1. 备案管理　《技管办法》规定，对限制类技术实施备案管理。医疗机构拟开展限制类技术临床应用的，应当按照相关医疗技术临床应用管理规范进行自我评估，符合条件的可以开展临床应用，并于开展首例临床应用之日起 15 个工作日内，向核发其《医疗机构执业许可证》的医政部门备案。备案材料应当包括以下内容：①开展临床应用的限制类技术名称和所具备的条件及有关评估材料；②本机构医疗技术临床应用管理专门组织和伦理委员会论证材料；③技术负责人（限于在本机构注册的执业医师）资质证明材料。备案部门应当自收到完整备案材料之日起 15 个工作日内完成备案，在该医疗机构的《医疗机构执业许可证》副本备注栏予以注明，并逐级上报至省级卫生行政部门。

2. 伦理审查　《技管办法》规定：①医疗机构拟开展存在重大伦理风险的医疗技术，应当提请本机构伦理委员会审议；必要时可以咨询省级和国家医学伦理专家委员会。②未经本机构伦理委员会审查通过的医疗技术，特别是限制类医疗技术，不得应用于临床。

3. 管控原则　《技管办法》规定，国家建立医疗技术临床应用质量管理与控制制度，充分发挥各级、各专业医疗质量控制组织的作用，以"限制类技术"为主加强医疗技术临床应用质量控制,对医疗技术临床应用情况进行日常监测与定期评估,及时向医疗机构反馈质控和评估结果,持续改进医疗技术临床应用质量。

4. 自我管控 《技管办法》规定,二级以上的医院、妇幼保健院及专科疾病防治机构医疗质量管理委员会应当下设医疗技术临床应用管理的专门组织,由医务、质量管理、药学、护理、院感、设备等部门负责人和具有高级技术职务任职资格的临床、管理、伦理等相关专业人员组成。该专门组织的负责人由医疗机构主要负责人担任,由医务部门负责日常管理工作,主要职责是:①根据医疗技术临床应用管理相关的法律、法规、规章,制定本机构医疗技术临床应用管理制度并组织实施;②审定本机构医疗技术临床应用管理目录和手术分级管理目录并及时调整;③审定本机构医疗技术临床应用管理目录和手术分级管理目录并及时调整;④定期检查本机构医疗技术临床应用管理各项制度执行情况,并提出改进措施和要求;⑤省级以上医政部门规定的其他职责。其他医疗机构应当设立医疗技术临床应用管理工作小组,并指定专(兼)职人员负责本机构医疗技术临床应用管理工作。

《技管办法》规定,医疗机构应当:①建立本机构医疗技术临床应用管理制度,包括目录管理、手术分级、医师授权、质量控制、档案管理、动态评估等制度,保障医疗技术临床应用质量和安全。②具有符合开展医疗技术临床应用要求的诊疗科目、专业技术人员、相应的设备、设施和质量控制体系,并遵守相关技术临床应用管理规范。③制定本机构医疗技术临床应用管理目录并及时调整,对目录内的手术进行分级管理(手术管理按照国家关于手术分级管理的有关规定执行)。④依法准予医务人员实施与其专业能力相适应的医疗技术,并为医务人员建立医疗技术临床应用管理档案,纳入个人专业技术档案管理。⑤建立医师手术授权与动态管理制度,根据医师的专业能力和培训情况,授予或者取消相应的手术级别和具体手术权限。⑥建立医疗技术临床应用论证制度。对已证明安全有效,但属本机构首次应用的医疗技术;组织开展本机构技术能力和安全保障能力论证,通过论证的方可开展医疗技术临床应用。⑦建立医疗技术临床应用评估制度,对限制类技术的质量安全和技术保证能力进行重点评估,并根据评估结果及时调整本机构医疗技术临床应用管理目录和有关管理要求;对存在严重质量安全问题或者不再符合有关技术管理要求的,要立即停止该项技术的临床应用;根据评估结果,及时调整本机构医师相关技术临床应用权限。⑧为医务人员参加医疗技术临床应用规范化培训创造条件,加强医疗技术临床应用管理人才队伍的建设和培养;加强首次在本医疗机构临床应用的医疗技术的规范化培训工作。⑨将开展的限制类技术目录、手术分级管理目录和限制类技术临床应用情况应当纳入本机构院务公开范围,主动向社会公开,接受社会监督。

5. 即停与报告 《技管办法》规定,医疗机构在医疗技术临床应用过程中出现下列情形之一的,应当立即停止该项医疗技术的临床应用:①该医疗技术被国家卫生健康委列为"禁止类技术";②从事该医疗技术的主要专业技术人员或者关键设备、设施及其他辅助条件发生变化,不能满足相关技术临床应用管理规范要求,或者影响临床应用效果;③该医疗技术在本机构应用过程中出现重大医疗质量、医疗安全或者伦理问题,或者发生与技术相关的严重不良后果;④发现该项医疗技术临床应用效果不确切,或者存在重大质量、安全或者伦理缺陷。医疗机构出现上述②③情形，属于限制类技术的，应当立即将有关情况向核发其《医疗机构执业许可证》的医政部门报告；医政部门应当及时取消该医疗机构相应医疗技术临床应用备案，在该机构《医疗机构执业许可证》副本备注栏予以注明，并逐级向省级医政部门报告。国家卫健委收到报告后，组织专家进行评估，决定需要采取的进一步管理措施。

（四）培训与考核

1. 培训　《技管办法》规定：①国家建立医疗技术临床应用规范化培训制度。拟开展限制类技术的医师应当按照相关技术临床应用管理规范要求接受规范化培训；国家卫健委统一组织制定国家限制类技术的培训标准和考核要求，并向社会公布。②省级增补的限制类技术以及省级医政部门认为其他需要重点加强培训的医疗技术，由省级医政部门统一组织制订培训标准，对培训基地管理和参加培训医师（以下简称参培医师）的培训和考核提出统一要求，并向社会公布。③对限制类技术临床应用规范化培训基地实施备案管理；医疗机构拟承担限制类技术临床应用规范化培训工作的，应当达到国家和省级医政部门规定的条件，制定培训方案并向社会公开。④医疗机构拟承担限制类技术临床应用规范化培训工作的，应当于首次发布招生公告之日起3个工作日内，向省级医政部门备案。备案材料应当包括：a. 开展相关限制类技术临床应用的备案证明材料；b. 开展相关限制类技术培训工作所具备的软、硬件条件的自我评估材料；c. 近3年开展相关限制类技术临床应用的医疗质量和医疗安全情况；d. 培训方案、培训师资、课程设置、考核方案等材料。⑤省级医政部门应当：a. 及时向社会公布经备案拟承担限制性技术临床应用规范化培训工作的医疗机构名单；b. 加强对限制类技术临床应用规范化培训基地的考核和评估，对不符合培训基地条件或者未按照要求开展培训、考核的，应当责令其停止培训工作，并向社会公布。⑥培训基地应当建立健全规章制度及流程，明确岗位职责和管理要求，加强对培训导师的管理。严格按照统一的培训大纲和教材制定培训方案与计划，建立医师培训档案，确保培训质量和效果。⑦申请参加培训的医师应当符合相关医疗技术临床应用管理规范要求。培训基地应当按照公开公平、择优录取、双向选择的原则决定是否接收参培医师。

2. 考核　《技管办法》规定：①培医师完成培训后应当接受考核，考核包括过程考核和结业考核；考核应当由所在培训基地或者省级卫生行政部门委托的第三方组织实施。②对国家和省级医政部门作出统一培训要求以外的医疗技术，医疗机构应当自行进行规范化培训。

（五）监管制度

1. 监管体系　《技管办法》规定：①县级以上地方医政部门应当加强对本行政区域内医疗机构医疗技术临床应用的监督管理。②国家卫健委负责建立全国医疗技术临床应用信息化管理平台，对国家限制类技术临床应用相关信息进行收集、分析和反馈；省级医政部门负责建立省级医疗技术临床应用信息化管理平台，对本行政区域内国家和省级限制类技术临床应用情况实施监督管理；省级医疗技术临床应用信息化管理平台应当与全国医疗技术临床应用信息化管理平台实现互联互通，信息共享。③医疗机构应当按照要求,及时、准确、完整地向全国和省级医疗技术临床应用信息化管理平台逐例报送限制类技术开展情况数据信息;各级、各专业医疗质量控制组织应当充分利用医疗技术临床应用信息化管理平台,加大数据信息分析和反馈力度,指导医疗机构提高医疗技术临床应用质量安全。④国家建立医疗技术临床应用评估制度;对医疗技术的安全性、有效性、经济适宜性及伦理问题等进行评估,作为调整国家医疗技术临床应用管理政策的决策依据之一。⑤国家建立医疗机构医疗技术临床应用情况信誉评分制度,与医疗机构;医务人员信用记录挂钩,纳入卫生健康行业社会信用体系管理,接入国家信用信息共享平台,并将信誉评分结果应用于医院评审、评优、临床重点专科评估等工作。⑥县级以上地方医政部门应将本行政区域内经备案开展限制类技术临床应用的医疗机构名单及相关信息及时向社会公布,接受社会监督。

2. **违法责任** 《技管办法》规定:①医疗机构违反本办法规定,有下列情形之一的,由县级以上地方医政部门责令限期改正;逾期不改的,暂停或停止相关医疗技术临床应用,给予警告,并处以3千元以下罚款;造成严重后果的,处以3千元以上3万元以下罚款,并对医疗机构主要负责人、负有责任的主管人员和其他直接责任人员依法给予处分:a. 未建立医疗技术临床应用管理专门组织或未指定专(兼)职人员负责具体管理工作的;b. 未建立医疗技术临床应用管理相关规章制度的;c. 医疗技术临床应用管理混乱,存在医疗质量和医疗安全隐患的;d. 未按要求向医政部门进行医疗技术临床应用备案的;e. 未按照要求报告或报告不实信息的;f. 未按要求向国家和省级医疗技术临床应用信息化管理平台报送相关信息的;g. 未将相关信息纳入院务公开范围向社会公开的;h. 未按要求保障医务人员接受医疗技术临床应用规范化培训权益的。②承担限制类技术临床应用规范化培训的医疗机构,有下列情形之一的,由省级医政部门责令其停止医疗技术临床应用规范化培训,并向社会公布;造成严重后果的,对医疗机构主要负责人、负有责任的主管人员和其他直接责任人员依法给予处分:a. 未按要求向省级医政部门备案的;b. 提供不实备案材料或者弄虚作假的;c. 未按要求开展培训、考核的;d. 管理混乱导致培训造成严重不良后果,并产生重大社会影响的。③医疗机构有下列情形之一的,由县级以上地方医政部门依据《医疗机构管理条例》第47条的规定进行处理;情节严重的,还应当对医疗机构主要负责人和其他直接责任人员依法给予处分:a. 开展相关医疗技术与登记的诊疗科目不相符的;b. 开展禁止类技术临床应用的;c. 不符合医疗技术临床应用管理规范要求擅自开展相关医疗技术的。④医疗机构管理混乱导致医疗技术临床应用造成严重不良后果,并产生重大社会影响的,由县级以上地方医政部门责令限期整改,并给予警告;逾期不改的,给予3万元以下罚款,并对医疗机构主要负责人、负有责任的主管人员和其他直接责任人员依法给予处分。⑤医务人员有下列情形之一的,由县级以上地方医政部门按照《执业医师法》《护士条例》《乡村医生从业管理条例》等法律法规的有关规定进行处理;构成犯罪,依法追究刑事责任:a. 违反医疗技术管理相关规章制度或者医疗技术临床应用管理规范的;b. 开展禁止类技术临床应用的;c. 在医疗技术临床应用过程中,未按照要求履行知情同意程序的;d. 泄露患者隐私,造成严重后果的。⑥县级以上地方医政部门未按本办法规定履行监管职责,造成严重后果的,对直接负责的主管人员和其他直接责任人员依法给予记大过、降级、撤职、开除等行政处分。

三、分级管理制度

（一）概述

1. 基本依据　《技管办法》规定：①我国实行手术分级管理制度，根据风险性和难易程度不同，手术分为四级（见前，略）；医疗机构应建立医疗技术分级管理制度和保障医疗技术临床应用质量、安全的规章制度，建立医疗技术档案，对医疗技术定期进行安全性、有效性和合理应用情况的评估。②医疗机构应对具有不同专业技术职务任职资格的医师开展不同级别的手术进行限定，并对其专业能力进行审核后授予相应的手术权限。2012 年 8 月 3 日，卫生部分布并于同年 10 月起施行的《医疗机构手术分级管理办法（试行）》（以下简称《术管办法》）是该制度的具体法律依据。

2. 概念　《术管办法》规定：①手术是指医疗机构及其医务人员使用手术器械在人体局部进行操作，以去除病变组织、修复损伤、移植组织或器官、植入医疗器械、缓解病痛、改善机体功能或形态等为目的的诊断或者治疗措施。②手术分级，是指根据风险性和难易程度不同，而由法律规范性文件直接将手术进行的等级划分体系。③手术分级管理，是指对医疗主体的手术活动依法进行等级划分，并据此进行管理的制度。

（二）分级管理

1. 等级法定　《术管办法》规定：①医疗机构实行手术分级管理制度。②手术分级管理目录由卫生部另行制定。③择期手术患者，需要全身麻醉（含基础麻醉）或需要输血时，其手术级别相应提升一级。

2. 管理体制　《术管办法》规定：卫生部负责全国医疗机构手术分级管理工作的监督管理。②县级以上医政部门负责本行政区域内医疗机构手术分级管理工作的监督管理。③医疗机构应建立健全手术分级管理工作制度，建立手术准入制度，严格执行手术部位标记和手术安全核查制度，由医务部门负责日常管理工作。

3. 许可与授权　术管办法规定如下。

（1）三级医院重点开展三、四级手术；二级医院重点开展二、三级手术；一级医院、乡镇卫生院可开展一、二级手术，重点开展一级手术。

（2）二级医院开展四级手术应符合下列条件：符合二级甲等医院的标准；有重症医学科和与拟开展四级手术相适应的诊疗科目；具备开展四级手术的人员、设备、设施等必要条件；经省级医政部门批准。

（3）一级医院、乡镇卫生院、中心乡镇卫生院开展二级手术应当符合下列条件：符合一级甲等医院的标准；有麻醉科和与拟开展二级手术相适应的诊疗科目；具备开展二级手术的人员、设备、设施等必要条件；经核发其《医疗机构执业许可证》的医政部门批准并向设区的市级医政部门备案。

（4）社区卫生服务中心、社区卫生服务站、卫生保健所、门诊部（口腔科除外）、诊所（口腔科除外）、卫生所（室）、医务室等其他医疗机构，除为挽救患者生命而实施的急救性外科止血、小伤口处置或其他省级医政部门有明确规定的项目外，原则上不得开展本办法规定的手术。

（5）择期手术患者，需要全身麻醉（含基础麻醉）或者需要输血时，其手术级别相应提升一级；麻醉前评估（美国麻醉学家协会 ASA）Ⅲ级以上，且需要全身麻醉支持时，应在三级医院或经省级医政部门批准准予开展部分四级手术的二级甲等医院实施手术。

（6）遇有急危重症患者确需行急诊手术以挽救生命时，医疗机构可以越级开展手术，并做好以下工作：维护患者合法权益，履行知情同意的相关程序；请上级医院进行急会诊；手术结束后 24 小时内，向核发其《医疗机构执业许可证》的医政部门备案。

（7）除急危重症病伤员需急症手术抢救外，外聘医师、会诊医师不得开展超出实施手术医疗机构所能开展最高级别的手术；进修医师手术权限管理按卫生部和省级医政部门相关规定执行。

4. 医疗机构义务　《术管办法》规定：①医疗机构应当开展与其级别和诊疗科目相适应的手术。获得第二类、第三类医疗技术临床应用资格后，方可开展相应手术；②根据手术级别、专业特点、医师实际被聘任的专业技术岗位和手术技能，组织本机构专家组对医师进行临床应用能力技术审核，审核合格后授予相应的手术权限。③定期评估医师技术能力，适时调整医师手术权限，并纳入医师技术档案管理。

（三）监督制度

1. 监督体制　《术管办法》规定：卫生部负责全国医疗机构手术分级管理工作的监督管理；县级以上医政部门负责本行政区域内医疗机构手术分级管理工作的监督管理。又规定：县级以上医政部门应当：加强对本行政区域内医疗机构手术分级管理情况的监督检查；建立医疗机构手术安全评估制度。

2. 制止违规　《术管办法》规定：对于存在安全风险的医疗机构和手术项目，应即责令其停止开展；医疗机构出现下列情形之一的，医政部门不得准予其开展相应级别手术；已经准予开展的，应当立即责令其停止开展：①超出登记的诊疗科目的。②未取得相应级别医疗技术临床应用资格的。③在申请相应级别手术临床应用过程中弄虚作假的。④由于人员、设备、设施等条件变化不再具备开展相应手术条件的；省级以上医政部门规定的其他情形。

又规定，医疗机构出现下列情形之一的，医政部门应立即责令其改正；造成严重后果的，依法追究医疗机构主要负责人和直接责任人责任：①开展医政部门废除或者禁止开展的手术项目的。②擅自开展医政部门明确要求立即停止的手术项目的。③擅自开展应当经医政部门批准方能开展的手术项目的。④省级以上医政部门规定的其他情形。

四、规范医疗技术的临床应用管理制度

现有的相关制度，主要体现在以下 4 个方面。

（一）15 个相关技术管理规范及其临床应用质量控制指标

2017 年 2 月 14 日，国家卫生计生委办公厅以国卫办医发〔2017〕7 号文件的方式，向各省、自治区、直辖市卫生计生委，新疆生产建设兵团卫生局印发了（较此前更详细、完备的）《关于造血干细胞移植技术管理规范（2017 年版）等 15 个"限制临床应用"医疗技术

管理规范和质量控制指标的通知》，作为该文件附件的 2017 年版的 15 组技术规范主要包括以下。

（1）《造血干细胞移植技术管理规范（2017 版）》和《造血干细胞移植技术临床应用质量控制指标（2017 版）》。

（2）《同种胰岛移植技术管理规范（2017 版）》和《同种胰岛移植技术临床应用质量控制指标（2017 版）》。

（3）《同种异体运动系统结构性组织移植技术管理规范（2017 版）》和《同种异体运动系统结构性组织移植技术临床应用质量控制指标（2017 版）》。

（4）《同种异体角膜移植技术管理规范（2017 版）》和《同种异体角膜移植技术临床应用质量控制指标（2017 版）》。

（5）《同种异体皮肤移植技术管理规范（2017 版）》和《同种异体皮肤移植技术临床应用质量控制指标（2017 版）》。

（6）《性别重置技术管理规范（2017 版）》和《性别重置技术临床应用质量控制指标（2017 版）》。

（7）《质子和重离子加速器放射治疗技术管理规范（2017 版）》和《质子和重离子加速器放射治疗技术临床应用质量控制指标（2017 版）》。

（8）《放射性粒子植入治疗技术管理规范（2017 版）》和《放射性粒子植入治疗技术临床应用质量控制指标（2017 版）》。

（9）《肿瘤深部热疗和全身热疗技术管理规范（2017 版）》和《肿瘤深部热疗和全身热疗技术临床应用质量控制指标（2017 版）》。

（10）《肿瘤消融治疗技术管理规范（2017 版）》和《肿瘤消融治疗技术临床应用质量控制指标（2017 版）》。

（11）《心室辅助技术管理规范（2017 版）》和《心室辅助技术临床应用质量控制指标（2017 版）》。

（12）《人工智能辅助诊断技术管理规范（2017 版）》和《人工智能辅助诊断技术临床应用质量控制指标（2017 版）》。

（13）《人工智能辅助治疗技术管理规范（2017 版）》和《人工智能辅助治疗技术临床应用质量控制指标（2017 版）》。

（14）《颅颌面畸形颅面外科矫治技术管理规范（2017 版）》和《颅颌面畸形颅面外科矫治技术临床应用质量控制指标（2017 版）》。

（15）《口腔颌面部肿瘤颅颌联合根治技术管理规范（2017 版）》和《口腔颌面部肿瘤颅颌联合根治技术临床应用质量控制指标（2017 版）》。

（二）癌症疼痛诊疗规范

国家卫健委办公厅于 2018 年 8 月 27 日发布了《癌症疼痛诊疗规范（2018 年版）》，要求：对癌痛的病因、机制进行分类和评估（方法分别为：常规、量化、全面和动态），再估定等级：轻度疼痛（1～3），中度疼痛（4～6），重度疼痛（7～10）。在此基础上，确定治疗原则（辨症、尽早、有效、适当、控副、不降生质）和治疗方法［病因抗癌治疗（手术、放射、化学、免疫、分子靶向等)、药物镇痛治疗(原则为口服、方便、按阶梯、按时、个体化、注意观察)〕。

（三）肿瘤规范化诊疗管理规定

国家卫计委办公厅和国家中医药管理局办公室于 2016 年 3 月 1 日发布了《关于加强肿瘤规范化诊疗管理工作的通知》,要求：①提高肿瘤诊疗能力(加强肿瘤及相关学科建设、加强肿瘤诊疗人才培训、加强肿瘤紧缺人才队伍建设和鼓励开展肿瘤防治科学研究)。②规范肿瘤诊疗行为(落实肿瘤诊疗规范和临床路径、控制抗肿瘤药物和辅助用药品种品规数量、定期开展用药监测与评价和落实处方点评及公示制度)。③优化肿瘤诊疗模式(推行"单病种、多学科"诊疗模式、丰富肿瘤诊疗服务内涵和关注患者的心理和社会需求)。④建立科学管理方式(推进肿瘤全过程管理、加强肿瘤登记报告和监测以及切实落实相关保障制度)。

（四）4 项强制性诊断标准

国家卫健委于 2019 年 1 月 2 日发布了《淋病诊断》等 4 项强制性卫生行业标准,编号和名称如下。

(1) WS 268—2019 淋病诊断(代替 WS 268—2007)。

(2) WS 269—2019 布鲁氏菌病诊断(代替 WS 269—2007)。

(3) WS 293—2019 艾滋病和艾滋病病毒感染诊断(代替 WS 293—2008)。

(4) WS 295—2019 流行性脑脊髓膜炎诊断(代替 WS 295—2008)。

通知规定,上述标准自 2019 年 7 月 1 日起施行。

第二节　医疗质量管理制度

一、概述

（一）概念

2016 年 9 月 25 日国家卫计委发布并于同年 11 月起施行了《医疗质量管理办法》(以下简称《质管办法》)。该办法做出如下定义：①医疗质量：指在现有医疗技术水平及能力、条件下,医疗机构及其医务人员在临床诊断及治疗过程中,按照职业道德及诊疗规范要求,给予患者医疗照顾的程度。②医疗质量管理：指按照医疗质量形成的规律和有关法律、法规要求,运用现代科学管理方法,对医疗服务要素、过程和结果进行管理与控制,以实现医疗质量系统改进、持续改进的过程。③医疗质量安全核心制度：指医疗机构及其医务人员在诊疗活动中应当严格遵守的相关制度,包括：首诊负责制度、三级查房制度、会诊制度、分级护理制度、值班和交接班制度、疑难病例讨论制度、急危重患者抢救制度、术前讨论制度、死亡病例讨论制度、查对制度、手术安全核查制度、手术分级管理制度、新技术和新项目准入制度、危急值报告制度、病历管理制度、抗菌药物分级管理制度、临床用血审核制度、信息安全管理制度等。④医疗质量管理工具：指为实现医疗质量管理目标和持续改进所采用的措施、方法和手段,如全面质量管理(TQC)、质量环(PDCA

循环）、品管圈（QCC）、疾病诊断相关组（DRGs）绩效评价、单病种管理、临床路径管理等。

（二）建制的意义

虽然前述已涉之《医师法》《条例》及其《实施细则》《工作制度》等法律规范性文件通过医疗机构或医务人员的义务或医疗机构的制度安排尽可能地规制该主体的相关行为以正向影响医疗质量，而且本章第一节之医疗技术临床应用（分类分级）管理亦与医疗质量不无关系，但《质管办法》作为一部适用于各级医政部门以及各级各类医疗机构医疗质量管理工作，用以规制所有有关医疗质量的行为且呈体系化的专门法律规范性文件，对我国医疗质管的推进和提高的作用是其他法制所不可比肩和替代的。

二、管理组织及职责

（一）管理体制

1. 主管机关　《质管办法》规定：①国家卫计委负责全国医疗机构医疗质量管理工作。②县级以上医政部门负责本行政区域内医疗机构医疗质量管理工作。③国家中医药管理局和军队卫生主管部门分别在职责范围内负责中医和军队医疗机构医疗质量管理工作。

2. 医疗机构的自我管理体系　《质管办法》规定：①医疗质量管理是医疗管理的核心，各级各类医疗机构是医疗质量管理的第一责任主体，应全面加强医疗质量管理，持续改进医疗质量，保障医疗安全。②医疗机构医疗质量管理实行院、科两级责任制；医疗机构主要负责人是本机构医疗质量管理的第一责任人；临床科室以及药学、护理、医技等部门（以下称业务科室）主要负责人是本科室医疗质量管理的第一责任人。③医疗机构应成立医疗质量管理专门部门，负责本机构的医疗质量管理工作；二级以上的医院、妇幼保健院以及专科疾病防治机构（以下称二级以上医院）应设立医疗质量管理委员会；其他医疗机构应当设立医疗质量管理工作小组或者指定专（兼）职人员，负责医疗质量具体管理工作。④医疗质量管理委员会主任由医疗机构主要负责人担任，委员由医疗管理、质量控制、护理、医院感染管理、医学工程、信息、后勤等相关职能部门负责人以及相关临床、药学、医技等科室负责人组成，指定或者成立专门部门具体负责日常管理工作。

该办法规定：该委员会的主要职责是：①按照国家医疗质量管理的有关要求，制订本机构医疗质量管理制度并组织实施。②组织开展本机构医疗质量监测、预警、分析、考核、评估以及反馈工作，定期发布本机构质量管理信息。③制订本机构医疗质量持续改进计划、实施方案并组织实施。④制订本机构临床新技术引进和医疗技术临床应用管理相关工作制度并组织实施。⑤建立本机构医务人员医疗质量管理相关法律、法规、规章制度、技术规范的培训制度，制订培训计划并监督实施。⑥落实省级以上医政部门规定的其他内容。

该办法还规定：二级以上医院各业务科室应成立本科室医疗质量管理工作小组，组长由科室主要负责人担任，指定专人负责日常具体工作。医疗质量管理工作小组主要职责是：①贯彻执行医疗质量管理相关的法律、法规、规章、规范性文件和本科室医疗质量管理制度。②制订本科室年度质量控制实施方案，组织开展科室医疗质量管理与控制工作。③制订本科室医疗质量持续改进计划和具体落实措施。④定期对科室医疗质量进行分析和评估,对医疗质量薄弱环节提出整改措施并组织实施。⑤对本科室医务人员进行医疗质量管理相关法律、法规、规章制度、技术规范、标准、诊疗常规及指南的培训和宣传教育。⑥按照有关要求报送本科室医疗质量管理相关信息。

(二) 社会协同

《质管办法》规定:①国家卫计委负责组织或者委托专业机构、行业组织(以下称专业机构)制订医疗质量管理相关制度、规范、标准和指南,指导地方各级医政部门和医疗机构开展医疗质量管理与控制工作;省级医政部门可根据本地区实际,制订行政区域医疗质量管理相关制度、规范和具体实施方案;县级以上医政部门在职责范围内负责监督、指导医疗机构落实医疗质量管理有关规章制度。②医疗质量管理应当充分发挥卫生行业组织的作用,各级医政部门应为卫生行业组织参与医疗质量管理创造条件。③国家卫计委建立国家医疗质量管理与控制体系,完善医疗质量控制与持续改进的制度和工作机制;各级医政部门组建或者指定各级、各专业医疗质量控制组织(以下称质控组织)落实医疗质量管理与控制的有关工作要求。④国家级各专业质控组织在国家卫计委指导下,负责制订全国统一的质控指标、标准和质量管理要求,收集、分析医疗质量数据,定期发布质控信息;省级和有条件的地市级医政部门组建相应级别、专业的质控组织,开展医疗质量管理与控制工作。⑤各级医政部门和医疗机构应建立健全医疗质量管理人员的培养和考核制度,充分发挥专业人员在医疗质量管理工作中的作用。

三、医疗质量保障体系

(一) 医主体的质量基本保障职责

1. 观念形态要求 《质管办法》规定:①医疗机构应加强医务人员职业道德教育,发扬救死扶伤的人道主义精神,坚持"以患者为中心",尊重其权利,履行防病治病、救死扶伤、保护人民健康的神圣职责。②医务人员应恪守职业道德,认真遵守医疗质量管理相关法律法规、规范、标准和本机构医疗质量管理制度的规定,规范临床诊疗行为,保障医疗质量和医疗安全。

2. 制度形态要求

(1) 对临床基本要求,《质管办法》规定:①医疗机构应按核准登记的诊疗科目执业;卫生技术人员开展诊疗活动应依法取得执业资质,医疗机构人力资源配备应当满足临床工作需要;医疗机构应按有关法律法规、规范、标准要求,使用经批准的药品、医疗器械、耗材开展诊疗活动;医疗机构开展医疗技术应与其功能任务和技术能力相适应,按国家关于医疗技术和手术管理有关规定,加强医疗技术临床应用管理。②医疗机构及其医务人员应遵循临床诊疗指南、临床技术操作规范、行业标准和临床路径等有关要求开展诊疗工作,严格遵守医疗质量安全核心制度,做到合理检查、合理用药、合理治疗。

(2) 对药事,该办法规定:医疗机构应加强药学部门建设和药事质量管理,提升临床药学服务能力,推行临床药师制,发挥药师在处方审核、处方点评、药学监护等合理用药管理方面的作用;临床诊断、预防和治疗疾病用药应遵循安全、有效、经济的合理用药原则,尊重患者对药品使用的知情权。

(3) 对于护理,该办法规定:医疗机构应加强护理质量管理,完善并实施护理相关工作制度、技术规范和护理指南;加强护理队伍建设,创新管理方法,持续改善护理质量。

(4) 对于医技科室,该办法规定:医疗机构应加强医技科室的质量管理,建立覆盖检查、检验全过程的质量管理制度,加强室内质量控制,配合做好室间质量评价工作,促进临床检查检验结果互认。

(5) 对门急诊,该办法规定:医疗机构应完善门急诊管理制度,规范门急诊质量管理,加强门急诊专业人员和技术力量配备,优化门急诊服务流程,保证门急诊医疗质量和医疗安全,并把门急诊工作质量作为考核科室和医务人员的重要内容。

(6) 对防院内感染,该办法规定:医疗机构应加强医院感染管理,严格执行消毒隔离、手卫生、抗菌药物合理使用和医院感染监测等规定,建立医院感染的风险监测、预警以及多部门协同干预机制,开展医院感染防控知识的培训和教育,严格执行医院感染暴发报告制度。

(7) 对病历,该办法规定:医疗机构应加强病历质量管理,建立并实施病历质量管理制度,保障病历书写客观、真实、准确、及时、完整、规范。

(8) 与患者关系,该办法规定:医疗机构及其医务人员开展诊疗活动,应遵循患者知情同意原则,尊重患者的自主选择权和隐私权,并对患者的隐私保密。

(二) 医疗质量持续改进制度

医疗机构应当做好如下各方面工作。

1. 全面、主动履职　《质管办法》规定,医疗机构应履行如下职责:①建立本机构全员参与、覆盖临床诊疗服务全过程的医疗质量管理与控制工作制度;严格按医政部门和质控组织关于医疗质量管理控制工作的有关要求,积极配合质控组织开展工作,促进医疗质量持续改进。②按有关要求,向医政部门或质控组织及时、准确地报送本机构医疗质量安全相关数据信息。③熟练运用医疗质量管理工具开展医疗质量管理与自我评价,根据医政部门或者质控组织发布的质控指标和标准完善本机构医疗质量管理相关指标体系,及时收集相关信息,形成本机构医疗质量基础数据。

2. 提升专科能力　《质管办法》规定:①医疗机构应加强临床专科服务能力建设,重视专科协同发展,制订专科建设发展规划并组织实施,推行"以患者为中心、以疾病为链条"的多学科诊疗模式。②加强继续医学教育,重视人才培养、临床技术创新性研究和成果转化,提高专科临床服务能力与水平。

3. 单病种管控　《质管办法》规定,医疗机构应加强单病种质量管理与控制工作,建立本机构单病种管理指标体系,制订单病种医疗质量参考标准,促进医疗质量精细化管理。

4. 满意度监测　《质管办法》规定,医疗机构应制订满意度监测指标并不断完善,定期开展患者和员工满意度监测,努力改善患者就医体验和员工执业感受。

5. 成本控制　《质管办法》规定,医疗机构应开展全过程成本精确管理,加强成本核算、过程控制、细节管理和量化分析,不断优化投入产出比,努力提高医疗资源利用效率。

6. 院内考核 《质管办法》规定：①医疗机构应对各科室医疗质量管理情况进行现场检查和抽查，建立本机构医疗质量内部公示制度，对各科室医疗质量关键指标的完成情况予以内部公示。②医疗机构应当定期对医疗卫生技术人员开展医疗卫生管理法律法规、医院管理制度、医疗质量管理与控制方法、专业技术规范等相关内容的培训和考核。③医疗机构应将科室医疗质量管理情况作为科室负责人综合目标考核以及聘任、晋升、评先评优的重要指标。④医疗机构应将科室和医务人员医疗质量管理情况作为医师定期考核、晋升以及科室和医务人员绩效考核的重要依据。

7. 信息化建设 《质管办法》规定：①医疗机构应强化基于电子病历的医院信息平台建设，提高医院信息化工作规范化水平，使信息化工作满足医疗质量管理与控制需要，充分利用信息化手段开展医疗质量管理与控制。②建立完善医疗机构信息管理制度，保障信息安全。

8. 反馈与评估 《质管办法》规定：医疗机构应对本机构医疗质量管理要求执行情况进行评估，对收集的医疗质量信息进行及时分析和反馈，对医疗质量问题和医疗安全风险进行预警，对存在问题及时采取有效干预措施，并评估干预效果，促进医疗质量的持续改进。

（三）医疗安全风险防范

医疗机构应当恪尽如下 2 项义务。

1. 报告制度

（1）不良事件报告。质管办法规定：国家建立医疗质量（安全）不良事件报告制度，鼓励医疗机构和医务人员主动上报临床诊疗过程中的不良事件，促进信息共享和持续改进；医疗机构应建立医疗质量（安全）不良事件信息采集、记录和报告相关制度，并作为医疗机构持续改进医疗质量的重要基础工作。

（2）质安事件报告。早在 2011 年 1 月 14 日，卫生部已发布了《医疗质量安全事件报告暂行规定》，依该规定，所谓医疗质安事件，指医疗机构及其医务人员在医疗活动中，由于诊疗过错、医药产品缺陷等原因，造成患者死亡、残疾、器官组织损伤导致功能障碍等明显人身损害的事件。该规定将医疗质安事件分为三级：一般医疗质安事件，指造成 2 人以下轻度残疾、器官组织损伤导致一般功能障碍或其他人身损害后果；重大医疗质安事件为有下列情形之一的：造成 2 人以下死亡或中度以上残疾、器官组织损伤导致严重功能障碍；造成 3 人以上中度以下残疾、器官组织损伤或其他人身损害后果。特大医疗质量安全事件：造成 3 人以上死亡或重度残疾。第 8 条规定：医疗机构应向核发其许可证的医政部门网络直报医疗质安事件或疑似医疗质安事件；尚不具备网络直报条件的医疗机构应通过电话、传真等形式，向有关医政部门报告医疗质安事件；医疗质安事件的报告时限如下：①一般医疗质安事件：医疗机构应自事件发现之日起 15 日内，上报有关信息。②重大医疗量安事件：医疗机构应自事件发现之时起 12 小时内，上报有关信息。③特大医疗质安事件：医疗机构应自事件发现之时起 2 小时内，上报有关信息。

（3）药品不良反应报告。《质管办法》规定，医疗机构应建立药品不良反应、药品损害事件和医疗器械不良事件监测报告制度，并按照国家有关规定向相关部门报告。

2. 防范制度 《质管办法》规定，医疗机构应当：①提高医疗安全意识，建立医疗安全与风险管理体系，完善医疗安全管理相关工作制度、应急预案和工作流程，加强医疗质量重点部门和关键环节的安全与风险管理，落实患者安全目标。②提高风险防范意识，建立完善相关制度，利用医疗责任保险、医疗意外保险等风险分担形式，保障医患双方合法权益。③制订防范、处理医疗纠纷的预案，预防、减少纠纷发生。④完善投诉管理，及时化解和妥善处理医疗纠纷。

（四）监督与追责

1. 监督 《质管办法》规定：县级以上医政部门负责对本行政区域医疗机构医疗质量管理情况的监督检查，会同质控组织对各级各类医疗机构进行管理和监督；监督措施包括评估、考核、信息互联、约谈与通报等；同时，还运用表扬、鼓励和推广等的正向激励机制。

2. 追责 《质管办法》规定，对违反该办法规定的行为，医政部门可视具体情形，依法对违法的医疗机构予以罚款；对直接责任人员和主管人员给予行政处分或（民营医疗机构人员）处罚；对其中的医护人员依《医师法》《护士条例》和其他法律规定依法追究法律责任。

第二十一章　医疗纠纷的预防与处理制度

▌第一节　医疗纠纷及其预防制度

一、概述

(一) 医疗纠纷概述

1. *医疗纠纷的概念与特点*　根据国务院于 2018 年 7 月 31 日发布、并于同年 10 月起施行的《医疗纠纷预防和处理条例》(以下简称《纠纷条例》)规定,医疗纠纷是指医患双方因诊疗活动引发的争议。它具有如下特点：①其最终的结果是医患双方之间形成了争议。②其成因之一(表象原因)是因诊疗(适格主体具有合法前提的预防、诊断和治疗)活动引起。③其成因之二(内在原因)是多方面的,可为医方原因(医疗差错等)所致,也可为患方原因(误解)所致,还可为双方混合原因所致。④若不及时解决,必然损害一方或双方的合法权益(甚至健康和安全);双方均负有采用合法救济途径解决之的义务。

2. *医疗纠纷的种类*　如上所述,根据最终归因,医疗纠纷大致上可分为 3 类。

(1)可归因于医方的医疗纠纷,主要包括：①因医方采用各种手段行过度医疗引起的医疗纠纷。②因医方违背宣传与承诺引起的医疗纠纷和因医方在诊疗、预防、服务和管理环节存在(质量或态度)瑕疵而引起的医疗纠纷等。

(2) 可归因于患方的医疗纠纷,主要包括。①因误解而对医疗技术超出现实可及性的预期而引起的医疗纠纷。②因不履行应尽的协力义务而影响诊疗效果,又欲归责于医方而引起的医疗纠纷。③因违背其依法应履行的其他(如付费、出院等)义务而引起的医疗纠纷。④因不遵守诊疗秩序而引起的医疗纠纷等。

(3) 可归因于医患双方混合原因而引起的医疗纠纷,如医方(筛选方案或告知)未穷尽,患方未配合致使不理想(医疗)后果发生等。

(二) 医疗纠纷预防与处理制度概览

1. *基本原则*

(1)预防医疗纠纷的基本原则,主要包括：①(国家)建立医疗质量安全管理体系。②深化医药卫生体制改革,规范诊疗活动,改善医疗服务,提高医疗质量。③预防、减少医疗纠纷;医患双方应当互相尊重。④依法维权。

(2)处理医疗纠纷的基本原则主要包括：公平;公正;及时;实事求是;依法(处理)。

2. *职责法定*　《纠纷条例》从社会综合治理角度确定各相关各方的职权(责),各司其职来预防和处理医疗纠纷,主要包括:①县级以上政府应加强对医疗纠纷预防和处理工作的领导、协调,将其纳入社会治安综合治理体系,建立部门分工协作机制,督促部门依法履行职责。②医政部门负责指导、监督医疗机构做好医疗纠纷的预防和处理工作,引导医患双方依法解决医疗纠纷。③司法行政部门负责指导医疗纠纷人民调解工作。④公安机关依法维护医疗机构治安秩序,查处、打击侵害患者和医务人员合法权益以及扰乱医疗秩序等违法犯罪行为。⑤财政、民政、保险监督管理等部门和机构按照各自职责做好医疗纠纷预防和处理的有关工作。

3. 风险分担 国家建立完善医疗风险分担机制,发挥保险机制在医疗纠纷处理中的第三方赔付和医疗风险社会化分担的作用,鼓励医疗机构参加医疗责任保险,鼓励患者参加医疗意外保险。

4. 公媒角色 《纠纷条例》对新闻媒体的社会角色和责任提出了明确的要求:①应当加强医疗卫生法律、法规和医疗卫生常识的宣传,引导公众理性对待医疗风险。②报道医疗纠纷,应当遵守有关法律、法规的规定,恪守职业道德,做到真实、客观、公正。

二、医疗纠纷的预防制度

【案例】 患者麻醉昏睡 50 分钟 医师竟忘做手术

曹姓老人由于身体不适入住上海某三甲医院消化内科,被查出肠道上有 3 个不同大小的息肉。该院安排为曹行"直肠活检增生性息肉割除"术。是日,曹被推进手术室,全身麻醉后的他在床上昏睡 50 分钟被护士叫醒并告知"手术结束",发现手术未做。院方获悉对该事件进行调查后承认属医疗差错,称:①医师将手术误认为是"活检",因而仅行检查而未予手术。②现决定择日再行息肉割除手术,将由该院负责肠镜手术的杨主任亲自主刀。③后续复查费用由医院负担,该手术自费部分也由院方承担。问:医师的问题在于哪里?该院存在哪些问题?对此,你有何感想?

(一)医方的预防职责

1. 观念形态 《纠纷条例》规定:①医疗机构及其医务人员在诊疗活动中应当以患者为中心,加强人文关怀,严格遵守医疗卫生法律、法规、规章和诊疗相关规范、常规,恪守职业道德。②医疗机构应当对其医务人员进行医疗卫生法律、法规、规章和诊疗相关规范、常规的培训,并加强职业道德教育。

2. 质险控制 《纠纷条例》规定医疗机构应当:①制定并实施医疗质量安全管理制度,设置医疗服务质量监控部门或者配备专(兼)职人员,加强对诊断、治疗、护理、药事、检查等工作的规范化管理,优化服务流程,提高服务水平。②加强医疗风险管理,完善医疗风险的识别、评估和防控措施,定期检查措施落实情况,及时消除隐患。③开展手术、特殊检查、特殊治疗等具有较高医疗风险的诊疗活动(时,应当)提前预备应对方案,主动防范突发风险。

3. 提升技术　《纠纷条例》规定,医疗机构应当:①按照国家卫生主管部门制定的医疗技术临床应用管理规定,开展与其技术能力相适应的医疗技术服务,保障临床应用安全,降低医疗风险。②采用医疗新技术的,(应)开展技术评估和伦理审查,确保安全有效、符合伦理。

4. 用物守规　《纠纷条例》规定:①医疗机构应当依照有关法律、法规的规定,严格执行药品、医疗器械、消毒药剂、血液等的进货查验、保管等制度。②禁止使用无合格证明文件、过期等不合格的药品、医疗器械、消毒药剂、血液等。

5. 知情同意(与保护性措施)　略,详见前文。

6. 病历制作　①不得篡改、伪造、隐匿或毁灭病历资料。②其他(略,见前文)。

7. 医患沟通　《纠纷条例》规定,医疗机构应当建立健全:①医患沟通机制,对患者在诊疗过程中提出的咨询、意见和建议,应当耐心解释、说明,并按照规定进行处理。②对患者就诊疗行为提出的疑问,应当及时予以核实、自查,并指定有关人员与患者或者其近亲属沟通,如实说明情况。③投诉接待制度,设置统一的投诉管理部门或者配备专(兼)职人员,在医疗机构显著位置公布医疗纠纷解决途径、程序和联系方式等,方便患者投诉或者咨询。

(二) 患方权利义务

1. 知情-同意权　略,详见前文。

2. 病历查阅和复制权　①有权查阅、复制其门诊病历、住院志、体温单、医嘱单、化验单(检验报告)、医学影像检查资料、特殊检查同意书、手术同意书、手术及麻醉记录、病理资料、护理记录、医疗费用以及国务院卫生主管部门规定的其他属于病历的全部资料。②要求复制病历资料的,医疗机构应当提供复制服务,并在复制的病历资料上加盖证明印记;复制病历资料时,应当有患者或者其近亲属在场(医疗机构应患者的要求为其复制病历资料,可以收取工本费,收费标准应当公开);③患者死亡的,其近亲属可以依照本条例的规定,查阅、复制病历资料。

3. 医从义务　患者(方)应当:①遵守医疗秩序和医疗机构有关就诊、治疗、检查的规定。②如实提供与病情有关的信息。③配合医务人员开展诊疗活动。

4. 不得篡改、伪造、隐匿、毁灭(门诊病卡)或者抢夺病历资料

(三) 政府部门职责

1. 医政部门的职责　医政部门应当督促医疗机构落实医疗质量安全管理制度,组织开展医疗质量安全评估,分析医疗质量安全信息,针对发现的风险制定防范措施。

2. 政府职责　各级政府应当加强健康促进与教育工作,普及健康科学知识,提高公众对疾病治疗等医学科学知识的认知水平。

三、医疗纠纷处理制度

作为临床工作者,其诊疗行为受到法律保护。然因医疗纠纷成因的多元性,医疗过程中产生的医疗纠纷在所难免。对医师而言,应在主观上常怀恪尽职责和"如履薄冰,如

临深渊"之心,敬重患者,"以患者为中心";客观上恪守前述各项相关制度和操作规程,尽可能避免因医方瑕疵而引发医疗纠纷。

(一) 处理途径

1. 《纠纷条例》规定的处理途径 发生医疗纠纷,医患双方可以通过下列途径解决:①双方自愿协商。②申请医疗纠纷人民调解(以下简称医调,其专门机构简称医调委,医调委中的专业人员简称医调员)。③申请行政调解。④向法院起诉。⑤法律、法规规定的其他途径。

2. 确认医疗事故的处理途径 略,详见后文。

(二) 处理程序

1. 告知与报告

(1)告知。发生医疗纠纷,医疗机构应当告知患者或其近亲属下列事项:①解决医疗纠纷的合法途径。②有关病历资料、现场实物封存和启封的规定。③有关病历资料查阅、复制的规定;患者死亡的,还应告知其近亲属有关尸检的规定。

(2)报告。发生重大医疗纠纷的,医疗机构应按照规定向所在地县级以上医政部门报告。医政部门接到报告后,应及时了解掌握情况,引导医患双方通过合法途径解决纠纷。

2. 封存与启封

(1)病历资料的封存与启封:①发生医疗纠纷需要封存、启封病历资料的,应在医患双方在场的情况下进行。②封存的病历资料可为原件,亦可为复制件,由医疗机构保管;病历尚未完成需要封存的,对已完成病历先行封存。③病历按照规定完成后,再对后续完成部分进行封存。④医疗机构应当对封存的病历开列封存清单,由医患双方签字或盖章,各执一份。⑤病历资料封存后医疗纠纷已经解决,或者患者在病历资料封存满3年未再提出解决医疗纠纷要求的,医疗机构可自行启封。

(2)相关物品的封存与启封:①疑似输液、输血、注射、用药等引起不良后果的,医患双方应共同对现场实物进行封存、启封,封存的现场实物由医疗机构保管。②需要检验的,应由双方共同委托依法具有检验资格的检验机构进行检验。③双方无法共同委托的,由医疗机构所在地县级医政部门指定。④疑似输血引起不良后果,需要对血液进行封存保留的,医疗机构应通知提供该血液的血站派员到场。⑤现场实物封存后医疗纠纷已经解决,或者患者在现场实物封存满3年未再提出解决医疗纠纷要求的,医疗机构可自行启封。

3. 尸体处理

(1)尸检:①患者死亡,医患双方对死因有异议的,应在患者死亡后48小时内进行尸检。②具备尸体冻存条件的,可延长至7日。③尸检应经死者近亲属同意并签字,拒绝签字的,视为死者近亲属不同意进行尸检。④不同意或拖延尸检,超过规定时间,影响对死因判定的,由不同意或拖延的一方承担责任。⑤尸检应由按照国家有关规定取得相应资格的机构和专业技术人员进行;医患双方可委派代表观察尸检过程。

(2)非解剖的尸体处理:①患者在医疗机构内死亡的,尸体应立即移放太平间或指定的场所,死者尸体存放时间一般不得超过14日。②逾期不处理的尸体,由医疗机构在向所在地县级卫生主管部门和公安机关报告后，按规定处理。

（三）纠纷处理过程中医患双方的义务及其违反后果

1. 双方应当遵循的义务　主要包括：①选择上述法定途径解决纠纷。②恪守上述程序要求。③维护医疗秩序。④不得实施危害患者和医务人员人身安全、扰乱医疗秩序的行为。

2. 违反后果　医疗纠纷中发生涉嫌违反治安管理行为或者犯罪行为的，医疗机构应当立即向所在地公安机关报案；公安机关应当及时采取措施，依法处置，维护医疗秩序。

（四）协商解决

1. 代表人数　医患双方人数较多的，应推举代表进行协商，每方代表人数不超过5人。

2. 协商原则　①医患双方选择协商解决医疗纠纷的，应在专门场所协商，不得影响正常医疗秩序。②协商解决医疗纠纷应当坚持自愿、合法、平等的原则，尊重当事人的权利，尊重客观事实。③医患双方应文明、理性表达意见和要求，不得有违法行为。

3. 金额确定　①发生医疗纠纷，需要赔偿的，赔付金额依照法律的规定确定。②协商确定赔付金额应以事实为依据，防止畸高或畸低。③对分歧较大或索赔数额较高的医疗纠纷，鼓励医患双方通过医调途径解决。

4. 和解协议　医患双方经协商达成一致的，应签署书面和解协议书。

（五）（医调委）调解解决

1. 调解程序的启动

（1）申请。申请医调的，由医患双方共同向医调委提出申请；一方申请调解的，医调委在征得另一方同意后进行调解；申请人得以书面或口头形式申请调解：①书面申请的，申请书应载明申请人的基本情况、申请调解的争议事项和理由等。②口头申请的，医调员应当场记录申请人的基本情况、申请调解的争议事项和理由等，并经申请人签字确认。

（2）主动工作。医调委获悉医疗机构内发生重大医疗纠纷，可主动开展工作，引导医患双方申请调解。

2. 受理（与否）　①医患双方符合上述申请情形或经医调委引导申请的，应予受理。②当事人已向法院起诉且已被受理，或者已经申请医政部门调解并且已被受理的，医调委不予受理（已经受理的，终止调解）。③医调委调解医疗纠纷，不得收取费用（医调工作所需经费按国家财政、司法行政部门的有关规定执行）。

3. 医调组织　①设立医调委，应遵守《人民调解法》的规定，并符合本地区实际需要；医调委应自设立之日起30个工作日内向所在地县级以上地方司法行政部门备案。②医调委应根据具体情况，聘任一定数量的具有医学、法学等专业知识且热心调解工作的人员担任专（兼）职医调员。③医调委调解医疗纠纷时，可以根据需要咨询专家，并可从本条例规定的专家库中选取专家。

4. 鉴定　这里的鉴定指法定的专门鉴定机构对因医患双方就医方是否应当对某医

疗损害承担责任、以及所应承担的比例的事实不确或存有争议,在接受委托后依照相关规定于查明所有相关事实后所得出的技术性事实判断活动(结论性书面评定)。医疗损害鉴定意见应载明并详细论述下列内容:①是否存在医疗损害以及损害程度。②是否存在医疗过错。③医疗过错与医疗损害是否存在因果关系;④医疗过错在医疗损害中的责任程度。

咨询专家、鉴定人员有下列情形之一的,应当回避,当事人亦可口头或书面申请其回避:①是该纠纷当事人或其近亲属的。②与该纠纷有利害关系的。③与当事人有其他关系可能影响该纠纷公正处理的。

5. 调解与结案

(1) 时限:①医调委应自受理之日起30个工作日内完成调解;需要鉴定的,鉴定时间不计入调解期限。②因特殊情况需要延长期限的,医调委和医患双方可约定延长调解期限。③逾期未达成协议的,视为调解不成。

(2) 医患双方经调解达成一致的,医调委应制作调解协议书;该协议书经双方签字或盖章,医调员签字并加盖医调委印章后生效。

(3) 达成调解协议的,医调委应告知医患双方可依法向法院申请司法确认。

6. 信息封锁　医调委及医调员应对医患双方的个人隐私等事项予以保密;未经医患双方同意,医调委不得公开进行调解,也不得公开调解协议的内容。

(六) 医政部门调解解决

1. 申请　医患双方申请医疗纠纷行政调解的,应前述规定向医疗纠纷发生地县级医政部门提出。

2. 受理　医政部门应自收到申请之日起5个工作日内做出是否受理的决定。当事人已经向法院起诉或已申请医调委调解且已被受理的,卫生主管部门不予受理;已经受理的,终止调解。

3. 咨询或鉴定　医政部门调解医疗纠纷需要进行专家咨询的,可从前述规定的专家库中抽取专家;医患双方认为需鉴定以明确责任的,参照前述规定进行鉴定。

4. 调解结案　医患双方经医政部门调解达成一致的,应签署调解协议书。

5. 其他规定　信息封锁、调解时限和调解不成后果(诉诸法院解决)适用前述规定。

四、法律责任

(一) 医方的违法责任

(1) 医疗机构篡改、伪造、隐匿、毁灭病历资料的,对直接负责的主管人员和其他直接责任人员,由县级以上医部门给予或责令给予降低岗位等级或撤职的处分,对有关医务人员责令暂停6个月以上1年以下执业活动;造成严重后果的,对直接负责的主管人员和其他直接责任人员给予或责令给予开除的处分,对有关医务人员由原发证部门吊销执业证书;构成犯罪的,依法追究刑事责任。

(2) 医疗机构将未通过技术评估和伦理审查的医疗新技术应用于临床的,由县级以上卫生主管部门没收违法所得,并处5万元以上10万元以下罚款,对直接负责的主管人员和其他直接责任人员给予或责令给予降低岗位等级或者撤职的处分,对有关医务人员责令暂停 6 个月以上 1 年以下执业活动;情节严重的,对直接负责的主管人员和其他直接责任人员给予或者责令给予开除的处分,对有关医务人员由原发证部门吊销执业证书;构成犯罪的,依法追究刑事责任。

(3) 医疗机构及其医务人员有下列情形之一的,由县级以上卫生主管部门责令改正,给予警告,并处 1 万元以上 5 万元以下罚款;情节严重的,对直接负责的主管人员和其他直接责任人员给予或责令给予降低岗位等级或者撤职的处分,对有关医务人员可以责令暂停 1 个月以上 6 个月以下执业活动;构成犯罪的,依法追究刑事责任:①未按规定制定和实施医疗质量安全管理制度。②未按规定告知患者病情、医疗措施、医疗风险、替代医疗方案等。③开展具有较高医疗风险的诊疗活动,未提前预备应对方案防范突发风险。④未按规定填写、保管病历资料或未按规定补记抢救病历。⑤拒绝为患提供查阅、复制病历资料服务。⑥未建立投诉接待制度、设置统一投诉管理部门或配备专(兼)职人员。⑦未按规定封存、保管、启封病历资料和现场实物。⑧未按规定向卫生主管部门报告重大医疗纠纷。⑨其他未履行纠纷条例规定义务的情形。

(二) 证明机构的违法责任

(1) 医学会、司法鉴定机构出具虚假医疗损害鉴定意见的,由县级以上卫生、司法行政部门依据职责没收违法所得,并处 5 万元以上 10 万元以下罚款,对该医学会、司法鉴定机构和有关鉴定人员责令暂停 3 个月以上 1 年以下医疗损害鉴定业务,对直接负责的主管人员和其他直接责任人员给予或责令给予降低岗位等级或者撤职的处分;情节严重的,该医学会、司法鉴定机构和有关鉴定人员 5 年内不得从事医疗损害鉴定业务或撤销登记,对直接负责的主管人员和其他直接责任人员给予或责令给予开除的处分;构成犯罪的,依法追究刑事责任。

(2) 尸检机构出具虚假尸检报告的,由县级以上卫生、司法行政部门依据职责没收违法所得,并处 5 万元以上 10 万元以下罚款,对该尸检机构和有关尸检专业技术人员责令暂停 3 个月以上 1 年以下尸检业务,对直接负责的主管人员和其他直接责任人员给予或责令给予降低岗位等级或撤职的处分;情节严重的,撤销该尸检机构和有关尸检专业技术人员的尸检资格,对直接负责的主管人员和其他直接责任人员给予或责令给予开除的处分;构成犯罪的,依法追究刑事责任。

(三) 医调员的违法责任

医调员有下列行为之一的,由医调委给予批评教育、责令改正;情节严重的,依法予以解聘:偏袒一方当事人;侮辱当事人;索取、收受财物或牟取其他不正当利益;泄露医患双方个人隐私等事项。

(四) 主管部门人员的违法责任

县级以上卫生主管部门和其他有关部门及其工作人员在医疗纠纷预防和处理工作中,不履行职责或者滥用职权、玩忽职守、徇私舞弊的,由卫生等有关部门或监察机关责令改正;依法对直接负责的主管人员和其他直接责任人员给予处分;构成犯罪的,依法追究刑事责任。

（五）编造、散布虚假纠纷信息行为的违法责任

新闻媒体编造、散布虚假医疗纠纷信息的，由有关主管部门依法给予处罚；给公民、法人或者其他组织的合法权益造成损害的，依法承担消除影响、恢复名誉、赔偿损失、赔礼道歉等民事责任。

（六）纠纷处理中违法行为的法律责任

医患双方在医疗纠纷处理中，造成人身、财产或其他损害的，依法承担民事责任；构成违反治安管理行为的，由公安机关依法给予治安管理处罚；构成犯罪的，依法追究刑事责任。

第二节　医疗事故处理制度

《纠纷条例》第55条规定，对诊疗活动中医疗事故的行政调查处理，依照《事故条例》的相关规定执行。该规定表明，它并不具有完全替代事故条例的功能，其理由在于：①虽然事故条例存在诸多问题，但在行政调查处理领域，仍离不开事故条例。②患方若要求追究医方医疗事故民事责任的，事故认定的实体要件和程序规定仍需依照事故条例规定办理。③依刑法第335条规定追究医护人员医疗事故罪刑事责任的，对该犯罪事实的认定也离不开事故条例。

一、医疗事故概述

现行《事故条例》是国务院于2002年4月4日对其原《医疗事故处理办法》修改并替代后发布施行的。此外，处理医疗事故的法律规范性文件还包括：《医师法》《侵权责任法》《刑法》《医疗事故技术鉴定暂行办法》（以下简称《鉴定办法》）《医疗事故分级标准（试行）》《医疗事故争议中尸检机构及专业技术人员资格认定办法》和《计划生育技术服务管理条例》等。

（一）医疗事故的概念和构成要件

依《事故条例》，医疗事故，指医疗机构及其医务人员在医疗活动中，违反医疗卫生管理法律、行政法规、部门规章和诊疗护理规范、常规，过失造成患者人身损害的事故。医疗事故的构成要件为：

（1）客观上：①发生于医疗环节。②与医疗机构及其医务人员的职务行为相关。③该行为违反了医事法律、行政法规、部门规章和诊疗护理规范、常规的规定。④该行为方式含作为或不作为。⑤其后果最终造成了就医者的人身（而非财产）实际损害，且损害达到一定（《医疗事故分级标准（试行）》确定的）的标准。⑥该违反医事法律、行政法规、部门规章和诊疗护理规范、常规的行为与损害结果之间存在因果关系。

（2）在主体上：①须为适格的医务人员，否则属非法行医，其后果非医疗事故。②须为适格医疗机构中执行职务的适格医务人员，若在不适格机构或地点中执业的亦属非法行医。③该医务人员含适格医疗机构中执行职务的医疗、护理、医技、管理和后勤服务人员。

（3）主观上：①以存在主过错为前提，该过错仅为过失而非故意。②该过失可为疏忽大意的过失，即行为人因未尽到应尽的谨慎或专家注意义务而致损害后果的发生。③该过失亦可为已预见可能发生损害后果，因过于自信（冒险）而为，最终酿成实际的损害后果。只有全面符合上述主客观特征或要件的，才构成医疗事故。

（二）医疗事故的种类与等级

1. 种类

（1）依行为人过失种类的不同，可被分为：因疏忽大意所致的医疗事故和因过于自信所致的医疗事故。①前者指行为人在诊疗等医疗服务过程中因未尽到应尽的谨慎或专家注意义务而引发就医者人身损害的后果，如医生、护士、医技、药剂、后勤服务等人员在执业过程中未履行查对义务而致损害结果发生的，均属此类。②后者则是行为人已经预见到其冒险行为可能引发就医者人身损害因其过于自信而最终导致该后果的实际发生。

（2）依行为人所违反规范种类的不同，可被分为：医疗责任事故和医疗技术事故。①前者是指行为人因违反相关法律、法规、规章、诊疗护理等制度性规范的失职行为所致的事故。②后者则是行为人因违反操作规程等技术规范所致的事故，如误诊等。

（3）依行为人所实施行为方式的不同，可被分为：作为方式的医疗事故和不作为方式的医疗事故。①前者较为常见。②后者则是行为人负有作为义务而未为所引发的就医者人身损害的后果，如漏诊、急诊当班脱岗、因推诿而拒绝接诊等。

【讨论】 **大意失荆州**

外科张主任凭借多年来的临床经验，对肺部小结节的手术定位自信"了如指掌"，在为某一患者实施手术过程中，为追求一气呵成，结果将一枚肺部小结节病灶遗留在患者体内，患者术后随访检查时，发现小结节"还在"，患者接受第二次手术予以切除，术后病理证实为良性，患者遂以"误诊误治"为由将张主任告上法庭。作为将来的一名医师，请问如何在职业生涯中避免这一情况？

---

2. 等级　《事故条例》第 4 条规定如下。

根据对患者人身造成的损害程度，医疗事故分为四级。①一级医疗事故：造成患者死亡、重度残疾的。②二级医疗事故：造成患者中度残疾、器官组织损伤导致严重功能障碍的。③三级医疗事故：造成患者轻度残疾、器官组织损伤导致一般功能障碍的。④四级医疗事故：造成患者明显人身损害的其他后果的。

具体分级标准由国务院卫生行政部门制定。2002 年 7 月 19 日，卫生部发布《医疗事故分级标准（试行）》（以下简称分级标准），并于同年 9 月（与《事故条例》同时）起施行。

该分级标准（试行）将医疗事故分为：①一级甲等（就医者死亡）。②一级乙等至三级戊等对应（就医者）伤残等级一至十级。③未达到残废或功能障碍的明显人身损害的其他后果（四级）。

分级标准规定如下。

（1）一级医疗事故，系指造成患者死亡、重度残疾。①一级甲等医疗事故：死亡。②一级乙等医疗事故，为重要器官缺失或功能完全丧失，其他器官不能代偿，存在特殊医疗依赖，生活完全不能自理，含植物人状态和临床判定不能恢复的昏迷等5种情形。

（2）二级医疗事故，指造成患者中度残疾、器官组织损伤导致严重功能障碍。①二级甲等医疗事故，为器官缺失或功能完全丧失，其他器官不能代偿，可能存在特殊医疗依赖，或生活大部分不能自理，含双眼球摘除或双眼经客观检查证实无光感或四肢肌力Ⅱ级（含二级）以下（含Ⅱ级），临床判定不能恢复等5种情形。②二级乙等医疗事故，为存在器官缺失、严重缺损、严重畸形情形之一，有严重功能障碍，可能存在特殊医疗依赖，或生活大部分不能自理含重度智能障碍或未育妇女子宫全部缺失或大部分缺损等22种情形。③二级丙等医疗事故，为存在器官缺失、严重缺损、明显畸形情形之一，有严重功能障碍，可能存在特殊医疗依赖，或生活部分不能自理，含面部重度毁容或一侧有功能肾缺失或肾功能完全丧失，对侧肾功能不全代偿等23种情形。④二级丁等医疗事故，为存在器官缺失、大部分缺损、畸形情形之一，有严重功能障碍，可能存在一般医疗依赖，生活能自理，含大、小便失禁，临床判定不能恢复或双前臂缺失等30种情形。

（3）三级医疗事故，指造成患者轻度残疾、器官组织损伤导致一般功能障碍。①三级甲等医疗事故，为存在器官缺失、大部分缺损、畸形情形之一，有较重功能障碍，可能存在一般医疗依赖，生活能自理含双前足缺失或慢性再生障碍性贫血等38种情形。②三级乙等医疗事故，为器官大部分缺损或畸形，有中度功能障碍，可能存在一般医疗依赖，生活能自理，含癫痫中度或不完全性失语，伴有神经系统客观检查阳性所见等27种等情形。③三级丙等医疗事故，为器官大部分缺损或畸形，有轻度功能障碍，可能存在一般医疗依赖，生活能自理，如一手缺失或功能部分丧失，另一手功能丧失50%以上，可以手术重建功能或装配假肢等37种情形。④三级丁等医疗事故，为器官部分缺损或畸形，有轻度功能障碍，无医疗依赖，生活能自理，含边缘智能或发声及言语困难等18种情形。⑤三级戊等医疗事故，为器官部分缺损或畸形，有轻微功能障碍，无医疗依赖，生活能自理，含原有脊柱、躯干或肢体畸形又严重加重或损伤重要脏器等15种情形。

（4）四级医疗事故，指造成患者明显人身损害的其他后果的医疗事故，含一手除拇指、示指外，有两指近侧指间关节无功能或剖宫产术引起胎儿损伤等16种情形。

二、医疗事故的防范制度

因该防范制度已为《纠纷条例》第二章之医疗纠纷预防制度所更替并覆盖，故略，见前述。

三、医疗事故的鉴定与处理制度

（一）医疗事故的鉴定制度

1. 概述　医疗事故技术鉴定（以下简称鉴定），指法定的专门鉴定机构对因医患双方就某医疗行为是否属于医疗事故、属于何一等级医疗事故以及医疗机构对事故所应承担的责任比例这些事实不确或存有争议,在接受委托后依照相关规定于查明所有相关事实后所得出的技术性事实判断活动所做出的结论性书面评定。《事故条例》第三章第20至第34条和2002年7月31日卫生部发布、并于同年9月起施行的《鉴定办法》等是该书面评定的基本法律依据。具如下特点:①法定性,即由《事故条例》第三章和《鉴定办法》明文设定。②专门性,体现在:机构专设,即由适级医学会从已建专家库中组成鉴定组负责鉴定;程序专设;标准预定(分级标准)。③技术(事实)性,即技术鉴定的本源与出发点,正因为需要它该功能,社会才会有该分工安排。④可救济性,《事故条例》第三章和《鉴定办法》在对该制度设计中就做出了鉴定和(对首次鉴定不服可直接向上一级医学会申请)再次鉴定及其程序的制度安排。⑤超功能性,从《事故条例》第三章和《鉴定办法》对鉴定的功能设计上看,它已超出了鉴定本身应当具有的功能,事实上它已被赋予了裁判的职能。⑥类诉讼性,无论从实体(超功能)上还是程序上看,其设计带有明显的诉讼(答辩及类似审级的首次和再次鉴定等)特性。

2. 鉴定制度 《事故条例》规定:①设区的市级地方医学会和县或不设区的市医学会负责组织首次鉴定工作。②省级医学会负责组织再次鉴定工作。③必要时,中华医学会得组织疑难、复杂并在全国有重大影响的医疗事故争议的技术鉴定工作。《鉴定办法》规定:①双方当事人协商解决医疗事故争议,需进行鉴定的,应共同书面委托医疗机构所在地负责首次医疗事故技术鉴定工作的医学会进行鉴定。②县级以上医政部门接到医疗机构关于重大医疗过失行为的报告或医疗事故争议当事人要求处理医疗事故争议的申请后,对需要进行鉴定的,应书面移交负责首次医疗事故技术鉴定工作的医学会组织鉴定。③协商解决医疗事故争议涉及多个医疗机构的,应由涉及的所有医疗机构与患者共同委托其中任何一所医疗机构所在地负责组织首次鉴定工作的医学会进行定。④医疗事故争议涉及多个医疗机构,当事人申请医政部门处理的,仅可向其中一所医疗机构所在地医政部门提出处理申请。

《鉴定办法》规定:医学会应自受理鉴定之日起5日内,通知医疗事故争议双方当事人按事故条例规定提交鉴定所需的材料[含:①住院患者的病程记录、死亡病例讨论记录、疑难病例讨论记录、会诊意见、上级医师查房记录等病历资料原件。②住院患者的住院志、体温单、医嘱单、化验单(检验报告)、医学影像检查资料、特殊检查同意书、手术同意书、手术及麻醉记录单、病理资料、护理记录等病历资料原件。③抢救急危患者,在规定时间内补记的病历资料原件。④封存保留的输液、注射用品和血液、药物等实物,或者依法具有检验资格的检验机构对这些物品、实物做出的检验报告。⑤与鉴定有关的其他材料(在医疗机构建有病历档案的门诊、急诊患者,其病历资料由医疗机构提供;没有在医疗机构建立病历档案的,由患者提供]。当事人应自收到医学会的通知之日起10日内提交有关医疗事故技术鉴定的材料、书面陈述及答辩;对不符合受理条件的,医学会不予受理。不予受理的,医学会应说明理由。

《鉴定办法》规定:专家鉴定组应在事实清楚、证据确凿的基础上,综合分析患者的病情和个体差异,做出鉴定结论,并制作医疗事故技术鉴定书;鉴定结论以专家鉴定组成员的过半数通过;鉴定过程应当如实记载;鉴定书应包括下列主要内容:①双方当事人的基本情况及要求。②当事人提交的材料和负责组织鉴定工作的医学会的调查材料。③对鉴定过程的说明。④医疗行为是否违反医事法律、行政法规、部门规章和诊疗护理规范、常规。⑤医疗过失行为与人身损害后果之间是否存在因果关系。⑥医疗过失行为在医疗事故损害后果中的责任程度。⑦医疗事故等级。⑧对医疗事故患者的医疗护理医学建议。《鉴定办法》第35条规定:经鉴定为医疗事故的,鉴定结论应当包括上述④~⑧项内容;经鉴定不属于医疗事故的,应在鉴定结论中说明理由;鉴定书格式由中华医学会统一制定。《鉴定办法》第36条规定:专家鉴定组应综合分析医疗过失行为在导致医疗事故损害后果中的作用、患者原有疾病状况等因素,判定医疗过失行为的责任程度;医疗事故中医疗过失行为责任程度分为:完全责任、主要责任、次要责任或轻微责任。《鉴定办法》第33条规定,有下列情形之一的,不属于医疗事故:①在紧急情况下为抢救垂危患者生命而采取紧急医学措施造成不良后果的。②在医疗活动中由于患者病情异常或者患者体质特殊而发生医疗意外的。③在现有医学科学技术条件下,发生无法预料或者不能防范的不良后果的。④无过错输血感染造成不良后果的。⑤因患方原因延误诊疗导致不良后果的。⑥因不可抗力造成不良后果的。《鉴定办法》第34条规定:鉴定书应根据鉴定结论做出,其文稿由专家鉴定组组长签发;鉴定书盖医学会鉴定专用印章;医学会应及时将鉴定书送达移交鉴定的医政部门,经医政部门审核,对符合规定做出的鉴定结论,应及时送达双方当事人;由双方当事人共同委托的,直接送达双方当事人。《事故条例》第22条和《鉴定办法》第40条规定,任何一方当事人对首次鉴定结论不服的,可自收到首次鉴定书之日起15日内,向原受理医疗事故争议处理申请的医政部提出再次鉴定的申请,或由双方当事人共同委托省级医学会组织再次鉴定。

(二)医疗事故的处理制度

1. 法定行政处理制度 此法定指《事故条例》所做的规定;该制度包括以下。

(1)处理原则:处理医疗事故,应遵循公开、公平、公正、及时、便民的原则,坚持实事求是的科学态度,做到事实清楚、定性准确、责任明确、处理恰当。医政部门应依本条例和关法律、行政法规、部门规章的规定,对发生医疗事故的医疗机构和医务人员做出行政处理。

(2)主动应对:《鉴定办法》第36条规定,医政部门接到医疗机构关于重大医疗过失行为的报告后,除责令医疗机构及时采取必要的医疗救治措施,防止损害后果扩大外,应组织调查,判定是否属于医疗事故;对不能判定是否属于医疗事故的,应依本条例规定交由医学会组织鉴定。《鉴定办法》第45条规定,县级以上医政部门应按规定逐级将当地发生的医疗事故以及依法对发生医疗事故的医疗机构和医务人员做出行政处理的情况,上报卫生部。

(三)医疗事故的民事法律责任

因造成医疗事故,依法承担的民事法律责任的情绪及其后果,主要包括以下几方面。

1. 医疗机构因其医疗事故后果依法应的承担民事责任 它须满足如下要件:①医疗事故已被(含自认、被法院或医政部门认定、被鉴定)确定,见前述,略。②医疗机构因其造成的医疗事故后果依法负有履行赔偿或其他(如继续免费或低价进行补救性治疗等)民事义务。③就医方依法行使赔偿请求权,行使该权利的途径须合法,包括:和解、接受调解、申请医政部门行政(决定)处理和向法院提起民事(赔偿)诉讼(由于已为纠纷处理制度所覆盖,略,见前文)。《事故条例》规定:医疗事故赔偿,应考虑下列因素,确定具体赔偿数额:医疗事故等级;医疗过失行为在医疗事故损害后果中的责任程度;医疗事故损害后果与患者原有疾病状况之间的关系。依《鉴定办法》规定,还应考虑医疗机构的医务人员对导致该医疗事故中实际所起的作用、患者原有疾病状况等因素,判定医疗过失行为的责任程度,含:完全责任;主要责任;次要责任后轻微责任。

《事故条例》第 50 条规定,赔偿范围按下列项目和标准计算:①医疗费,按医疗事故对患者造成的人身损害进行治疗所发生的医疗费用计算,凭据支付,但不包括原发病医疗费用;结案后确实需要继续治疗的,按基本医疗费用支付。②误工费,患者有固定收入的,按本人因误工减少的固定收入计算,对收入高于医疗事故发生地上一年度职工年平均工资 3 倍以上的,按 3 倍计算;无固定收入的,按医疗事故发生地上一年度职工年平均工资计算。③住院伙食补助费,按医疗事故发生地国家机关一般工作人员出差伙食补助标准计算。④陪护费,患者住院期间需要专人陪护的,按医疗事故发生地上一年度职工年平均工资计算。⑤残疾生活补助费,根据伤残等级,按医疗事故发生地居民年平均生活费计算,自定残之月起最长赔偿 30 年;60 周岁以上的,不超过 15 年;70 周岁以上的,不超过 5 年。⑥残疾用具费,因残疾需要配置补偿功能器具的,凭医疗机构证明,按普及型器具的费用计算。⑦丧葬费,按医疗事故发生地规定的丧葬费补助标准计算。⑧被扶养人生活费,以死者生前或残疾者丧失劳动能力前实际扶养且没有劳动能力的人为限,按其户籍所在地或居所地居民最低生活保障标准计算;对不满 16 周岁的,扶养到 16 周岁,对年满 16 周岁但无劳动能力的,扶养 20 年;60 周岁以上的,不超过 15 年;70 周岁以上的,不超过 5 年。⑨交通费,按患者实际必需的交通费用计算,凭据支付。⑩住宿费,按医疗事故发生地国家机关一般工作人员的出差住宿补助标准计算,凭据支付。⑪精神损害抚慰金,按医疗事故发生地居民年平均生活费计算;造成患者死亡的,赔偿年限最长不超过 6 年;造成患者残疾的,赔偿年限最长不超过 3 年。

《事故条例》第 51 条规定:①参加医疗事故处理的患近亲属所需交通费、误工费、住宿费,参照本条例第五十条的有关规定计算,计算费用的人数不超过 2 人。②医疗事故造成患者死亡的,参加丧葬活动的患者的配偶和直系亲属所需交通费、误工费、住宿费,参照本条例第 50 条的有关规定计算,计算费用的人数不超过 2 人。

2. 药品、医疗器械、血液等生产或供应单位因提供不合格的产品依法应承担的民事责任 《侵权责任法》第 59 条规定,因药品、消毒药剂、医疗器械的缺陷,或者输入不合格的血液造成患者损害(含医疗事故)的,患者可向生产者或血液提供机构请求赔偿,也可向医疗机构请求赔偿;患者向医疗机构请求赔偿的,医疗机构赔偿后,有权向负有责任的生产者或者血液提供机构追偿。

(四) 其他相关的法律责任

1. 医疗事故的行政责任 《事故条例》规定:医疗机构发生医疗事故的,由医政部门根据医疗事故等级和情节,给予警告;情节严重的,责令限期停业整顿直至由原发证部门吊销执业许可证,对负有责任的医务人员尚不够刑事处罚的,依法给予行政处分。对发生医疗事故的有关医务人员,除依照前款处罚外,医政部门并可责令暂停 6 个月以上 1 年以下执业活动;情节严重的,吊销其执业证书。它又规定:医疗机构违反本条例规定,有下列情形之一的,由医政部门责令改正;情节严重的,对负有责任的主管人员和其他直接责任人员依法给予行政处分:①未如实告知患者病情、医疗措施和医疗风险的;没有正当理由,拒绝为患者提供复印或者复制病历资料服务的。②未按卫生部规定的要求书写和妥善保管病历资料的。③未在规定时间内补记抢救工作病历内容的。④未按本条例的规定封存、保管和启封病历资料和实物的。⑤未设置医疗服务质量监控部门或配备专(兼)职人员的;未制定有关医疗事故防范和处理预案的。⑥未在规定时间内向医政部门报告重大医疗过失行为的。⑦未按本条例规定向医政部门报告医疗事故的。⑧未按规定进行尸检和保存、处理尸体的。《医师法》第 37 条第 3 项规定,医师在执业活动中,违反本法规定,有下列行为之一的,由县级以上医政部门给予警告或责令暂停 6 个月以上 1 年以下执业活动;情节严重的,吊销其执业证书。

《事故条例》第 58 条规定:医疗机构或其他有关机构违反本条例的规定,有下列情形之一的,由医政部门责令改正,给予警告;对负有责任的主管人员和其他直接责任人员依法给予行政处分;情节严重的,由原发证部门吊销其执业证书或者资格证书:①承担尸检任务的机构没有正当理由,拒绝进行尸检的。②涂改、伪造、隐匿、销毁病历资料的。

2. 其他相关主体的行政责任　《事故条例》规定,医政部门工作人员在处理医疗事故过程中违反本条例的规定,利用职务上的便利收受他人财物或其他利益,滥用职权,玩忽职守,或者发现违法行为不予查处,造成严重后果尚不够刑事处罚的,依法给予降级或者撤职的行政处分。它又规定,医政部门违反本条例规定,有下列情形之一的,由上级医政部门给予警告并责令限期改正;情节严重的,对负有责任的主管人员和其他直接责任人员依法给予行政处分:接到医疗机构关于重大医疗过失行为的报告后,未及时组织调查的;接到医疗事故争议处理申请后,未在规定时间内审查或者移送上一级医政部门处理的;未将应进行鉴定的重大医疗过失行为或医疗事故争议移交医学会组织鉴定的;未按规定逐级将当地发生的医疗事故以及依法对发生医疗事故的医疗机构和医务人员的行政处理情况上报的;未依本条例规定审核医疗事故技术鉴定书的。医学会鉴定机构出具虚假医疗事故技术鉴定意见、医患双方在医疗纠纷处理中,造成人身、财产或其他损害的,适用纠纷条例的相关规定处理。

3. 刑事责任　《事故条例》第 53 条前款规定,医政部门的工作人员在处理医疗事故过程中违反本条例的规定,利用职务上的便利收受他人财物或其他利益,滥用职权,玩忽职守,或者发现违法行为不予查处,造成严重后果的,依《刑法》关于受贿罪、滥用职权罪、玩忽职守罪或者其他有关罪的规定,依法追究刑事责任。《刑法》第 397 条规定:国家机关工作人员滥用职权或者玩忽职守,致使公共财产、国家和人民利益遭受重大损失的,处 3 年以下有期徒刑或者拘役;情节特别严重的,处 3 年以上 7 年以下有期徒刑。《刑法》第 335 条规定(医疗事故罪),医务人员由于严重不负责任,造成就诊人死亡或严重损害就诊人身体健康的,处 3 年以下有期徒刑或者拘役。《事故条例》第 57 条前款规定,参加鉴定工作的人员违反本条例的规定,接受申请鉴定双方或一方当事人的财物或其他利益,出具虚假医疗事故技术鉴定书,造成严重后果的,依照刑法关于受贿罪的规定,依法追究刑事责任。《刑法》第386条规定,受贿罪的量刑依第383条(贪污罪)规定处罚:数额较大或有其他较重情节的,处3年以下有期徒刑或拘役,并处罚金;数额巨大或有其他严重情节的,处3年以上10年以下有期徒刑,并处罚金或没收财产;数额特别巨大或有其他特别严重情节的,处十年以上有期徒刑或无期徒刑,并处罚金或没收财产。《事故条例》第59条前款规定,以医疗事故为由,寻衅滋事、抢夺病历资料,扰乱医疗机构正常医疗秩序和鉴定工作,依《刑法》关于扰乱社会秩序罪的规定,依法追究刑事责任。《刑法》第293条规定:构成寻衅滋事罪的,处5年以下有期徒刑、拘役或管制;纠集他人多次实施前款行为,严重破坏社会秩序的,处5年以上10年以下有期徒刑,可并处罚金。《刑法》第336条规定:(非法行医罪)未取得医生执业资格的人非法行医,情节严重的,处3年以下有期徒刑、拘役或者管制,并处或单处罚金;严重损害就诊人身体健康的,处3年以上10年以下有期徒刑,并处罚金;造成就诊人死亡的,处10年以上有期徒刑,并处罚金。

参考文献

［1］刘士国.社会发展与法律改革[M].济南:山东人民出版社,2010.

［2］何勤华,郑祝君,王云霞.外国法制史[M].北京:法律出版社,2016.

［3］沈宗灵.法理学[M].4版.北京:北京大学出版社,2014.

［4］宋功德.行政法哲学[M].北京:法律出版社,2000.

［5］张艺颖,姚军.何为民事法律关系的客体——由宜兴离体胚胎案导入的研究[J].医学与法学,2017,(4):74-79.

［6］张新宝.侵权责任法[M].4版.北京:中国人民大学出版社,2016.

［7］姜明安.行政法与行政诉讼法[M].北京:北京大学出版社,2015.

［8］姚军.病历更改的民责承担——《侵权责任法》对篡改病历资料推定过错适用情形之证解[J].医学与法学,2011(3):61-66。

［9］姚军.能力宣示、注意义务和过失认定——医事法视角下医生专家注意义务的负担及其后果[J].医学与法学,2017(4):17-21.

［10］姚军.法理视角话代孕——兼析人类辅助生殖技术管理办法第3条第2款规定[J].医学与哲学,2018(10(A)).

［11］埃德加·博登海默.法理学:法律哲学与法律方法[M].邓正来,译.北京:中国政法大学出版社,2004.

［12］徐显明.人权法原理[M].北京:中国政法大学出版社,2008.

图书在版编目(CIP)数据

医学人文导论/汤其群,孙向晨主编. —上海:复旦大学出版社,2020.4(2021.1重印)
ISBN 978-7-309-14805-3

Ⅰ.①医… Ⅱ.①汤… ②孙… Ⅲ.①医学-人文科学-医学院校-教材 Ⅳ.①R-05

中国版本图书馆 CIP 数据核字(2019)第 288353 号

医学人文导论
汤其群 孙向晨 主编
责任编辑/王 瀛 牛 琮

复旦大学出版社有限公司出版发行
上海市国权路 579 号 邮编:200433
网址:fupnet@ fudanpress.com http://www.fudanpress.com
门市零售:86-21-65102580 团体订购:86-21-65104505
外埠邮购:86-21-65642846 出版部电话:86-21-65642845
上海四维数字图文有限公司

开本 787×1092 1/16 印张 18.25 字数 399 千
2021 年 1 月第 1 版第 2 次印刷

ISBN 978-7-309-14805-3/R·1779
定价:68.00 元